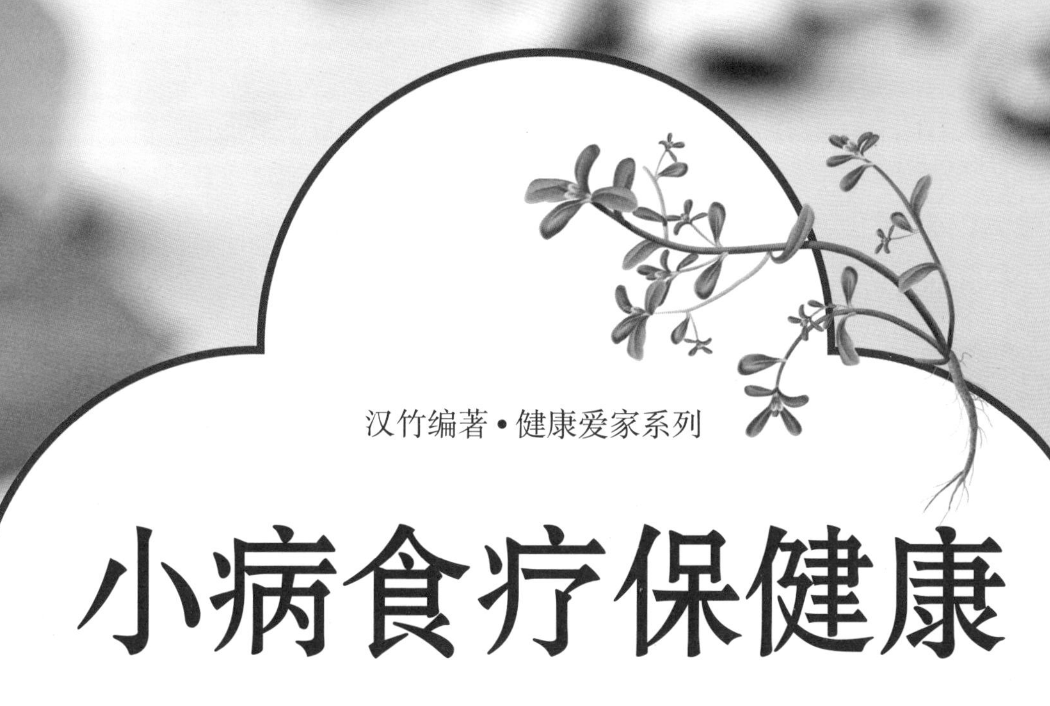

汉竹编著 • 健康爱家系列

小病食疗保健康

许庆友 主编

江苏凤凰科学技术出版社 · 南京

图书在版编目（CIP）数据

小病食疗保健康 / 许庆友主编 . — 南京 : 江苏凤凰科学技术出版社 , 2023.09
ISBN 978-7-5713-3633-2

Ⅰ . ①小… Ⅱ . ①许… Ⅲ . ①食物疗法 Ⅳ . ① R247.1

中国国家版本馆 CIP 数据核字 (2023) 第 113860 号

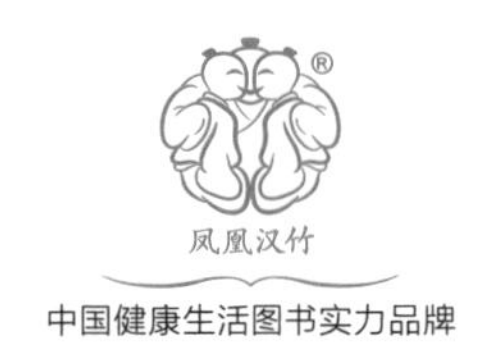

小病食疗保健康

主　　编	许庆友
全书设计	汉　竹
责任编辑	刘玉锋
特邀编辑	李佳昕　张　欢　王　超
责任校对	仲　敏
责任监制	刘文洋
出版发行	江苏凤凰科学技术出版社
出版社地址	南京市湖南路1号 A 楼，邮编：210009
出版社网址	http://www.pspress.cn
印　　刷	南京新世纪联盟印务有限公司
开　　本	720 mm × 1 000 mm　1/16
印　　张	10
字　　数	200 000
版　　次	2023年9月第1版
印　　次	2023年9月第1次印刷
标准书号	ISBN 978-7-5713-3633-2
定　　价	39.80元

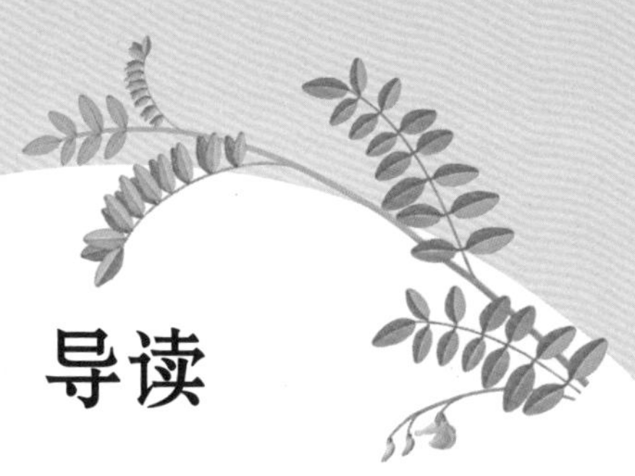

导读

食疗药膳是神农尝百草以来中国人几千年的智慧结晶，也是中国饮食文化中的瑰宝。食疗药膳很巧妙地将中药和饮食结合起来，符合人们“厌于药，喜于食”的天性，给人类健康提供保障。而且药膳选材广泛，凡是日常饮食所用的食物，比如豆类、谷类、瓜果类、蔬菜类以及动物类等，都可以作为食疗药膳的材料。做法简单，取材容易，省心省力，省钱省时，一举多得！

本书是一本居家保健与养生的指导性读物。针对健康人群和亚健康人群的日常保健，与老百姓息息相关的常见疾病，采用中医辨证方法，精心挑选了行之有效的食疗药膳方，内容丰富。

孙思邈曾说：“安身之本，必资于食”“不知食宜者，不足以存生也”。同样，西方“医学之父”希波克拉底也说：“你的食物，就是你的医药。”健康是生活的基石，把握健康从吃开始！

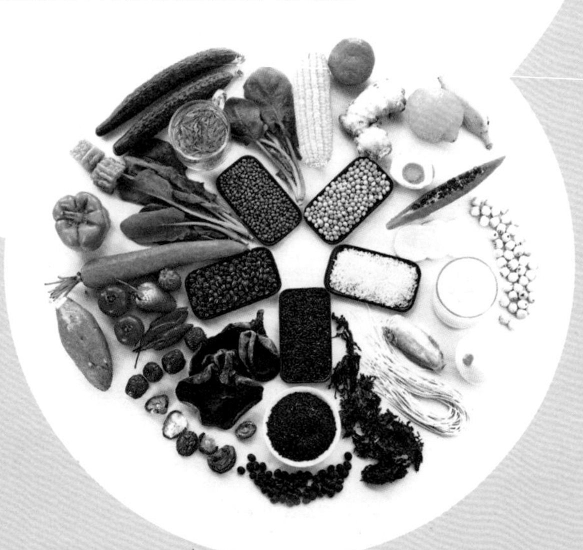

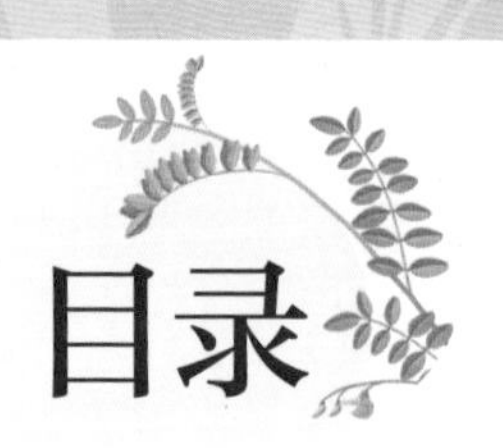

目录

第一章
小病食疗≠忌医

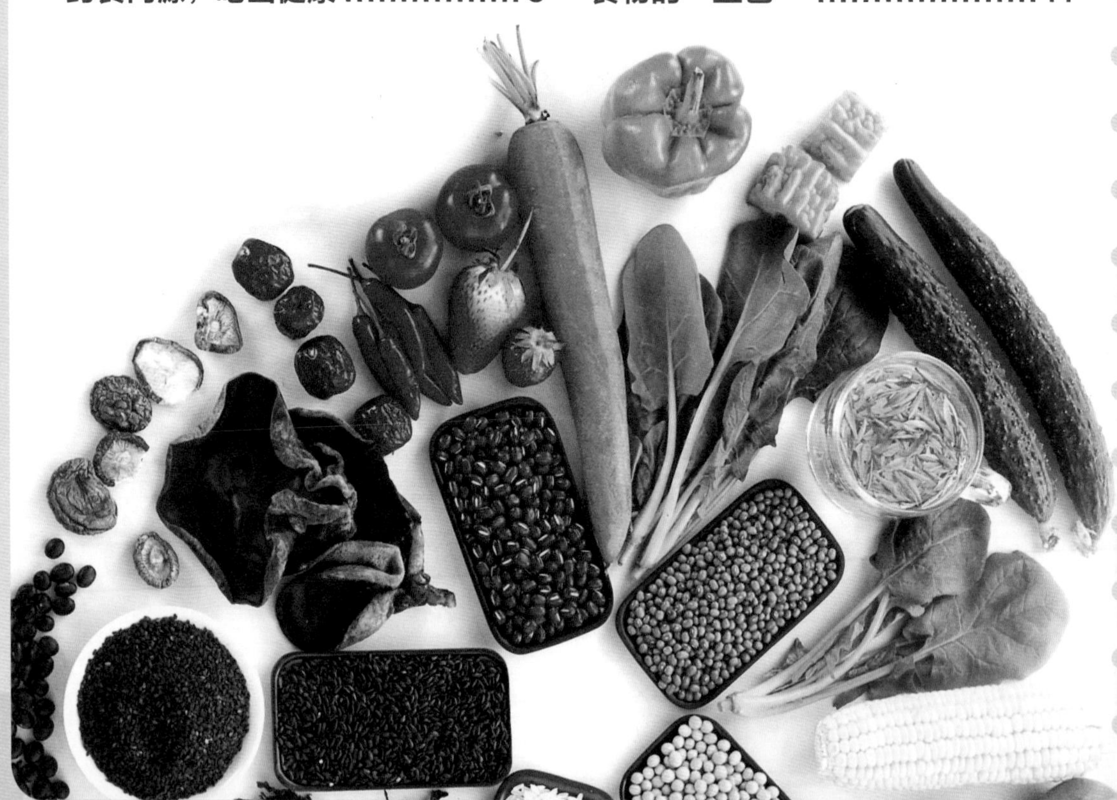

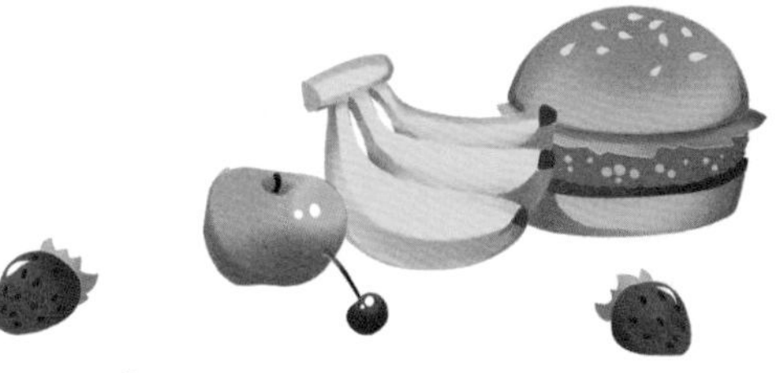
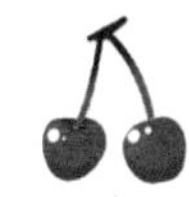

第二章
食疗调养慢性病

第三章
防肿瘤食疗方

第四章
妇科、男科疾病食疗效果好

第五章
小儿常见不适食疗方

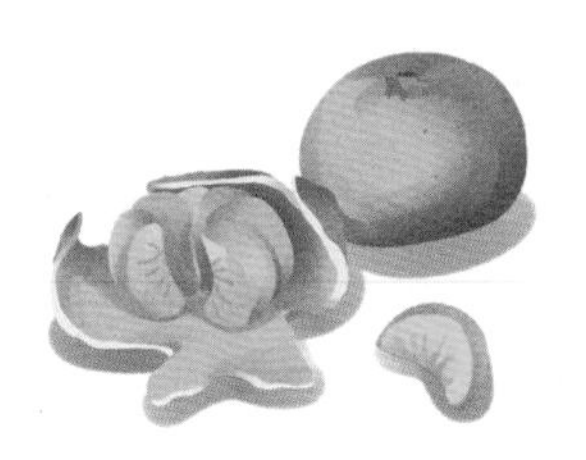

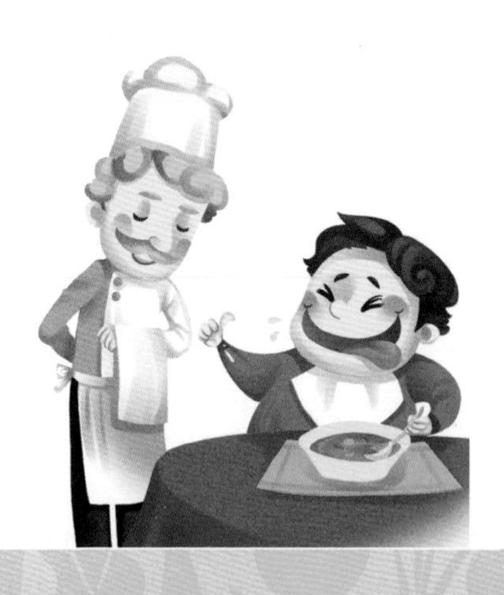

第六章

用食疗方养身体，远离亚健康

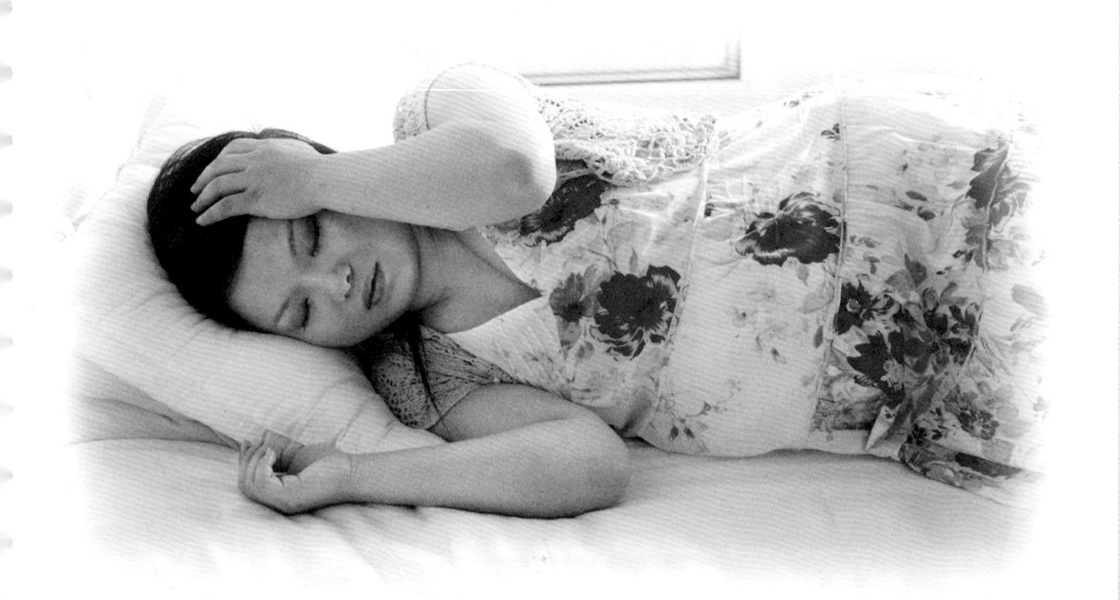

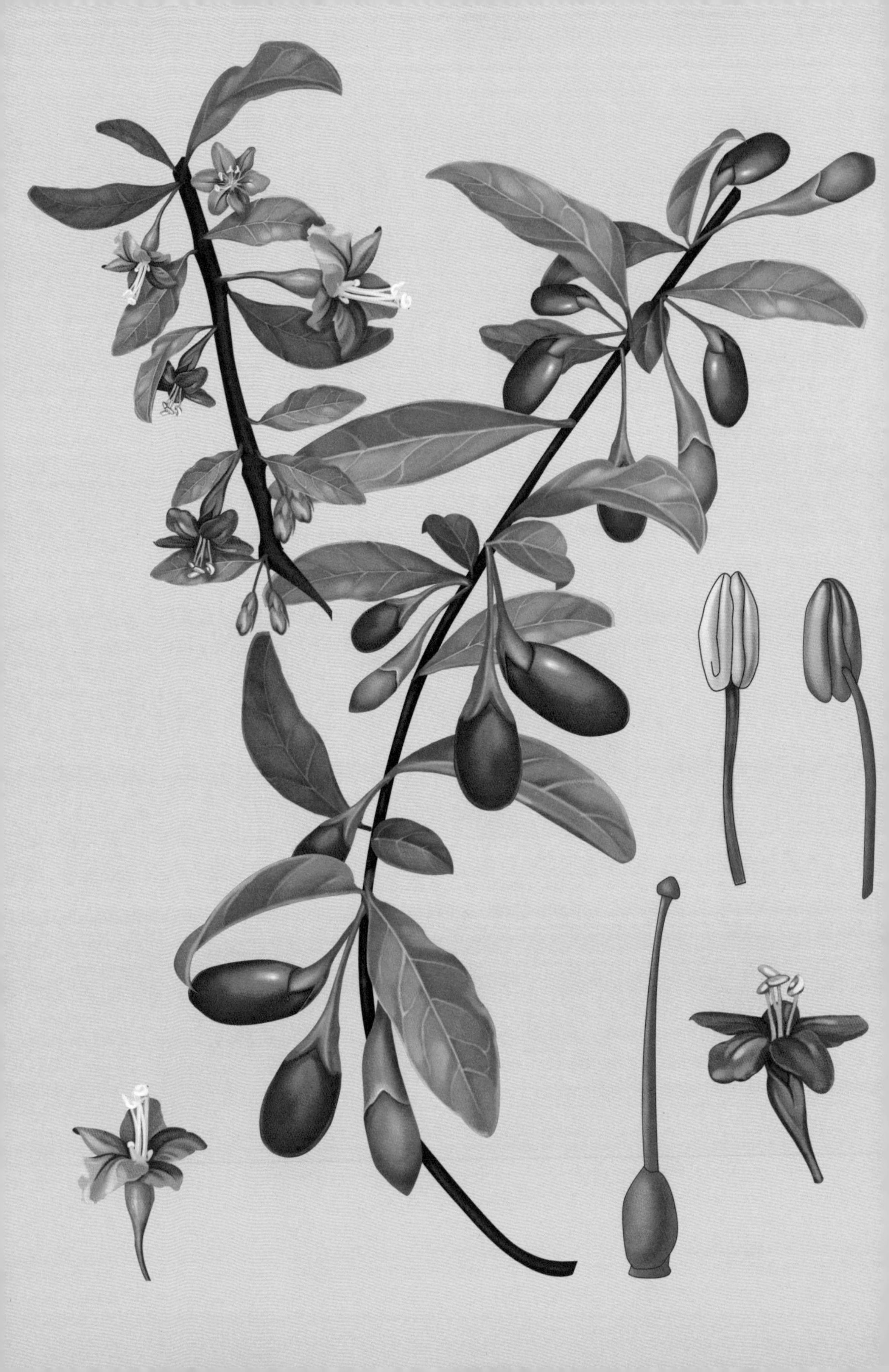

第一章
小病食疗≠忌医

如今人们对于养生越来越重视，通过一些养生食疗方解决身体上的小病、不适已经成为普遍现象，但这并不是讳疾忌医。人们希望通过食疗调养身体，防治各种常见病，不再是熬煮一锅又黑又苦的药汁，而是要将食补药材融入日常三餐之中，使之成为饮食的一部分。这样，既可通过正常的饮食达到自然滋补之效，避免摄取过多的食物和营养，同时也可针对个人体质的需要进行调理，以改变体质，强健体魄，避免疾病入侵，维护身体各器官功能的正常运行。

食疗重在养与防

在防病治病过程中，应正确对待药物与药膳的关系。药物是祛病救疾的，药膳多用以养身防病。药物与药膳都很重要，是相辅相成的，药膳在保健、养生、康复中占据重要的地位，在调养慢性病、老年病，还有部分妇科、儿科疾病方面效果较好，让人们在享受美味的同时，还能保养、调理身体，治疗疾病。

养生防病好习惯

早餐宜早：早晨起床后1小时内进食为宜。

晚餐不宜太晚：一般睡前2小时内不宜进食。

合理搭配，平衡膳食

合理搭配，使食物中所含的各种营养素配合适当，互相保持平衡而不过高或过低，符合人体对能量和各种营养素的需要。

日常膳食营养强调的是合理，是平衡膳食，而不只是营养丰富。因为丰富而不平衡的膳食，其营养并不适合人体的需要，往往还会对人体产生不利的影响，导致体重超重或肥胖、心血管疾病、脑血管疾病、恶性肿瘤等问题。而膳食品种单调，又可能造成由营养缺乏所致的缺铁性贫血、佝偻病和维生素A缺乏等症。在进行食疗时，尤其是长期食用某种食疗膳食时，无论是否随三餐食用，都要从总体上考虑膳食的合理性。

节制饮食的要点在于“简、少、俭、谨、忌”五字。

药膳食疗原则

药膳具有保健养生、治病防病等多方面的作用，食用时除了根据人群、季节做不同的灵活处理外，还要遵循以下两条原则，否则不但达不到治病效果，还会损害健康。

因证用膳

中医讲究辨证施治，药膳的应用也应在辨证的基础上选料配伍，比如血虚的患者多选用红枣、花生等补血食物，阴虚的患者多食用枸杞子、百合、麦冬等。只有因证用膳，才能发挥药膳的保健作用。

因地而异

不同的地区，气候条件、生活习惯有一定差异，人体生理活动亦有不同。有的地处潮湿，饮食多辛辣；有的地处温热，饮食多寒凉，在药膳选料时也是同样的道理。

饮食须有节

饮食品种宜恰当合理，进食量不宜过多，每餐所进肉食不宜过量，要注意饮食卫生，培养良好的饮食习惯。“是以善养性者，先饥而食，先渴而饮。食欲数而少，不欲顿而多，则难消也。”养成细嚼慢咽的好习惯，所谓“食不欲急，急则损脾，法当熟嚼令细”。

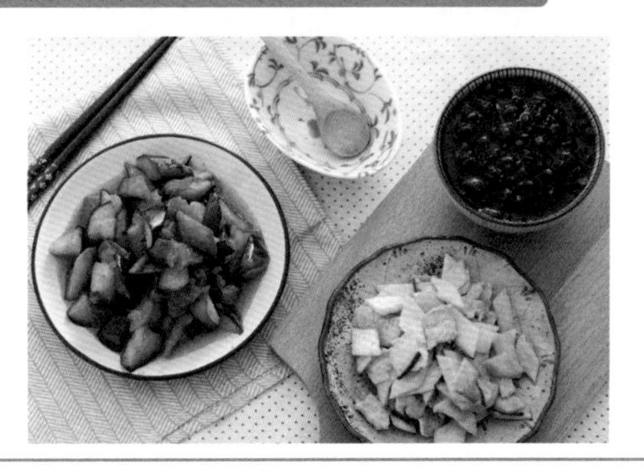

良好饮食习惯乃健康之本

食宜细嚼慢咽，忌狼吞虎咽；宜善于选食，对生冷、油腻、荤腥、香燥炙炒的食物更要少进；宜清淡饮食，忌肥甘厚味，忌过咸；食宜暖，但暖亦不可太烫，以热不灼唇、冷不冰齿为宜；食宜熟软，坚硬或筋韧、半熟之品多难消化。此外，忌勉强进食，忌怒后进食，注意餐后保健。如此，长期做到顾护胃气而恰当地食养，则多可祛病长寿。

固后天之本，治未病

中医认为，脾胃为后天之本，宜通过饮食调理以保养脾胃。中医把人体的理想健康状态称为“阴阳平衡”或“阴平阳秘”。各种中医疗法在治疗“未病”、维护身体阴阳平衡状态方面都发挥了积极作用，特别是食疗成了治未病的基本手段之一。

食疗应用于治未病，尤其是对有不良生活习惯的亚健康人群和慢性病缓解期的患者、小儿和老年人有更好的效果。由于这些未病者多有脾胃运化功能差、脏腑虚弱、气血耗损等症状，因此先从饮食调治往往更易被接受，患者能长期坚持，其效能虽缓但可治本。但是，如果确已发病，也不要迷信或夸大食养的作用而贻误治疗。

治未病包括未病先防、已病防变、已变防渐等多方面的内容，这些方面需要通过摄养脏腑、颐养正气来达到提高机体抗病能力的目的。调养脏腑以饮食养生为先。

中医认为：“药补不如食补，食补不如动补，动补不如神补。”强调饮食、运动和调神多管齐下，注重食养的同时，还应适度运动、调节情志，才能强身健体，有效地提高生命的活力和抗病能力，使疾病望而却步，延缓衰老。

用对食疗方才能补元气

中医认为，对处于未病状态的人应该采取积极的防治措施。未病时，虽然有体虚、乏力、畏寒等表现，却无法通过化验检查发现异常。看似健康，但并非没有隐忧。未病者的药膳要根据年龄、性别、季节、体征等进行合理选择。

老人食补应审慎

患有慢性病的老人不能盲目服用人参、鹿茸等来进补。

老人多属虚实夹杂，气血亏虚又伴有瘀血、痰浊，单纯补虚可致气血壅滞不通，正确的方法是祛瘀化痰，清除这些致病因素，而后才可达到气通血活、恢复脏腑正常功能的目的。老年人要根据体质、症状、季节的变化，审慎用药，绝不可滥用参、茸进补。常见的老年气虚血瘀证，可采用黄芪、丹参、生姜、红枣煮粥常服，从气血调理入手，缓缓收功。

儿童应特殊对待

一般来说，小儿饮食应多样化，注意各种营养成分的搭配，发育健康的孩子不必服用药膳。儿童食疗应注重食养，可用白术、扁豆、红枣煮粥，也可把山药蒸熟蘸糖当点心吃，能健脾胃、养气血。

不适宜儿童食用

人参、桂圆等滋腻之品不适合小儿食用。

含激素的补品不宜小儿服用，以免发生性早熟。

药膳的调味

药膳的调味应做到：其中药味“食之味淡，回味悠长”。本身有腥膻的材料可通过焯烫等方法去除异味。一般材料则应保持其本身的鲜美味道，清淡调味即可，做熟后加适量盐、胡椒粉、香油或糖、蜂蜜等。

男女有别，食疗方法亦不同

女性：月经不调或是想美容养颜，可以多服药膳滋补。比如青春期女性的痛经，以寒凝血瘀者居多，可用当归、川芎、红糖、老姜煮粥，在月经来潮前 3 日开始服用，服至月经来潮第 2 日，连服 3 个月经周期，有很好的效果。

男性：近年来，阳痿、早泄、性机能下降，甚至不育的发病率越来越高。鹿茸、人参、牛鞭制作的壮阳药膳风靡一时，但一味补阳，肾阴耗竭，则阳无从化生；中年白领肾虚常吃“六味地黄丸”，过服补阴药物则有碍脾胃运化，肾精生化无源。其实这样仅仅以补肾为主的方法，其疗效并不尽如人意，要根据不同体质及脏腑功能合理用药。疏泄肝经气血、调达患者情志的方法更有效。

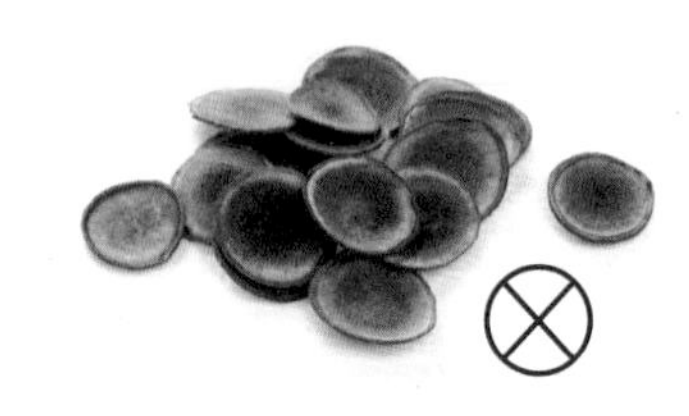

四季食疗，春夏秋冬应区别对待

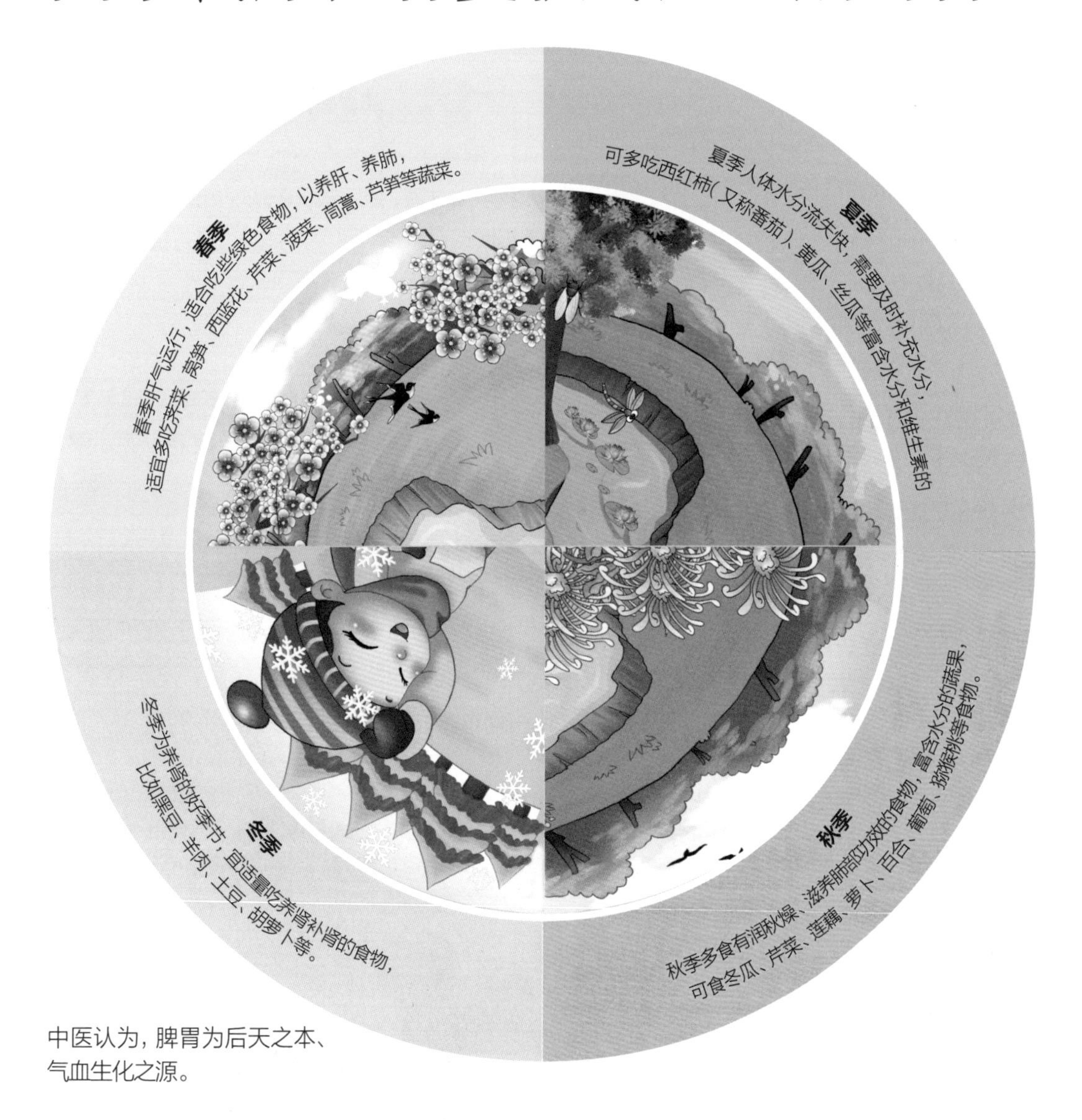

中医认为，脾胃为后天之本、气血生化之源。

春季阳气初生，万物生发向上，内应肝脏，应根据春季的特性，因势利导，可选用生姜等升散之品，使气血调和。

夏季炎热，应根据夏令之时人体脏腑气血旺盛，采用薄荷等清热之品调节人体阴阳气血，以生津消暑。

秋季气候干燥，内应肺脏，应采用川贝、蜂蜜、秋梨等滋阴生津之品，以调节秋季脏腑功能的失调，可润燥祛风。

冬季天气寒冷，内应肾脏，此时应以羊肉、乌鸡等温补之品来滋补人体气血阴阳之不足，温阳祛寒，适应自然界的变化。

药食同源，吃出健康

吃对食物可以防病治病

中医里有“药食同源”的说法，即许多食物本身就有药用价值，属于药食两用之品。因此，饮食调养与服药治病有异曲同工之妙。

俗话说“民以食为天”。食物是日常生活中不可或缺之物，学会正确地调配饮食，在饮食中加入一些药性平缓或药食两用的药物，对修养身体来说，有比服药更具普遍的意义。

日常饮食除供应必需的营养物质外，还会因食物的性能作用或多或少地对身体平衡和生理功能产生有利或不利的影响，日积月累，从量变到质变，这种影响作用就变得非常明显。从这个意义上讲，食物并不亚于中药的作用，因此坚持正确合理地调配饮食，可能会起到药物所不能达到的作用。

生活中食疗原料随手可得

我国中药学的奠基之作《神农本草经》中就记载了365味药物，其中枸杞子、五味子、地黄、薏米、茯苓、生姜、当归、杏仁、桃仁、莲子、石蜜、桂圆、百合等，均为药食两宜之物，常作为食疗或制作药膳的原料，也是厨房常见的食材。

药食同源，自古有之

《淮南子·修务训》称：“尝百草之滋味，水泉之甘苦，令民知所辟就。当此之时，一日而遇七十毒。”可见神农时代药与食并不分，无毒者可就，有毒者当避。

中医学著名的药典《本草纲目》更是提供了丰富的食疗材料，仅谷、菜、果3部就收有将近200种，其中专门列有饮食禁忌、服药禁忌等。例如，红枣味甘、性温，归脾、胃经，具有补脾和胃、益气生津、调营卫、解药毒的功效。至于各种蔬菜、水果、油盐酱醋、五禽六畜，无不具有明确的性、味、归经、功效和主治。

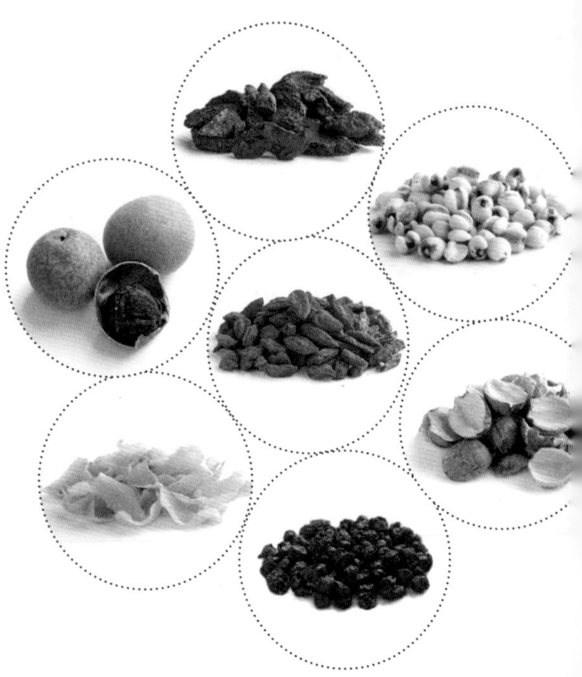

配伍得当，效果倍增

在生活和临床实践中，单独食用一种食物来补充营养或进补的情况是很少的。为了增强食物的功效和可食性，常会把不同的食物搭配起来食用，这种搭配关系，称为食物的配伍。不过，食物之间或食物与中药的配伍，种类不宜太多，且应合理组合，尽量避免食物或中药搭配食用时引起某些不良反应。

药物与食物配伍的一般原则

用发汗药应禁生冷，调理脾胃药禁油腻，消肿理气药禁豆类，止咳平喘药禁鱼腥，止泻药禁瓜果。具体内容主要包括：猪肉反乌梅、桔梗、黄连、百合、苍术；羊肉反半夏、菖蒲，忌铜、丹砂；鲫鱼反厚朴，忌麦冬；猪血忌地黄、何首乌；猪心忌吴茱萸；鲤鱼忌朱砂；葱忌常山、地黄、何首乌、蜂蜜；白萝卜和蒜忌地黄、何首乌；醋忌茯苓，等等。

选对中药，还应忌口

患者忌口也是中医理论与实践结合的经验之谈，主要包括两类：一是某种病忌食某类食物，比如肝病忌辛辣，心血管病忌咸；二是指某类病忌某种食物，比如凡症见阴虚内热、痰火内盛、津液耗伤的患者忌食生姜、辣椒、羊肉之温燥发热食物；凡外感未除、喉疾、目疾、疮疡、痧痘之人，当忌食蒜、蟹、鸡蛋等发风动气之品；凡属湿热内盛之人，当忌食饴糖、猪肉、酪酥、米酒等助湿生热之食物；凡中寒脾虚、大病、产后之人，西瓜、李子、田螺、蟹、蚌等寒凉食物当忌。

> 食疗期间，药物与食物应起到互相补充、协调的作用。

药膳遵循中药学理论

药膳的药物配伍，应遵循中药学理论，一般参考“十八反”和“十九畏”。

“十八反”：甘草反甘遂、大戟、海藻、芫花，乌头反贝母、瓜蒌、半夏、白蔹、白及，藜芦反人参、西洋参、沙参、丹参、玄参、苦参、细辛、芍药。

“十九畏”：硫黄畏朴硝，水银畏砒霜，狼毒畏密陀僧，巴豆畏牵牛，丁香畏郁金，川乌、草乌畏犀角，牙硝畏三棱，官桂畏赤石脂，人参畏五灵脂。

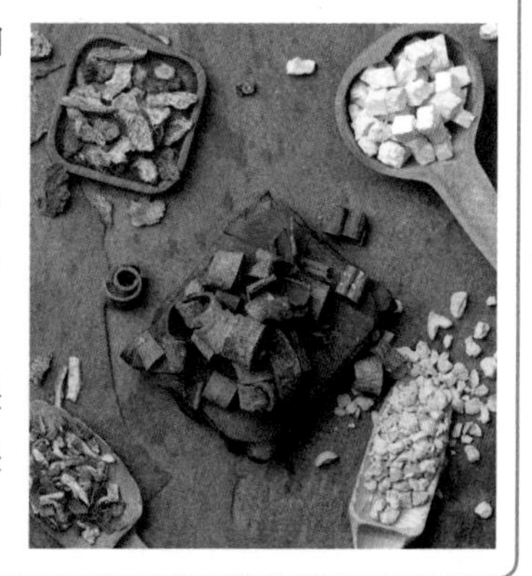

药膳制作重宜忌

药膳是由药物、食物和调料三者精制而成的，它“寓医于食”，既将药物作为食物，又将食物赋以药用，药借食力，食助药威，变“良药苦口”为“良药可口”。药膳的取材广泛，用料考究，制作严谨，品种丰富，风味独特，在选料、烹调和成品质量要求等诸多方面都具有鲜明的特点。

药膳遵循的原则

因证用膳：应在辨证的基础上选料配伍。

因地而异：不同地区，气候、生活习惯有差异，人体生理活动亦有不同。

材料的选择

自制药膳在选料的过程中首先要保证卫生，尽量选择产地优良、品质新鲜、应季应时的材料，比如浙江的杭菊、山东的金银花、河南的山药等。

其次要考虑材料的药性和药味，尽量选择药味轻、偏性小、易于加工的材料，以满足服用者对口感的要求。如果没有把握，可以先少量制作，并分别尝试用盐、糖（或蜂蜜）、醋、辣椒等调味，以便制作出可口的菜肴。

烹调时火候的掌握

慢火烹制：质老形大的应长时间慢火烹制，如虫草煲鸭汤等。

大火烹制：质嫩形小的应短时间大火烹制，如杜仲腰花等。

先后顺序：质老先投，质细嫩易熟的后投。

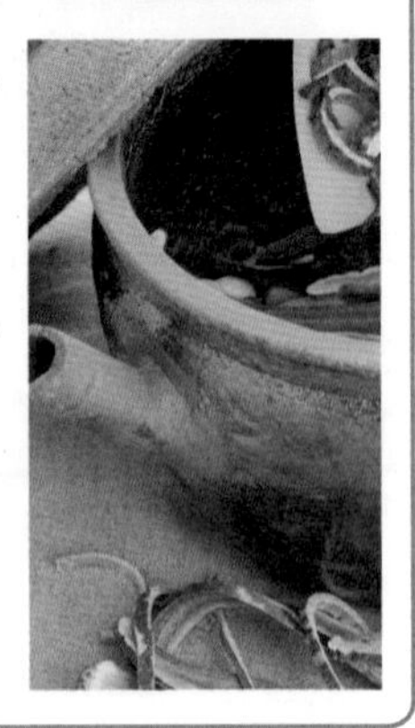

烹调方法

制作药膳的材料需要进行前加工，比如禽、鱼等生鲜活体需要宰杀、净膛、清洗、去杂；畜肉类需要用刀切成丝、片、块等，有些需要用调料腌制；禽、畜肉要用沸水氽烫，以去除血污及腥膻之味；鲜药及蔬菜需要择洗、切段，有些需要在沸水中焯烫；中药饮片需要清洗，最好浸泡30分钟后再制作药膳，以利于有效成分充分溶出。

若药物较多或有明显异味，可用纱布将药物包好，再与食物一起烹制，药性即进入食物或汤里，服食时去除药渣；也可先将中药煎煮，滤取药汁、去渣，再加入食物中；还可将药材烘干、研磨成粉，或打碎成浆，掺入食物中食用。

食疗药膳的烹调方法有：炖、焖、煮、熬、炒、卤、炸、烧、烤、煎等。

食物的“四性”

温、热、寒、凉是中药的四种药性，称为“四性”，食物也具有“温、热、寒、凉”四种不同的性质。食疗、药膳都应根据不同人群、不同症状加以选用，即所谓“寒者热之，热者寒之”。

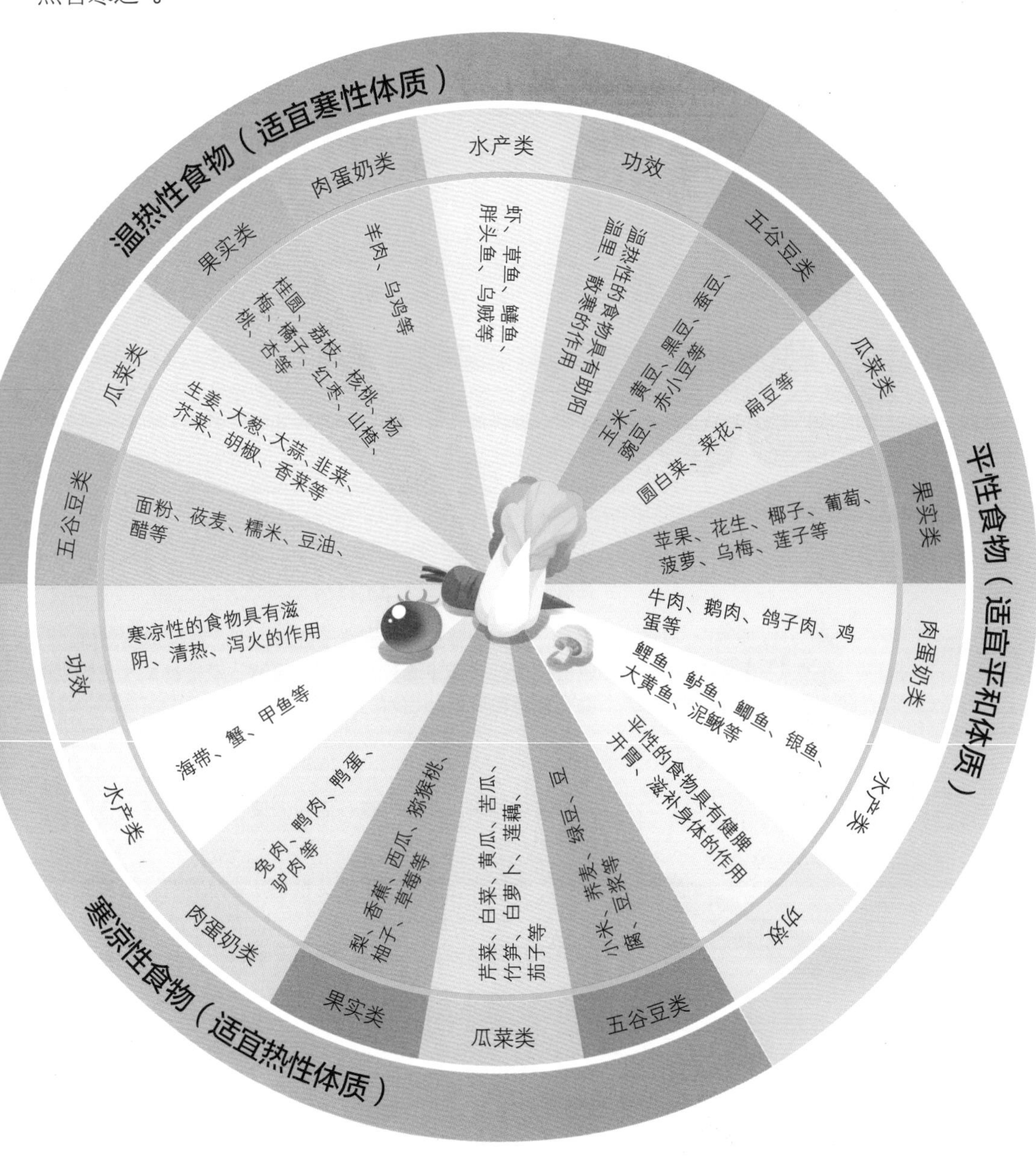

食物的“五味”

“五味”是指药物和食物的真实滋味，包括辛、甘、酸、苦、咸，这是药食的五种基本滋味。这五种滋味各有作用。

辛

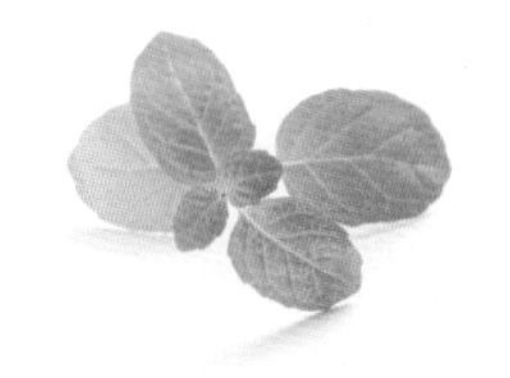

具有发散、行气、活血的作用。

例如，辣椒开胃消食、发汗解表，韭菜行气导滞、润肠通便，苏叶、生姜及葱白发散风寒，薄荷发散风热。多用于感冒、恶寒发热、鼻塞流涕，以及肝胃气滞所致的食欲不振、胃脘胀痛等，但多食易散气伤津。

甘

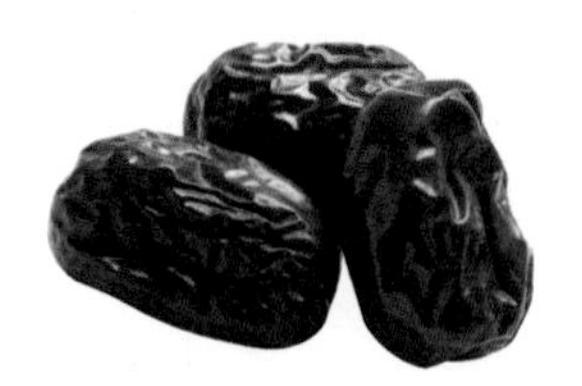

具有补益和中、缓急止痛、调和药性的作用。

例如，荔枝开胃益脾，桃利水消肿、活血化瘀，红枣、蜂蜜、饴糖、栗子、南瓜等能补养、调和、缓急止痛。常用于脾胃虚弱、气血不足引起的神疲乏力、饮食减少等。但多食易脘腹胀满、饮食难化。淡味附于甘味，有利尿除湿作用，比如薏米、茯苓、荠菜、冬瓜等，常用于水湿内停所致的水肿、小便不利等，但多食易耗伤阴津。

酸

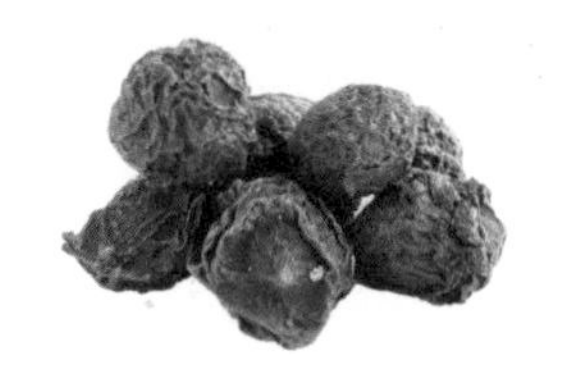

具有收敛、固涩、生津的作用。

例如，乌梅敛肺止咳，五味子固表止汗，石榴涩肠止泻、收敛止血。可用于多汗、久泻、遗精、滑精等病症，但多食易阻滞气血的运行。

苦

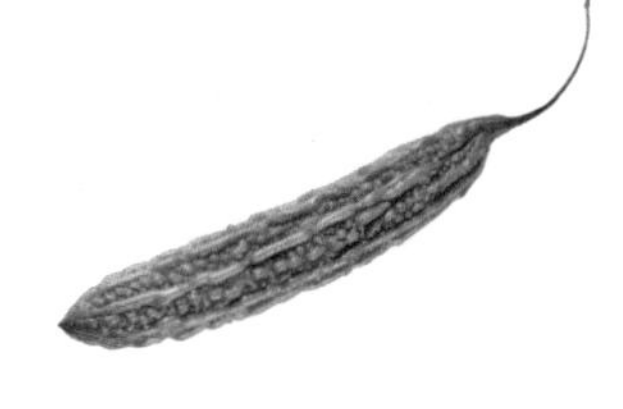

具有清热泻火、泄降气逆、通泄大便、燥湿、泻火存阴的作用。

例如，杏仁降泄肺气、平喘，枇杷叶降泄胃气，陈皮降逆止呕，苦丁茶清热解毒，苦瓜清热、降气、泻火、燥湿。常用于热性病发热、烦渴、气逆咳喘等，但多食则易导致滑泄伤胃。

咸

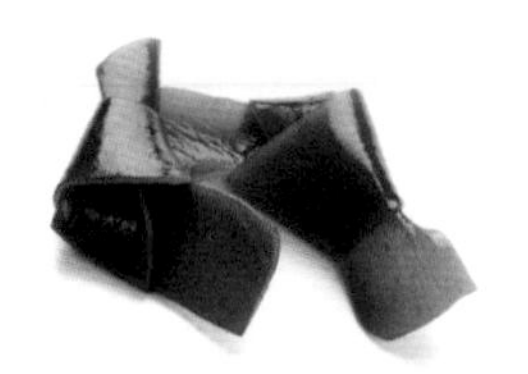

具有泻下通便、软坚散结的作用。

例如，海蜇化痰消积，海藻、海带、牡蛎能软坚散结。常用于痰淤互结引起的颈部淋巴结结核、甲状腺肿大等病症，但多食则气血凝滞、水湿停聚。

食物的“五色”

“五色”依序为：红、黄、绿、白、黑。五色对应五脏，只要合理地食用这五种颜色的食材或药材，就能平衡滋养五脏，增强抵抗力与自愈力，延年益寿。古人有五色补五脏之说，可以参考但不可拘泥。

红色食物养心

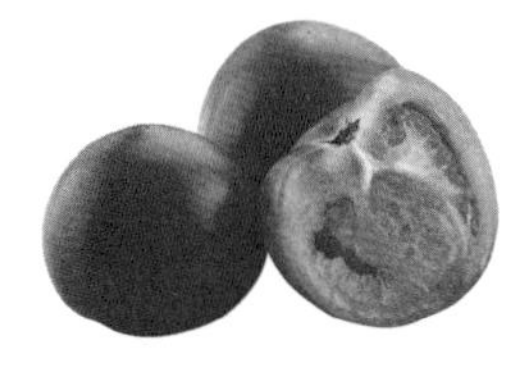

红色食物进入人体后可入心、入血，具有益气补血和促进血液、淋巴液生成的作用，进而能增强心脏和气血的功能。常见的红色食物有：赤小豆、红辣椒、红枣、西红柿、山楂、草莓等。

黄色食物养脾

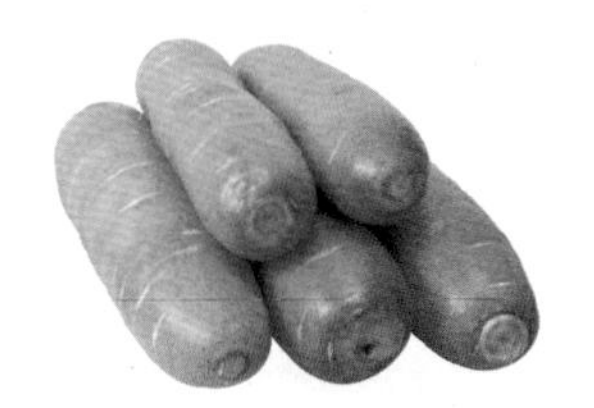

常吃黄色食物对脾胃大有裨益，它能够保护胃肠道、呼吸道黏膜，减少胃炎等疾患的发生。常见的黄色食物有：黄豆、牛蒡、薏米、胡萝卜、南瓜、蛋黄、小米、玉米等。

绿色食物养肝

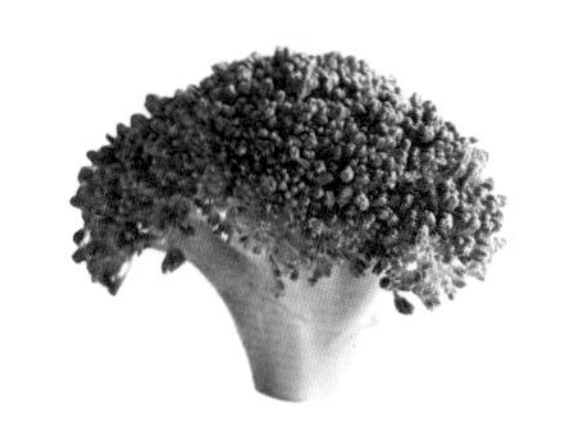

绿色食物入肝，具有疏肝、强肝的功能，有助于肝脏排毒，增强肝脏功能，维持人体酸碱平衡。常见的绿色食物有：绿豆、菠菜、西蓝花、黄瓜、丝瓜、芹菜、韭菜、青辣椒、茼蒿、莴笋、荠菜、油菜、四季豆、空心菜、苦瓜等。

白色食物养肺

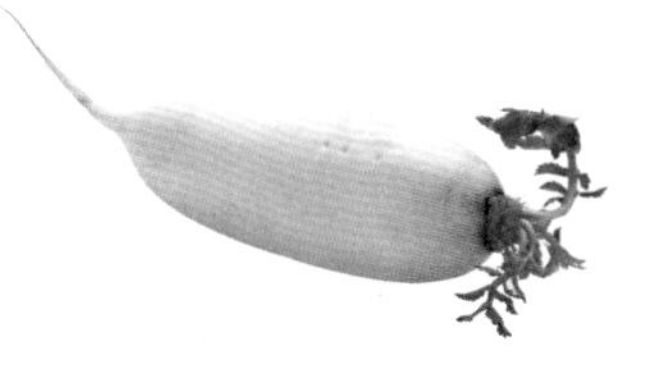

白色食物入肺，适宜补气。吃白色食物，有养阴润肺、清热化痰、止咳平喘等功效。常见的白色食物有：白豆、冬瓜、梨、白萝卜、银耳、百合、茭白、莲藕、大米、面粉、豆腐等。

黑色食物养肾

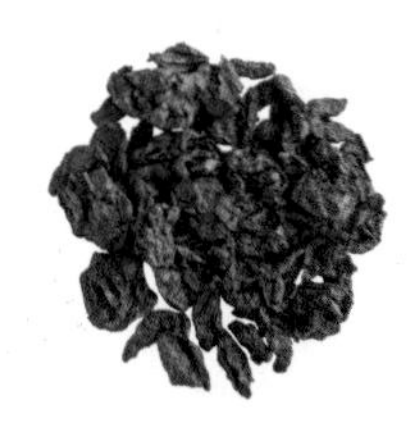

常吃黑色食物可补肾。黑芝麻、木耳、紫菜等黑色食物的营养保健和药用价值都很高，可在一定程度上减少动脉硬化、冠心病、脑卒中等疾病的发生概率，对流感、慢性肝炎、肾病、贫血、脱发等有辅助疗效。

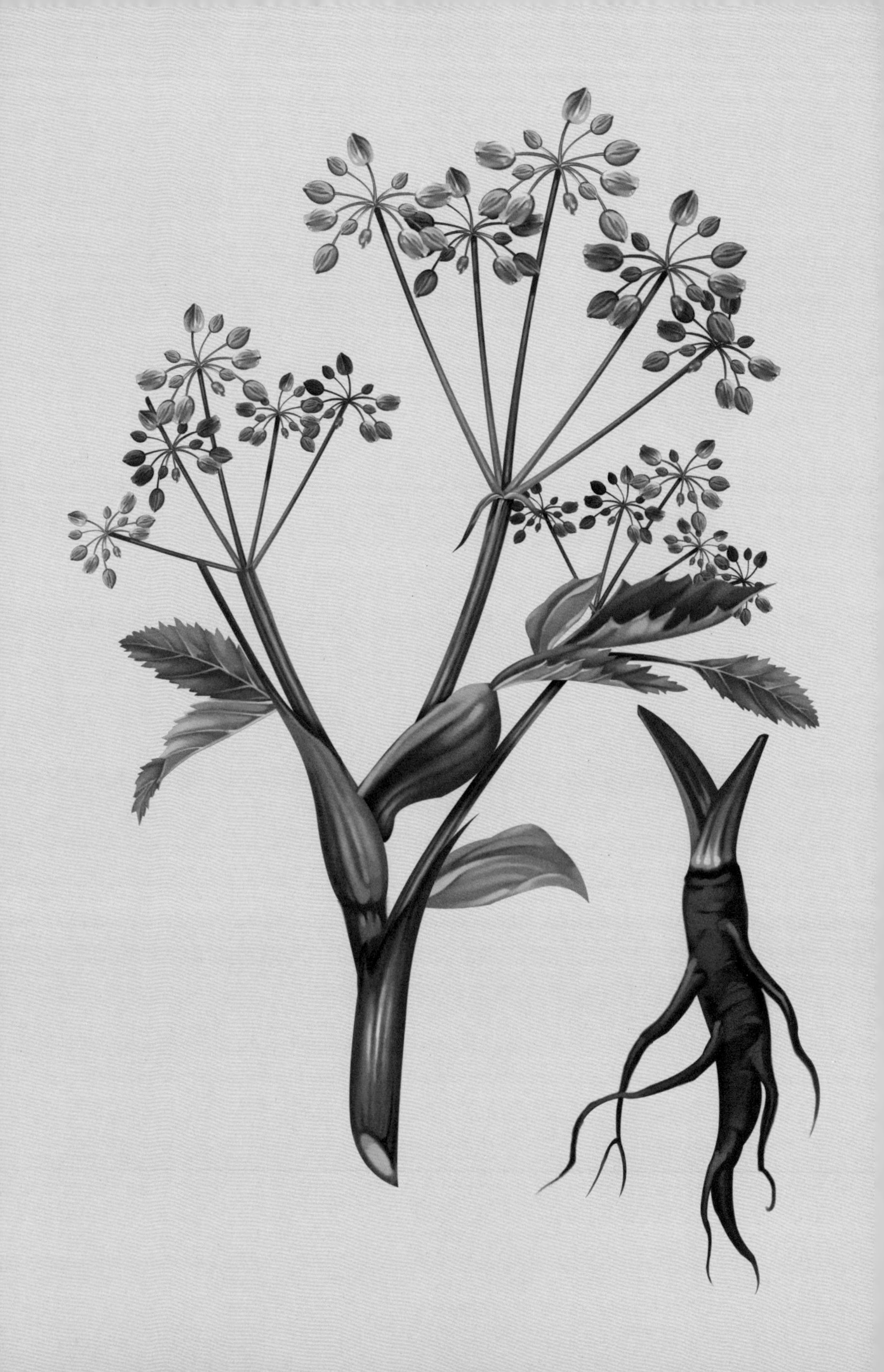

第二章
食疗调养慢性病

食物是人类上好的“药品”，尤其是对高血压、冠心病、糖尿病等慢性疾病，食物的调养作用可以辅助药物更好地发挥作用。人体的自然免疫力是疾病真正的终结者，而食物是机体免疫力有力的保护者。用食疗调养慢性病，让疾病慢慢痊愈。

高血压

控制盐摄入

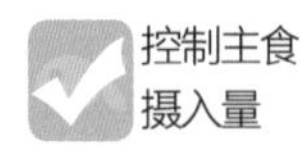
控制主食摄入量

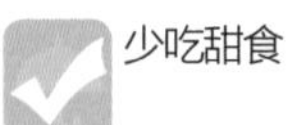
少吃甜食

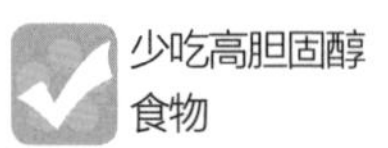
少吃高胆固醇食物

高血压是现代医学的概念，在中医中属于“眩晕”“头痛”等范畴。临床辨证主要分为肝阳上亢、肝肾阴虚、痰浊内阻、阴阳两虚等证型。高血压患者应多吃蔬菜、水果、粗粮，尤其是深色蔬菜，比如土豆、芋头、茄子、海带、冬瓜、西瓜、莴笋、小米、荞麦面等。

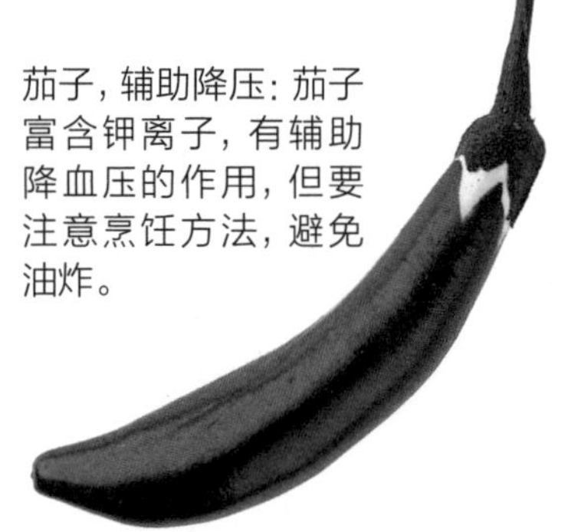

茄子，辅助降压：茄子富含钾离子，有辅助降血压的作用，但要注意烹饪方法，避免油炸。

西瓜，可利水降压：西瓜可排除体内多余的水分，在一定程度上降低血压。

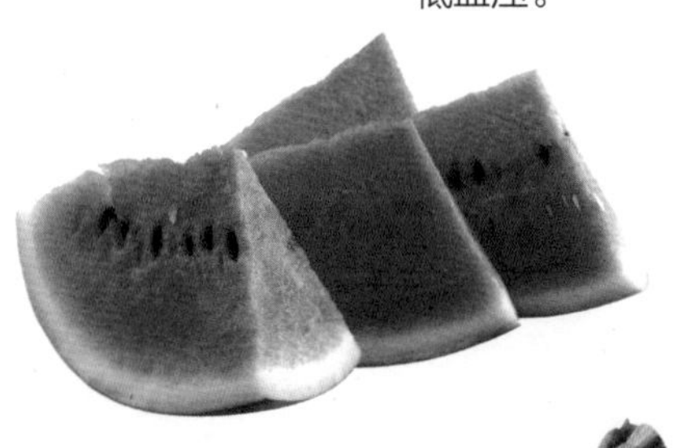

莴笋，可利尿降压：莴笋对高血压、水肿、心脏病患者有一定的食疗作用。

特效食疗方

醋泡花生仁

原料：生花生仁、醋各适量。

做法：生花生仁浸入醋中，5 日后食用。每日早上吃 10~15 粒。

芹菜粳米粥

原料：连根芹菜 120 克，粳米 150 克，盐适量。

做法：芹菜洗净，切碎；粳米淘净。二者同煮为粥，再加适量盐，搅匀。

避免摄入过量的盐

食盐中的钠可造成水液潴留和血压增高。每日食盐量要控制在 3~5 克，也就是半勺的量，以免导致血压升高。

不要小瞧腌菜和酱菜，这些食物在制作过程中加入了大量的盐，钠的含量很高，要少吃，否则会对控制血压不利。

酱油、黄酱、味精等调料中也含有较多的钠，应少量食用。烹调时，也可以用醋、柠檬汁、葱、姜、蒜等来增加食物的口味。

痰浊中阻 *易引发高血压*

症状表现

眩晕头痛、胸脘满闷、恶心呕吐、肢体困重、体倦嗜睡。

调养方针

化痰降浊。

饮食注意

避免过量摄入脂肪、胆固醇。

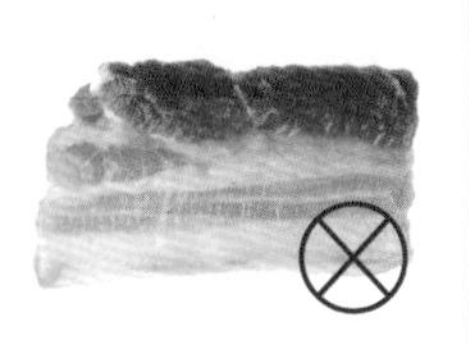

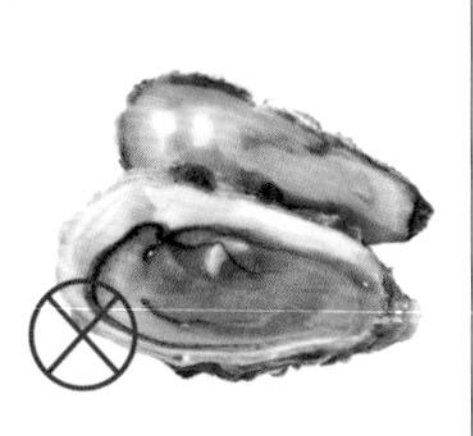

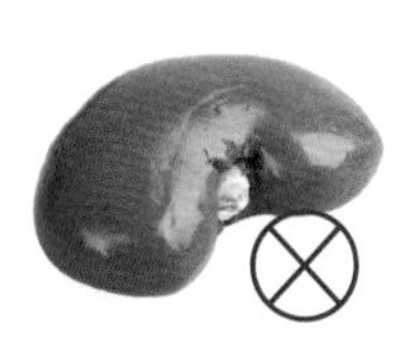

荠菜车前草汤

原料：荠菜、干车前草各 15 克。

做法：将荠菜、干车前草均洗净，切碎，加水煮汤。

芹菜红枣汤

原料：芹菜茎 60 克，红枣 10 个。

做法：芹菜茎洗净，切段，和洗净的红枣一起放入锅内，加适量清水煎汁。日服 2 次，连服 1 月。

鲜葫芦汁

原料：鲜葫芦、蜂蜜各适量。

做法：将鲜葫芦洗净，捣烂，绞取其汁水，以蜂蜜、水调匀。每次服用半杯至一杯，每日 2 次。

桃仁粥

原料：桃仁 15 克，粳米 100 克。

做法：先将桃仁捣成泥，加水煎煮，取汁去渣；粳米洗净，浸泡 30 分钟。将粳米、桃仁泥放入锅内，加适量清水同煮为稀粥。每日 1 次，5~7 日为 1 个疗程。

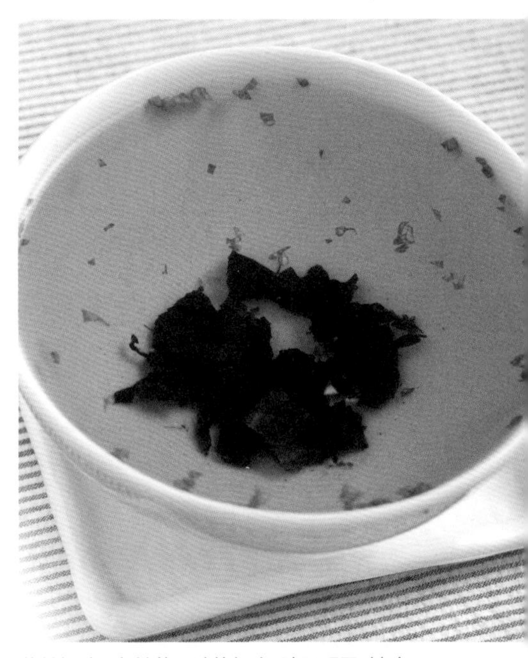

营养解读：车前草可清热解毒、清肝明目、祛痰。此汤辅助治疗顽固性高血压。

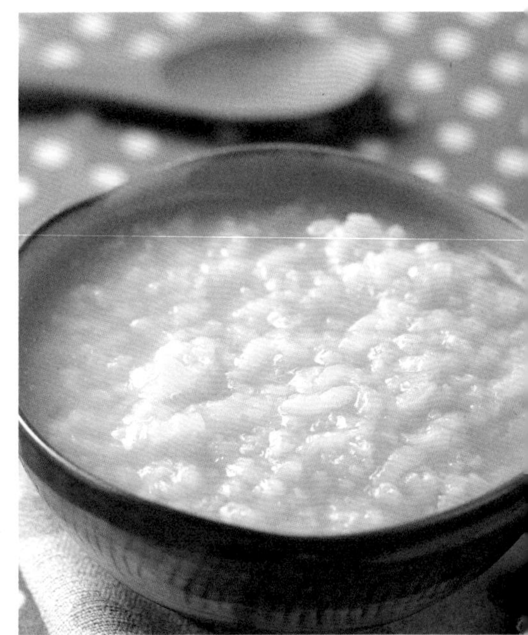

营养解读：桃仁粥中如果加入红糖，还有一定活血通经的效果。

肝阳上亢 *易头晕头痛*

症状表现
头晕胀痛、烦躁易怒、目眩耳鸣、面赤生火。

调养方针
清肝泻火。

饮食注意
可以吃一些性寒凉的食物，多吃蔬菜水果，少吃辛辣刺激性食物。

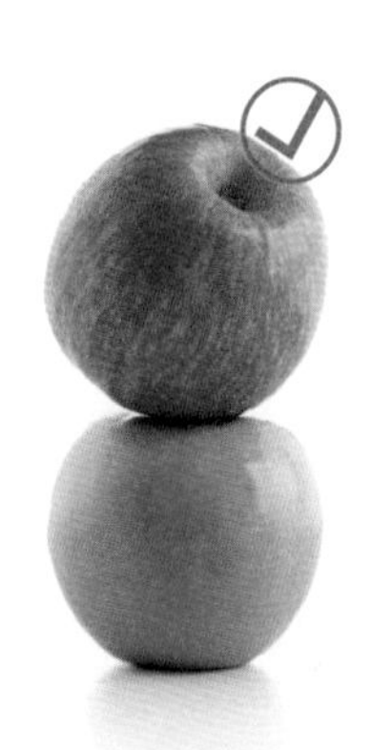

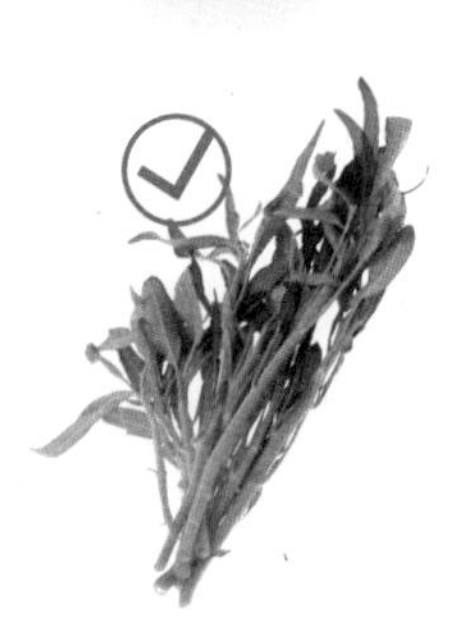

柿漆牛奶饮

原料：柿漆（即未成熟柿子榨汁）30 毫升，牛奶一大碗。

做法：牛奶大火煮沸，倒入柿漆，分 3 次服用。

芹菜蜂蜜汁

原料：芹菜（选用棵形粗大者）、蜂蜜各适量。

做法：芹菜洗净，加水榨取汁液，加入适量蜂蜜搅匀。日服 3 次，每次 40 毫升。

莲子心茶

原料：莲子心 2~3 克。

做法：以开水冲泡，代茶饮用。

枸杞子茶

原料：枸杞子 10 克。

做法：枸杞子用开水冲泡，饭后当茶喝，每日 3 次，连服 10 日。

高血压患者饮食注意事项

患高血压的人应控制热量，控制主食及脂肪摄入量，少吃或不吃甜点、甜饮料、油炸食品等高热量食品；控制食盐摄入量，少吃酱菜、腊肉等盐腌食品；控制动物性油脂摄入量，少吃动物脑、鱼子、蛋黄等高胆固醇食物；选用植物油，多吃蔬菜、水果，尤其是深色蔬菜；适当增加海带、紫菜、海产鱼类等海产品摄入量。

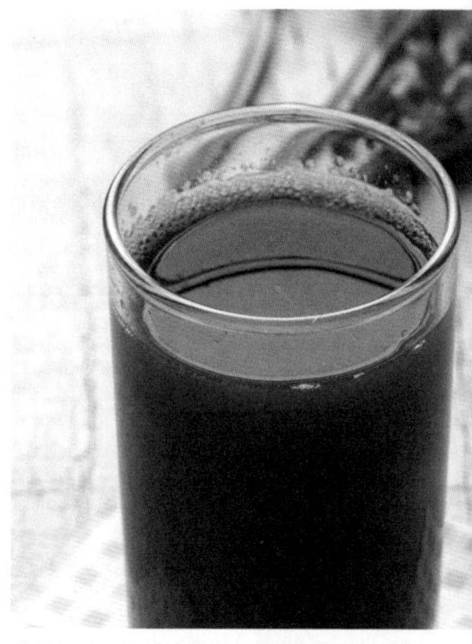

营养解读：芹菜蜂蜜汁可平肝清热，祛风利湿，有助于治疗高血压引起的眩晕头痛、面红目赤。

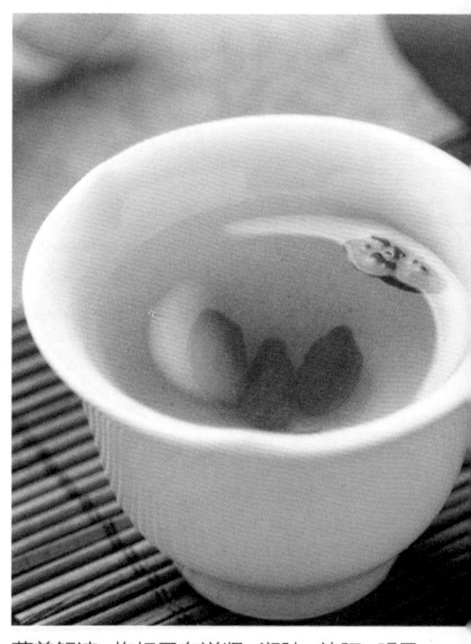

营养解读：枸杞子有滋肾、润肺、补肝、明目的作用，其性收敛，外感邪实、湿热以及腹泻的人不宜食用。

肝肾阴虚 *引起血压升高*

症状表现
腰酸腿软、头晕耳鸣、失眠健忘、心悸乏力。

调养方针
滋养肝肾。

饮食注意
多吃高蛋白质食物，比如鸡肉、鸡蛋、牛奶、鲈鱼等。

淡菜拌皮蛋

原料：淡菜 15 克，皮蛋 2 个，酱油、香油、蒜、醋各适量。

做法：淡菜小火焙干，研细末；皮蛋去皮切块，放盘中，撒上淡菜末，加酱油、香油、蒜、醋，拌食。

何首乌红枣粥

原料：何首乌 60 克，粳米 100 克，红枣 5 个，冰糖适量。

做法：何首乌加水煎汁，之后加粳米、红枣、冰糖同煮为粥。

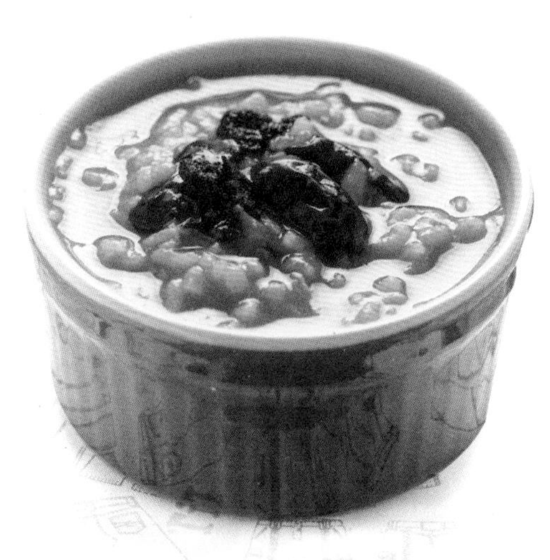

营养解读：何首乌红枣粥可补肝肾、益精血。

阴阳两虚 *诱发高血压*

症状表现
头昏眼花、心悸气短、腰膝无力、夜尿频多、面部或下肢水肿。

调养方针
滋阴壮阳。

饮食注意
饮食上应选择既有温补效果，又有滋阴效果的食物，比如羊肉、韭菜、瘦猪肉等。

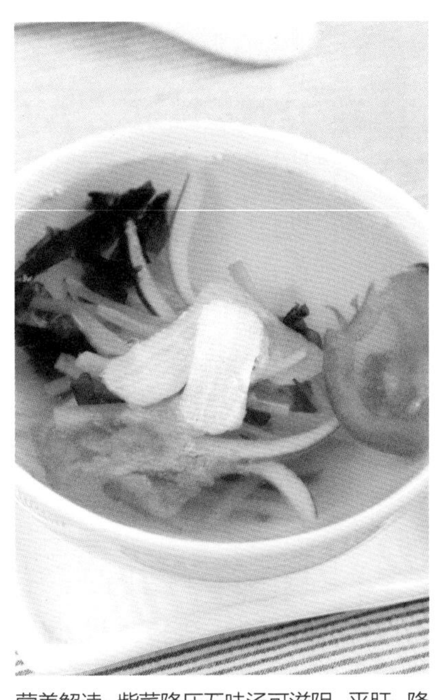

营养解读：紫菜降压五味汤可滋阴、平肝、降血压。

海参干贝汤

原料：泡发海参 1 个，干贝 5 克，海带、夏枯草各 20 克，葱、生姜各适量。

做法：海带切丝；夏枯草水煎取汁。将海参、干贝、海带放入锅内，加入生姜、葱炖汤，将水炖至一半时，倒入夏枯草汁，稍煮即可。

紫菜降压五味汤

原料：紫菜 1 块，芹菜半棵，西红柿 1 个，荸荠 10 个，洋葱半个。

做法：全部食材洗净。芹菜切段；西红柿、荸荠切片；洋葱切丝。切好后全部放入锅内加水煮汤。

低血压

摄入胆固醇

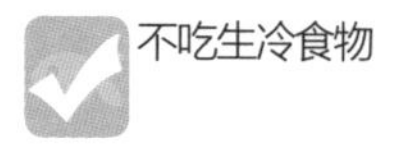
不吃生冷食物

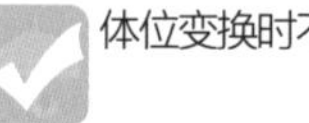
体位变换时不过急

降压食物

低血压属于中医虚劳范畴，临床辨证为气血亏虚、气阴两虚、肾精不足和心肾阳虚等证型。饮食上可多吃桂圆、莲子、红枣、桑葚等具有改善头晕作用的食物；动物肝脏、鱼、蛋等富含蛋白质、铁、铜，则适于低血压伴有贫血者。低血糖患者应加强营养，可多吃一些温脾肾、升阳气的食物，比如羊肉、鸡肉、胡椒、辣椒、生姜、韭菜等。

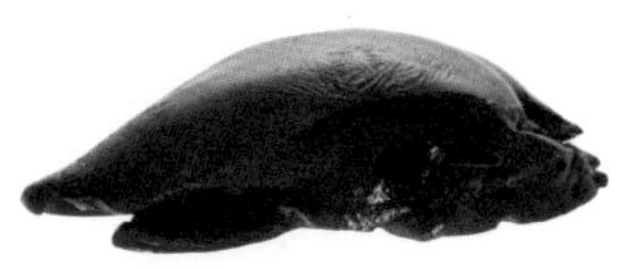

猪肝，改善贫血：猪肝不能提升血压，但有助于低血压人群改善贫血，提高人体免疫力。

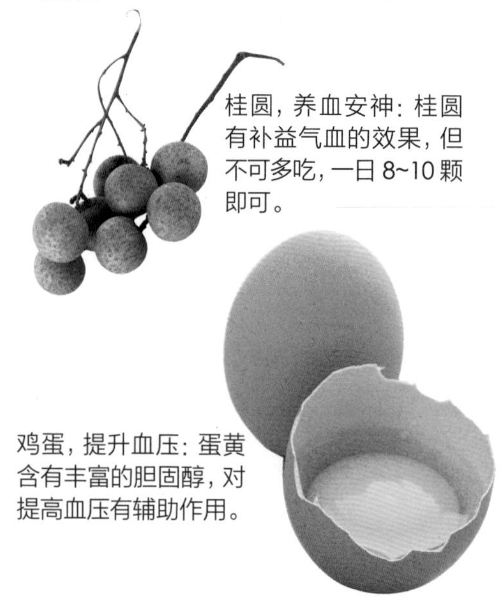

桂圆，养血安神：桂圆有补益气血的效果，但不可多吃，一日 8~10 颗即可。

鸡蛋，提升血压：蛋黄含有丰富的胆固醇，对提高血压有辅助作用。

低血压的标准

成年人血压低于 90/60 毫米汞柱，老年人低于 100/70 毫米汞柱，被称为低血压。

特效食疗方

枸杞子黑豆猪骨汤

原料：猪骨 250 克，黑豆 80 克，枸杞子 15 克，红枣 8 个，盐适量。

做法：猪骨洗净，剁块；黑豆洗净，浸泡 30 分钟；红枣洗净，去核。将猪骨、黑豆、枸杞子、红枣放入砂锅内，加入适量清水，小火炖煮至熟烂，加盐调味。

桂圆核桃茶

原料：桂圆 30 克，核桃仁 20 克，红糖适量。

做法：桂圆去壳；核桃仁捣碎。将桂圆、核桃仁、红糖放入杯内，倒入开水冲服，代茶频饮。

栗子红枣炖母鸡

原料：母鸡 1 只，栗子 150 克，红枣 10 个，盐适量。

做法：母鸡去内脏，洗净；栗子去壳；红枣洗净，去核。将母鸡放入锅内，加适量清水，炖煮至七成熟，加入栗子、红枣，炖煮至熟烂，加盐调味。

气血亏虚 *多见贫血乏力*

症状表现
头晕、头痛，动辄加剧、精神倦怠、乏力健忘。

调养方针
补益气血，健脾开胃。

饮食注意
可常吃具有补气、补血作用的食物，比如红枣、山药等。

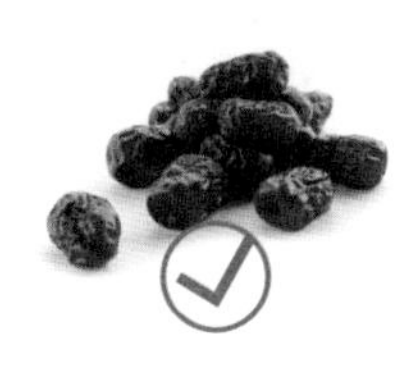

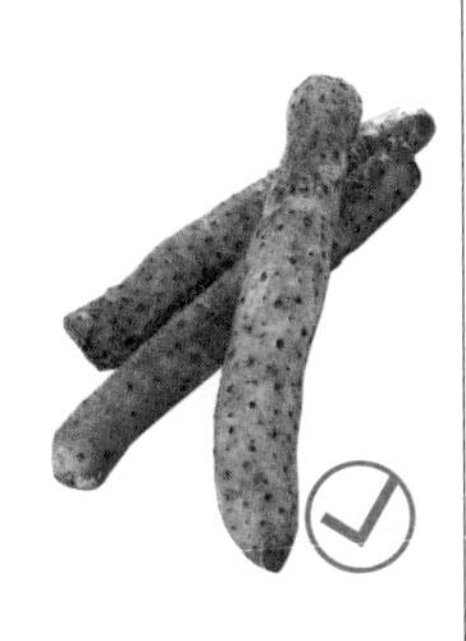

黄芪栗子鸡块

原料：鸡肉300克，栗子100克，黄芪20克，红枣15个，盐适量。

做法：鸡肉洗净，切块，汆烫；栗子去壳；黄芪水煎，取汁；红枣洗净，去核。油锅烧热，放入鸡块，加黄芪汁液煮至七成熟，加红枣、栗子，加盐焖熟即可。

川芎黄芪炖猪心

原料：猪心1个，当归10克，黄芪、党参各15克，川芎6克，黄椒丝、盐各适量。

做法：猪心洗净，汆烫，切片；黄芪、当归、党参、川芎放入纱布袋。将猪心和纱布袋放入锅内，加入适量清水，小火炖煮至熟，取出纱布袋，加盐调味，点缀黄椒丝。

黄芪羊肉益脾汤

原料：黄芪30克，羊肉350克，盐适量。

做法：羊肉洗净，切块；黄芪洗净。将羊肉块放入锅内，加入黄芪和适量清水，熬煮至羊肉熟烂后加盐调味。

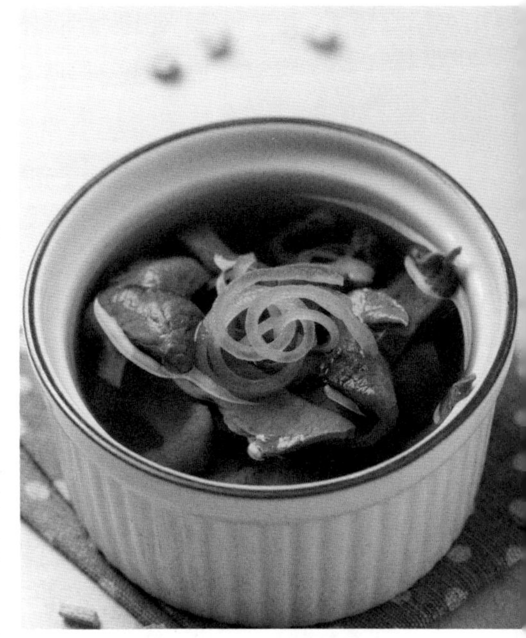

营养解读：黄芪可补气固表，是补气的好食材。川芎黄芪炖猪心适用于气血两亏型低血压。

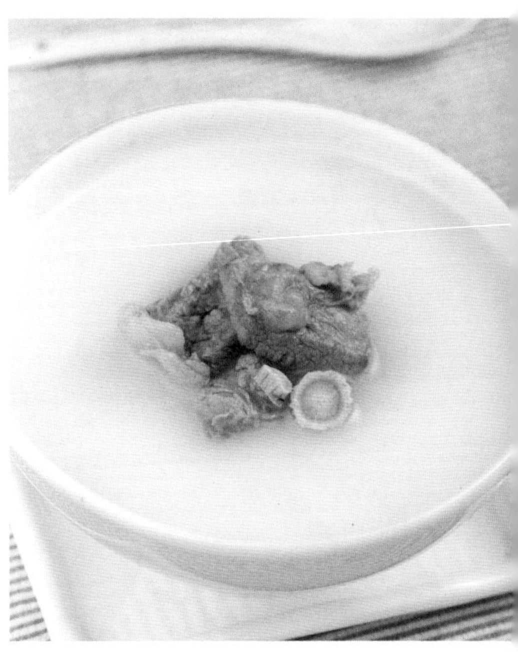

营养解读：黄芪羊肉炖汤，可健脾胃、补气血，改善低血压症状。

气阴两虚 易出现心慌眩晕

症状表现
倦怠无力、心悸心烦、头晕目眩、口干咽燥等。

调养方针
益气滋阴，宁心安神。

饮食注意
多吃益气、健脾、养阴的食物，比如玉米、红薯、牛奶、猪瘦肉等。

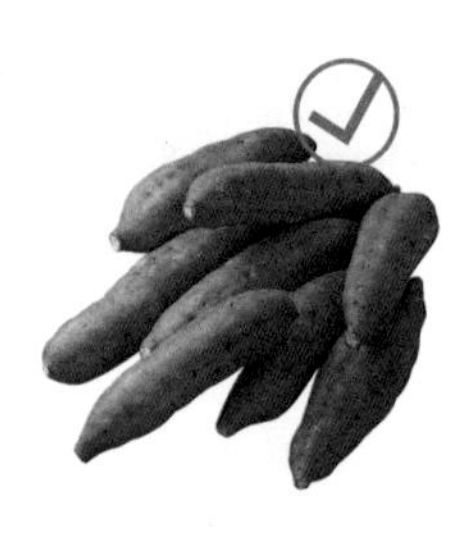

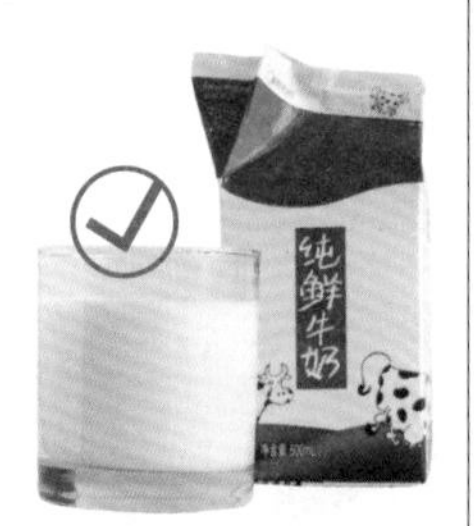

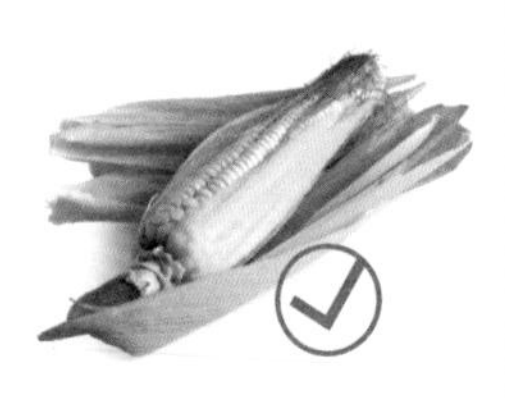

红枣莲子糯米粥

原料：莲子15克，红枣8个，糯米80克，白糖适量。

做法：莲子洗净；糯米洗净，浸泡30分钟；红枣洗净，去核。将糯米、莲子、红枣放入锅内，加适量清水，小火熬煮成粥，加白糖调匀。

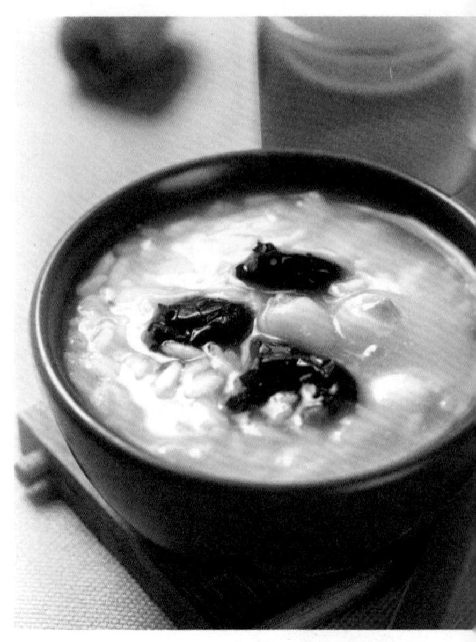

营养解读：益心气、补心血。常服此粥可养心补血、润肤红颜。

桂圆猪肝糯米粥

原料：桂圆30克，莲子20克，猪肝120克，糯米80克，盐适量。

做法：桂圆去壳；莲子去心，洗净；猪肝洗净，汆烫，切片；糯米洗净，浸泡30分钟。将糯米、桂圆、莲子放入锅内，加适量清水，熬煮至六成熟时加入猪肝片，煮熟后加盐调味。

党参黄芪瘦肉汤

原料：猪瘦肉100克，黄芪15克，党参12克，升麻6克，盐适量。

做法：猪瘦肉洗净，切块；将黄芪、党参、升麻和猪瘦肉块一起放入锅内，加适量清水炖煮至肉熟烂，加盐调味。

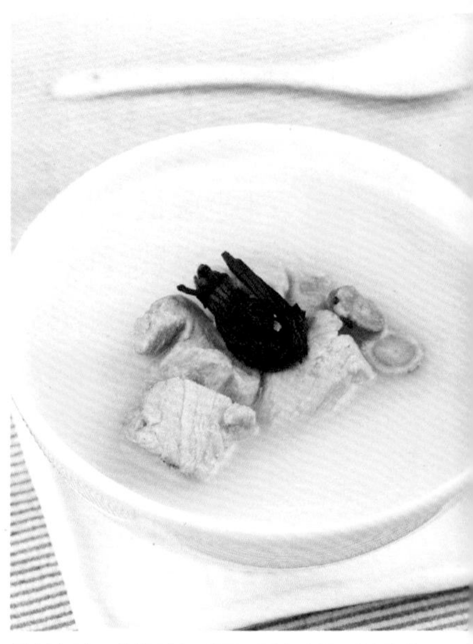

营养解读：黄芪补气升阳、固表止汗、托毒生肌，但感冒尤其是风热感冒时，以及虚热上火体质者不宜饮用。

肾精不足 易引发低血压

症状表现

头晕目眩、耳鸣、精神萎靡、腰膝酸软、失眠健忘、体瘦形寒、怕冷。

调养方针

补益肾精，充养脑髓。

饮食注意

多吃补肾食物，比如黑米、黑木耳、黑芝麻等黑色食物。

鹿茸鸡蛋

原料：鹿茸粉1克，鸡蛋1个。

做法：鸡蛋打散成蛋液，加入鹿茸粉，然后放入蒸锅内，隔水蒸熟吃。每日晨起服食，连服15~20日。

枸杞子粳米粥

原料：枸杞子20克，粳米50克，白糖适量。

做法：将粳米洗净，加清水煮至五成熟时再加入枸杞子一起煮，粳米熟透后加白糖，早晚食用。

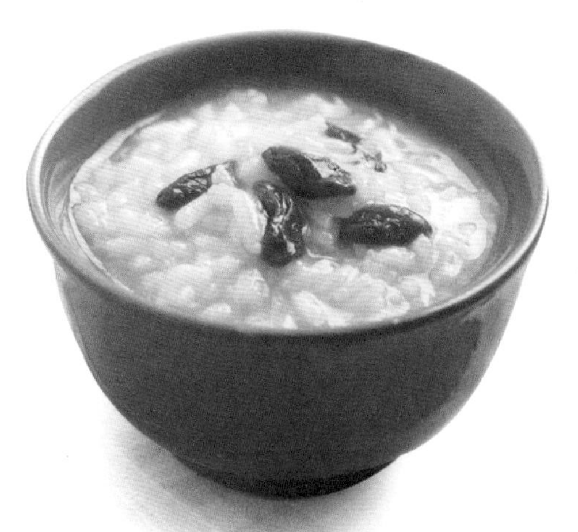

营养解读：枸杞子可补肾滋阴，养肝益气。

心肾阳虚 易伤肾阳、畏寒

症状表现

头晕目眩、畏寒、四肢冰冷、精神疲惫、常有汗出。

调养方针

补心温肾，振奋阳气。

饮食注意

多吃温阳食物，比如羊肉、芝麻等，并避免生冷及难以消化的食物。

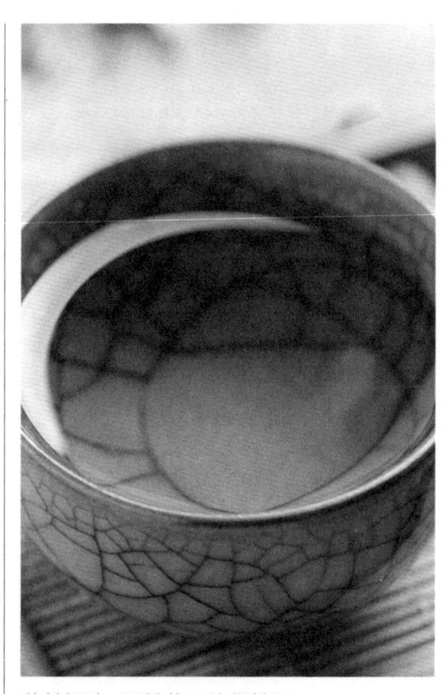

营养解读：淫羊藿可补肾壮阳。

太子参山药粳米粥

原料：薏米50克，莲子15克，太子参、山药各30克，红枣10个，粳米100克。

做法：将太子参、山药、莲子洗净，加水煎煮取汁。将薏米、粳米、红枣洗净后放入锅中，加入煎煮的汁液及水，熬煮成粥。

淫羊藿酒

原料：淫羊藿30克，白酒500毫升。

做法：将淫羊藿放入白酒中，密封，浸泡7日，每日取酒15毫升饮用。

高脂血症

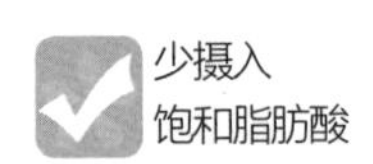
少摄入
饱和脂肪酸

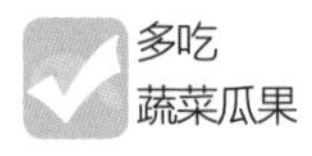
多吃
蔬菜瓜果

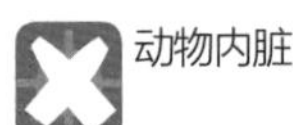
动物内脏

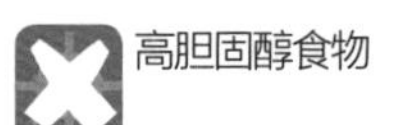
高胆固醇食物

人体血液中过多的“脂肪”不能被代谢或消耗，就会导致高脂血症的出现，中医认为，本症源于津液输布运化代谢异常，多表现为痰湿内阻、脾肾阳虚、肝肾阴虚、肝胆郁滞。适宜高血脂人群吃的食物有，山楂、海藻、玉米、香蕉、大蒜、白萝卜、白菜、冬瓜、山药、百合、菠菜、芹菜、韭菜、莲子、薏米、枸杞子、菊花、陈皮、甘草等。

枸杞子，辅助降血脂：枸杞子有降血脂、降血糖、降血压、保肝护肝、抗衰老的功效。

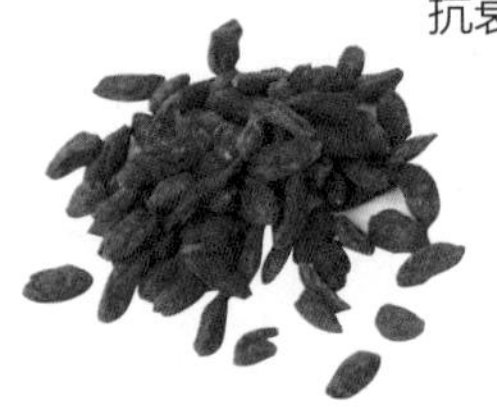

山药，低脂肪食物：山药是低脂食物，代替主食食用可以避免血脂升高，还能补充膳食纤维。

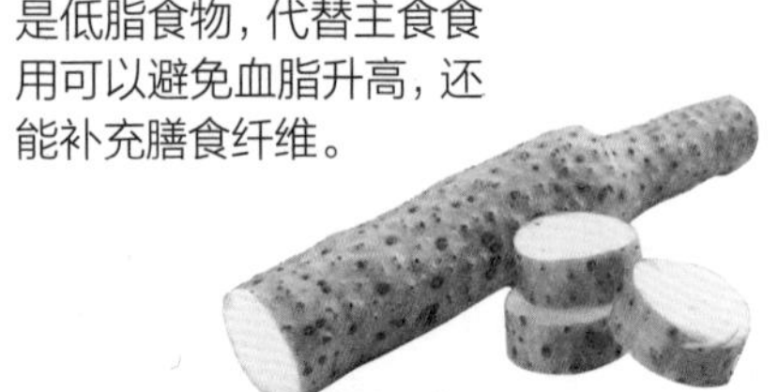

韭菜，活血化瘀：中医认为韭菜有活血化瘀作用，有助于高血脂患者预防动脉粥样硬化、冠心病。

特效食疗方

山楂排骨汤

原料： 干山楂30克，芹菜叶10克，猪排骨150克，盐适量。

做法： 猪排骨洗净，剁成块；干山楂洗净，水煎取汁；芹菜叶洗净。先将排骨加山楂汁、水小火炖至酥烂，然后放入芹菜叶稍煮，加盐调味。

海带瘦肉粥

原料： 海带15克，粳米100克，猪瘦肉50克，芹菜、盐各适量。

做法： 海带洗净，切碎；粳米洗净，浸泡30分钟；猪瘦肉洗净，切小块；芹菜洗净，切碎。将所有食材放入锅内，加适量清水，大火煮沸，转小火熬煮成粥，加盐调味。

芹菜红枣饮

原料： 芹菜根50克，红枣10个。

做法： 芹菜根洗净，捣烂，和红枣一起放入砂锅中，加水煎煮30分钟，饮汤吃枣。每日1剂，分两次服，连服15日。

痰湿内阻 *多见于肥胖者*

症状表现

经常头晕胀痛、身沉肢重、大便溏软、小便不利、乏力倦怠。

调养方针

健脾祛湿，化痰泄浊。

饮食注意

少吃甜食、肉类食物。

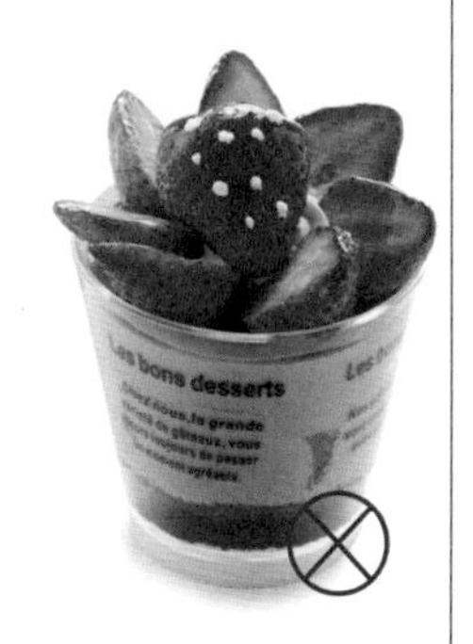

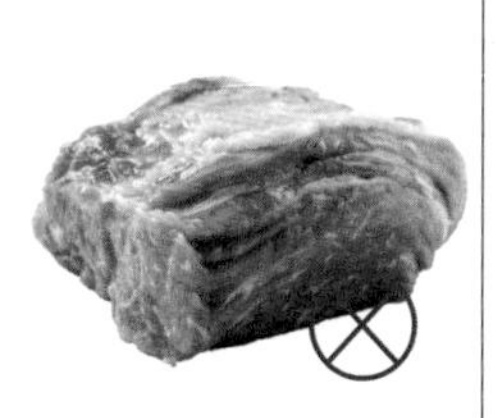

山楂茶饮

原料：干山楂片20克，茶叶5克。

做法：将干山楂片洗净，水煮取汁，趁热加入茶叶，闷泡片刻即可饮用。

山楂核桃饮

原料：核桃粉100克，山楂50克，白糖适量。

做法：山楂洗净放入砂锅中，水煎30分钟后去渣，加白糖搅拌至溶化，倒入核桃粉搅匀煮沸即可。

软坚降脂茶

原料：山楂250克，白菊花50克，香蕉皮100克，陈皮30克。

做法：山楂去核切片；香蕉皮、陈皮均洗净切丝；白菊花拣净杂质。将以上材料混合，放通风处干燥，每次取30克，泡水代茶饮。

山楂荷叶泽泻饮

原料：干山楂片15克，荷叶12克，泽泻片10克。

做法：干山楂片、荷叶、泽泻片加水煎或以沸水冲泡，代茶饮。每日1剂。

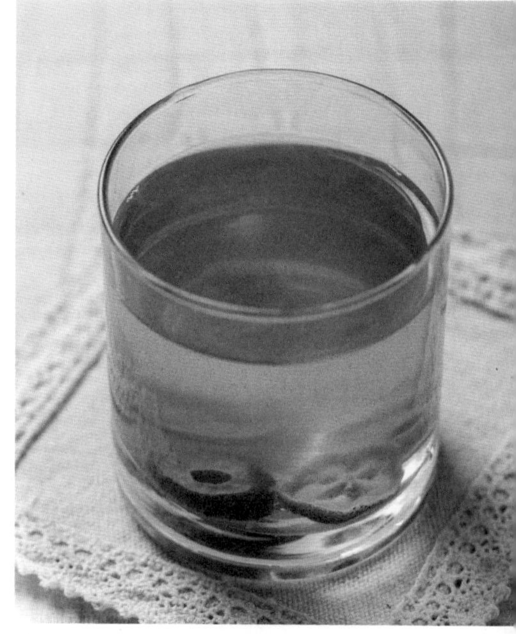

营养解读：山楂茶饮可消食化积、散瘀行滞。适用于痰湿内阻型高脂血症。

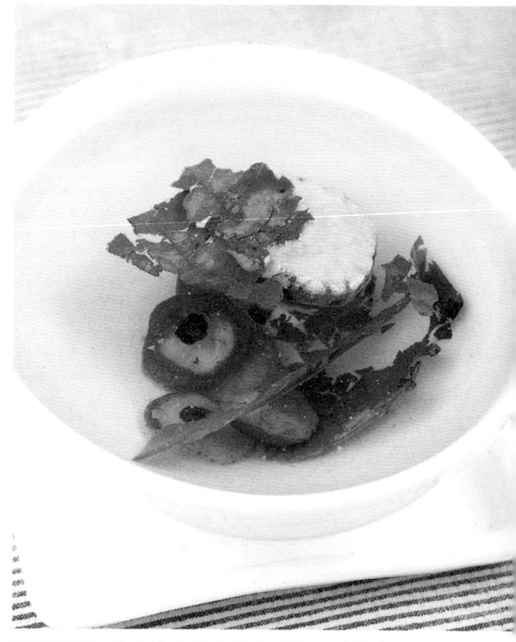

营养解读：生山楂中所含的鞣酸与胃酸结合容易形成胃石，尽量不要空腹吃山楂，可以煮茶、做汤、熬粥等。

脾肾阳虚 *易手脚冰冷*

症状表现
多形体肥胖、形神衰退，常头昏、头晕、耳鸣、齿松，腰膝酸软、形寒怕冷、手足欠温。

调养方针
健脾温肾，化浊降脂。

饮食注意
少吃寒凉、易伤阳气、不易消化的食物，比如鸭肉、松子、花生、黑木耳、苦瓜。

月见草汤

原料： 月见草10克。

做法： 月见草加水煎煮，取汁服用。每日1剂，连服一两周。

决明子茶

原料： 决明子15克。

做法： 将决明子放入杯中，沸水冲泡。当茶饮用。

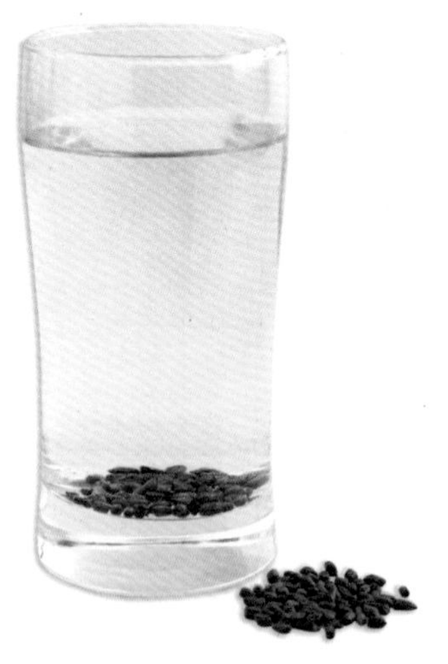

营养解读：决明子可清肝降脂，明目润肠。

肝肾阴虚 *多见于形体不丰腴者*

症状表现
多见于中年以上形体并不丰腴者，常眩晕、耳鸣、头痛、腰膝酸软、健忘难寐。

调养方针
滋补肝肾，养阴降脂。

饮食注意
避免吃辛辣刺激性的食物、温热香燥的食物、寒凉生冷的食物。

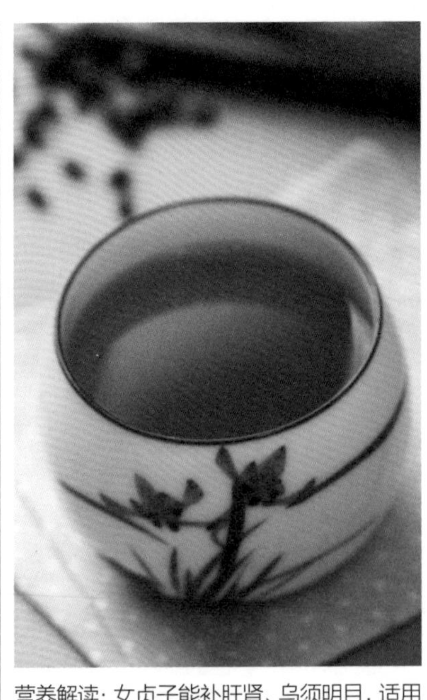

营养解读：女贞子能补肝肾、乌须明目，适用于肝肾阴虚型高脂血症患者。

山楂何首乌黑槐汤

原料： 山楂15克，生何首乌、黑槐各10克。

做法： 将山楂、生何首乌、黑槐放入锅中，加水煎煮取汁。每日一剂，早中晚分3次服用。

女贞子蜂蜜饮

原料： 女贞子20克，蜂蜜30克。

做法： 先将女贞子放入锅中，加适量清水，小火煎煮约30分钟，去渣取汁，调入蜂蜜即可饮用。

肝胆郁滞 多见于性情不佳者

症状表现

性情抑郁、情绪不宁、善叹息、伴胸闷、小腹或胁肋胀痛、嗳气、反酸。

调养方针

疏肝解郁，利胆降脂。

饮食注意

饮食清淡，多吃些瓜果蔬菜，比如草莓、葡萄、木瓜等。

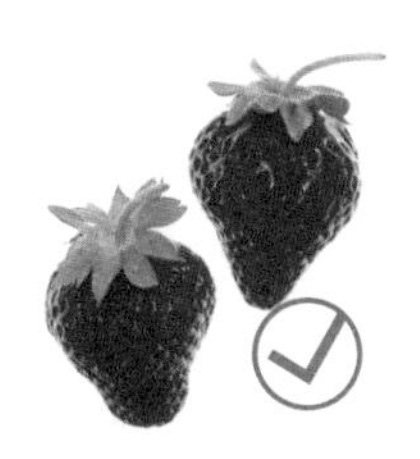

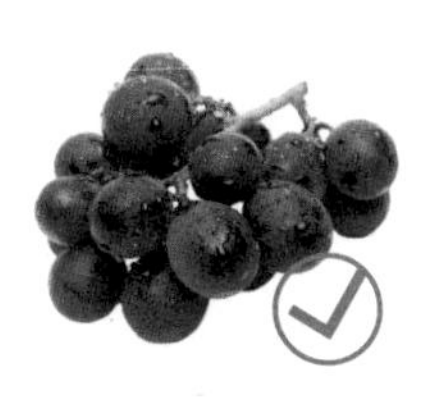

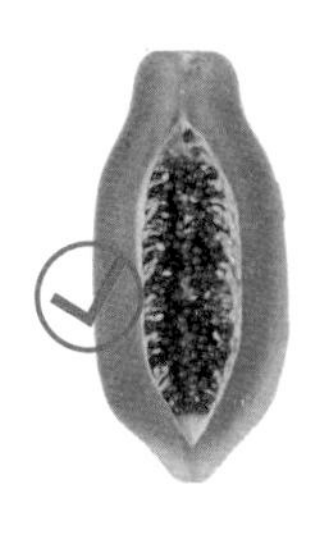

雪梨牛奶炖木瓜

原料： 雪梨 150 克，木瓜 200 克，牛奶 250 毫升，蜂蜜适量。

做法： 雪梨、木瓜洗净，去皮、去瓤，切块。与水、牛奶一同放入锅中，炖煮至熟，凉后调入适量蜂蜜搅匀。

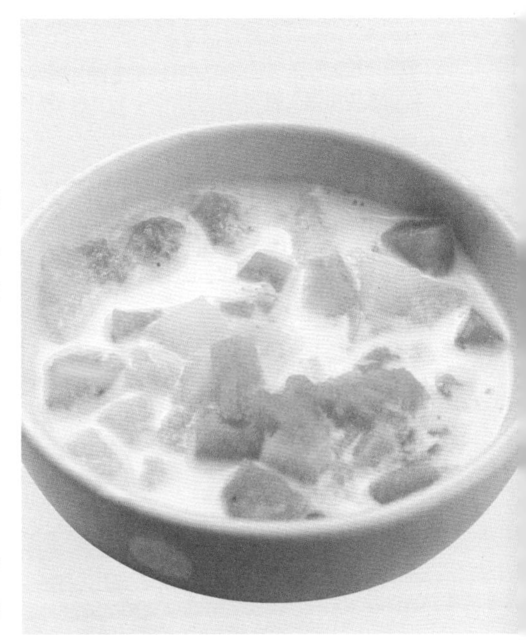

营养解读：木瓜含有丰富的维生素 C，与雪梨、牛奶搭配清淡可口、营养丰富。

百合芦苇汤

原料： 百合 50 克，芦笋 250 克，料酒、盐、清汤各适量。

做法： 百合泡发洗净；芦笋洗净切断。锅中加清汤，放入百合芦笋煮熟，加料酒、盐调味。

菊花决明子粳米粥

原料： 决明子 15 克，粳米 100 克，白菊花 10 克，冰糖适量。

做法： 先将决明子放入锅内炒至微有香气取出，待冷后与白菊花同煎取汁，去渣，放入粳米煮粥，粥将熟时，加入冰糖调味。

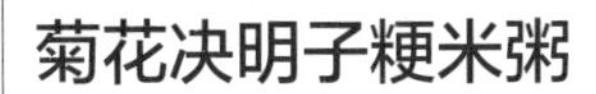

肝胆郁滞影响脂肪代谢

胆汁的主要功能就是消化脂肪，它储存于胆囊，来之于肝，并依赖肝气的疏泄才能正常工作。因而肝气郁结、失于疏泄时，就会影响胆汁的分泌与排泄，阻碍油脂类食物的消化吸收。这时不仅可能出现胁下胀满疼痛、食欲不振、口苦等不适，而且还可能会导致体内脂肪代谢的紊乱，引发血脂异常。要想利胆降脂，首先得疏肝理气。

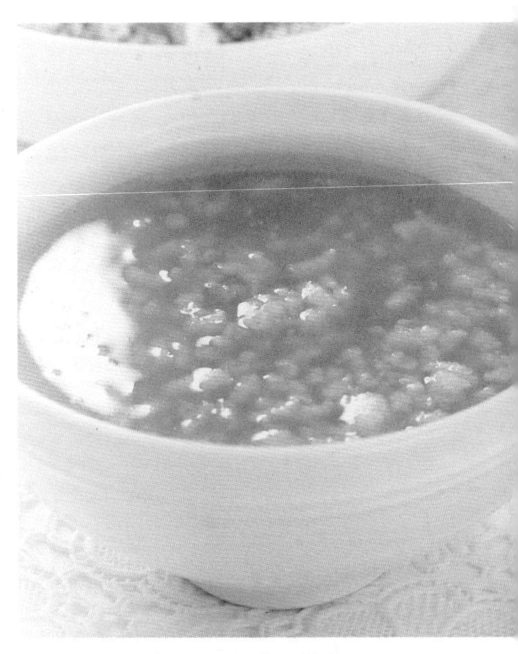

营养解读：白菊花可清肝明目，配合决明子，适合肝热型的高脂血症和高血压患者食用。

糖尿病

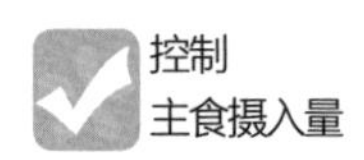
控制
主食摄入量

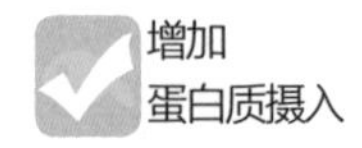
增加
蛋白质摄入

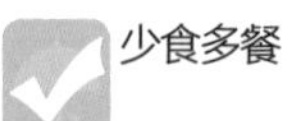
少食多餐

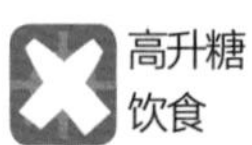
高升糖
饮食

糖尿病是一种以糖代谢紊乱为主的慢性内分泌疾病。临床辨证主要有肺热津伤、阴阳两虚、胃热炽盛、肾阴亏虚等证型。糖尿病患者的饮食应减少碳水化合物（主食）的摄入量，适当增加蛋白质摄入，多吃苦瓜、南瓜、苦荞、山药、莲子、枸杞子、人参、肉桂、西洋参、五味子、熟地黄、麦冬、玉竹、地骨皮、生地黄、葛根、银耳等食物及药材。

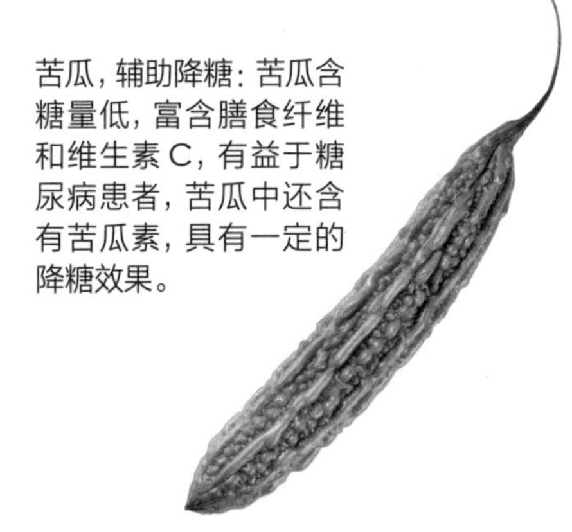
苦瓜，辅助降糖：苦瓜含糖量低，富含膳食纤维和维生素C，有益于糖尿病患者，苦瓜中还含有苦瓜素，具有一定的降糖效果。

胡柚，生津止渴、健胃消食：胡柚含有与胰岛素相似的成分，且低糖，对于糖尿病、高血压有辅助治疗作用。

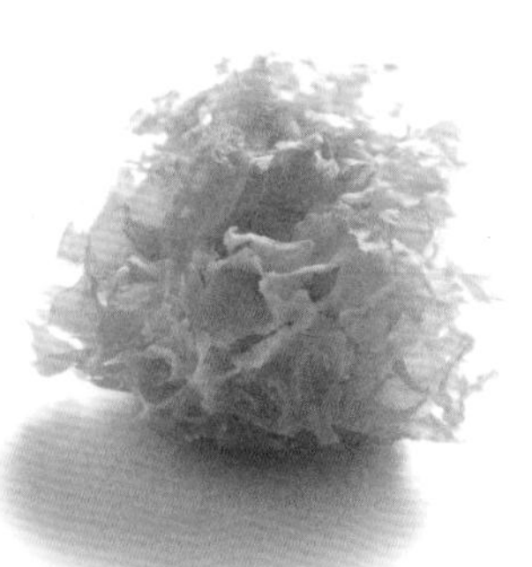
银耳，延缓血糖上升：银耳含丰富的膳食纤维，可延缓血糖上升。

特效食疗方

猪肚豆豉汤

原料：猪肚1个，豆豉、面粉、葱白、盐各适量。

做法：猪肚用面粉揉搓，冲洗干净，切丝。将猪肚丝放入锅内，加适量清水煮熟，加葱白、豆豉、盐略煮。

醋蛋饮

原料：鸡蛋2个，醋、蜂蜜各适量。

做法：将鸡蛋洗净后放入广口玻璃瓶中，倒入醋，密封48小时。待蛋壳软化，仅剩薄蛋皮包着的鸡蛋时，启封，用筷子将蛋皮挑破，将蛋清、蛋黄与醋搅匀，再放置24小时，加蜂蜜充分搅拌。

山药蚌肉汤

原料：山药60克，蚌肉90克，玉米须、红枣、盐各适量。

做法：蚌肉切块；红枣洗净，去核；山药去皮洗净，切块。将山药、蚌肉、玉米须、红枣放入锅内，加适量清水，大火煮沸，转小火煮约2小时，加盐调味。

肺热伤津 易引发痰湿

症状表现
以口渴多饮为主，伴有口干舌燥，随饮随渴，尿频量多。

调养方针
清热润肺，生津化痰。

饮食注意
不宜吃油腻的食物。

注意进餐顺序：合理的进餐顺序利于患者的血糖控制。先吃蔬菜，然后吃肉蛋类食物，最后吃主食。

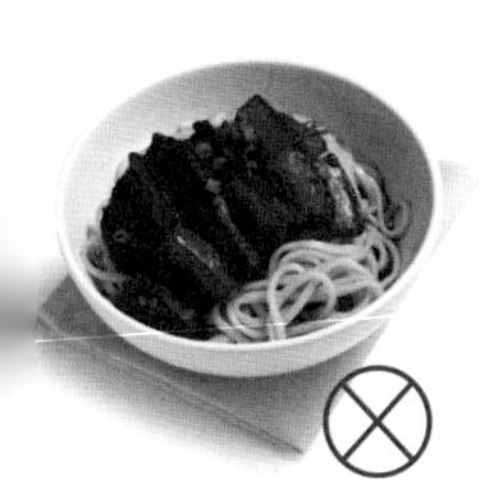

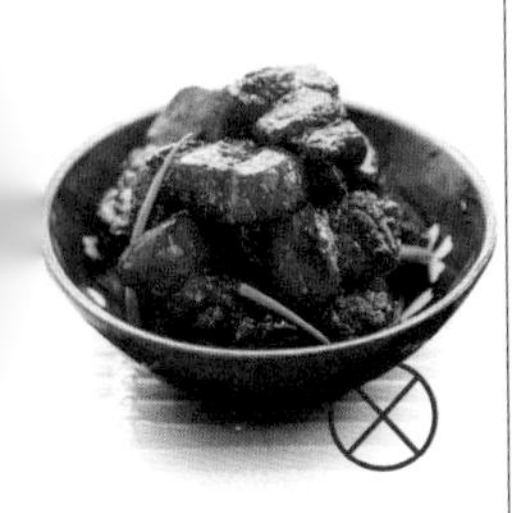

天花粉瓜皮汁

原料：干西瓜皮、干冬瓜皮各 20 克，天花粉 10 克。

做法：将干西瓜皮、干冬瓜皮、天花粉放入砂锅中，加适量清水，小火熬煮 30 分钟，去渣取汁。

泥鳅荷叶散

原料：泥鳅 2 条，干荷叶适量。

做法：将泥鳅放在清水中 2 天，使其吐净泥沙，去头尾，洗净。将泥鳅与荷叶焙干研末，凉开水送服。

菊花粳米粥

原料：白菊花 15 克，粳米 80 克。

做法：粳米淘洗干净，浸泡 30 分钟；白菊花烘干研成末。将粳米放入锅内，加适量清水，熬煮成粥，调入白菊花末稍煮。

白茅根茶

原料：白茅根 15 克。

做法：将白茅根放入锅内，加适量清水煎煮，饮用。每日 1 剂，连服 10 日。

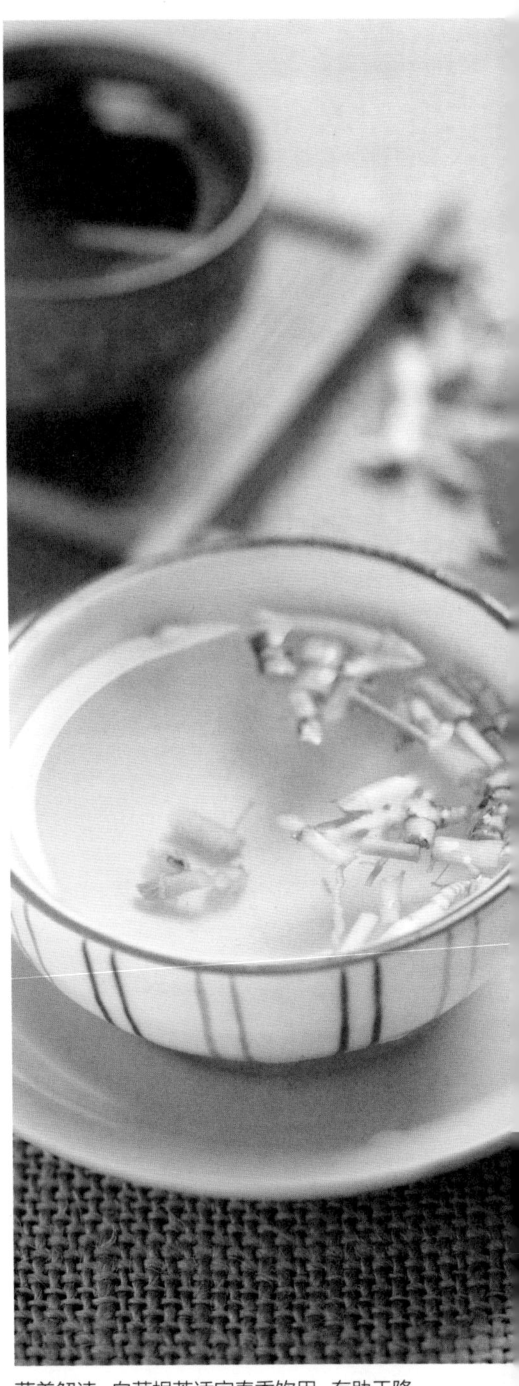

营养解读：白茅根茶适宜春季饮用，有助于降火除烦。

阴阳两虚 *尿多且浊*

症状表现

尿频量多且混浊如脂膏，同时伴有腰膝酸软、畏寒怕冷、形体消瘦、四肢欠温、面容憔悴等症状。

调养方针

温阳滋阴，补肾益脾。

饮食注意

注意营养均衡。可多吃滋阴壮阳的食物，比如羊肉、韭菜、山药等。

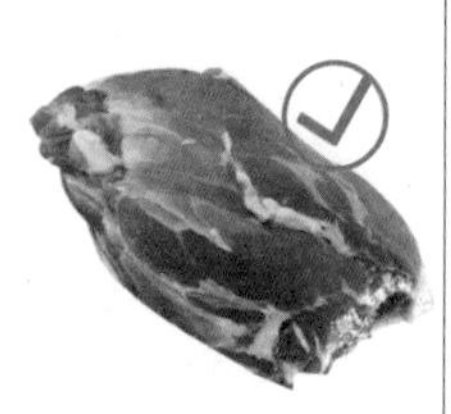

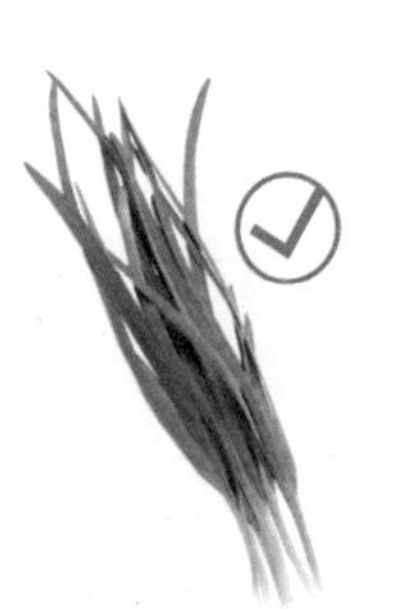

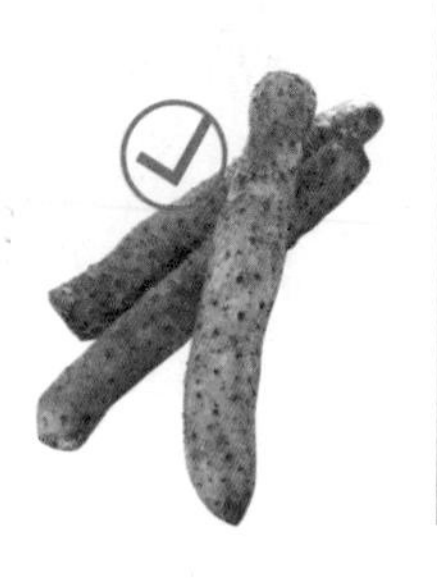

山药黄芪炖母鸡

原料：黄芪、山药各30克，母鸡1只，红枣、枸杞子、料酒、酱油各适量。

做法：山药洗净，去皮，切片；母鸡收拾干净；红枣洗净。将母鸡、黄芪、红枣、枸杞子放入锅内，加适量清水，倒入料酒、酱油，煮到八成熟，再加入山药煮烂。

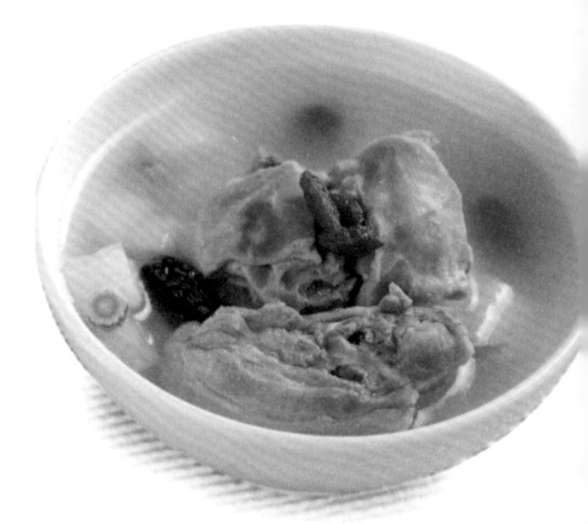

营养解读：山药黄芪炖母鸡可补肾滋阴、益肝明目，适合糖尿病及眼部疾病的患者食用。

葛根粳米粥

原料：葛根粉15克，粳米80克。

做法：粳米淘洗干净，浸泡30分钟，放入锅内加适量清水，大火煮沸后转小火煮至六成熟，加葛根粉，熬煮成粥即可。

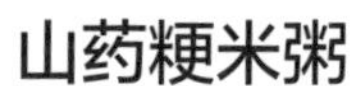

山药粳米粥

原料：山药60克，粳米80克，酥油适量。

做法：山药洗净，去皮，小火煮烂后捣成糊；粳米洗净，浸泡30分钟。酥油入锅，加入山药糊翻炒，使之凝结，然后盛出放凉并揉碎；粳米入锅加水煮粥，煮熟后加入炒好的山药粉，搅匀。

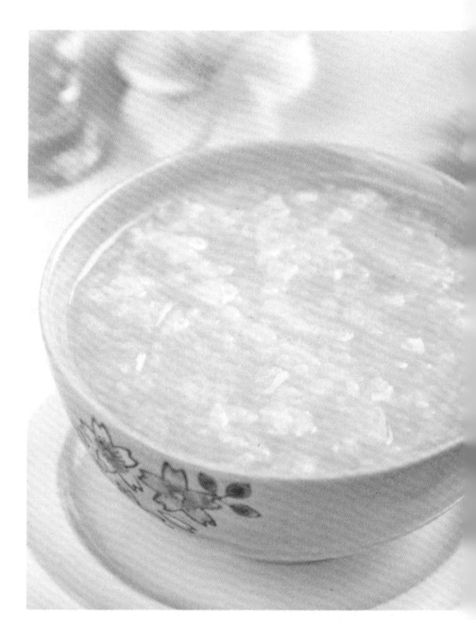

营养解读：山药的黏液容易导致皮肤出现过敏反应，如果过敏，可以用食用油涂抹，能有效缓解。

胃热炽盛 容易饥饿

症状表现
以多食易饥为主，且伴有口渴、尿多、形体消瘦、大便燥结。

调养方针
清胃泻火，养阴增液。

饮食注意
清淡饮食，多吃蔬菜水果，每餐避免吃得太饱。

枸杞子百合糯米粥

原料： 糯米 50 克，枸杞子、百合各 30 克，红枣 6 个。

做法： 全部食材洗净，糯米浸泡 30 分钟。全部食材放入锅内，加适量清水，大火煮沸，转小火熬煮至熟。

枸杞子猪脾汤

原料： 枸杞子 15 克，蚕茧 10 克，猪脾 1 个。

做法： 猪脾洗净切片；枸杞子洗净。全部食材放入锅内，加清水大火煮沸，转小火炖煮至熟。

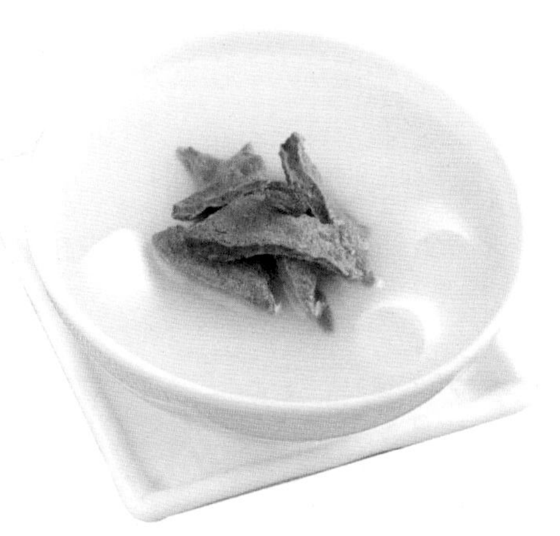

营养解读：蚕茧可治消渴，猪脾能助消化。此汤适用于糖尿病伴有小便频多、头晕腰酸的患者。

肾阴亏损 尿频量多

症状表现
以尿频量多为主，并伴有尿浊如脂膏、腰膝酸软、头晕、耳鸣、大便干结、皮肤瘙痒。

调养方针
滋阴补肾，生津润燥。

饮食注意
少吃温燥食物，比如韭菜、羊肉、辣椒、大蒜、生姜等。

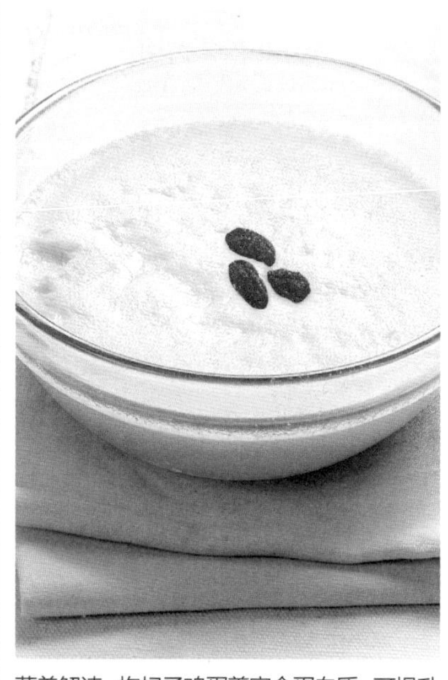

营养解读：枸杞子鸡蛋羹富含蛋白质，可提升人体免疫力。

马齿苋汁

原料： 干马齿苋 30 克。

做法： 将干马齿苋放入锅内，加水煎煮，取汁服用。早晚分服，每日 1 剂。

枸杞子鸡蛋羹

原料： 枸杞子 10 克，鸡蛋 2 个，盐适量。

做法： 鸡蛋打散，加入枸杞子、盐和适量清水搅匀，放入蒸锅内隔水蒸熟。

冠心病

 补充膳食纤维

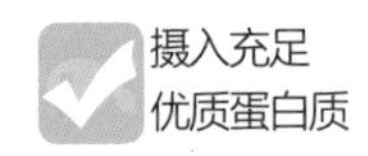 摄入充足优质蛋白质

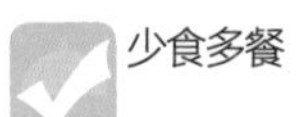 少食多餐

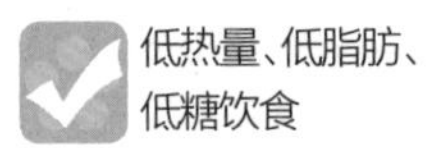 低热量、低脂肪、低糖饮食

中医认为，冠心病的发生多与寒邪内侵、饮食不当、情志失调、年老体虚等因素有关。临床辨证主要分为气阴两虚、寒凝心脉、痰浊壅塞、气滞血瘀。心脑血管疾病患者可适当多吃洋葱、大蒜、苜蓿、木耳、海带、香菇及其他食用菌、紫菜藻类等食物，这些食物含有缓解动脉粥样硬化的有效成分。

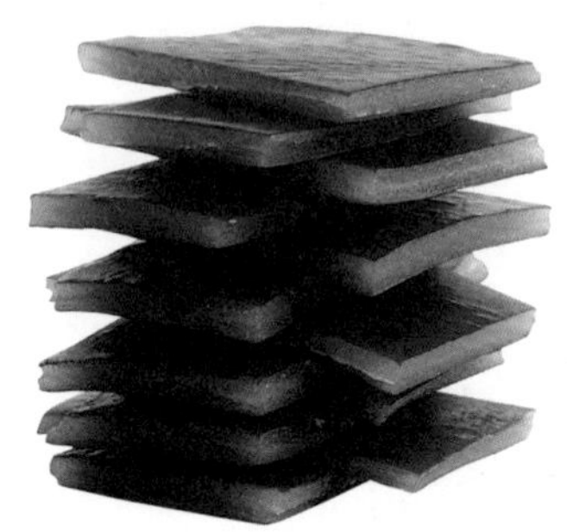

海带，预防冠心病：海带有助于降低血液黏稠度，能预防血栓的形成，从而达到预防冠心病的效果。

香菇，增强免疫力：香菇有一定调节免疫的作用，有助于冠心病患者改善体质。

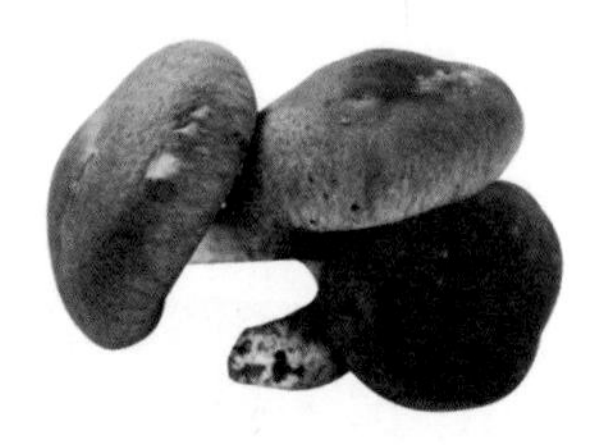

洋葱，预防血栓：洋葱中含有前列腺素 A，具有降低血液黏稠度、降低血压、扩张血管、防止血栓等作用。

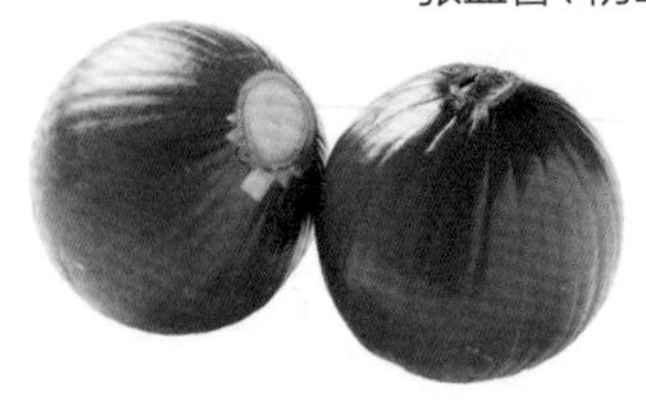

特效食疗方

海带海藻干贝汤

原料：海带 200 克，海藻 150 克，干贝 10 克，盐适量。

做法：海带洗净，切片；海藻切碎；干贝浸泡，切碎。将海带片、海藻碎、干贝碎放入锅内，加适量清水炖煮至熟，加盐调味。

核桃仁红糖糊

原料：核桃仁、桃仁各 100 克，红糖适量。

做法：核桃仁捣碎；桃仁研末。锅中加适量清水，大火烧沸，放入核桃仁、桃仁、红糖同煮，小火煮至稠糊状。

玉竹燕麦粥

原料：燕麦片 80 克，玉竹 10 克。

做法：玉竹加水煎煮，取汁。在玉竹汁中加入燕麦片，小火熬煮成粥。

气阴两虚 *易胸闷气短*

症状表现

胸闷隐痛、心悸、气短，或伴头晕乏力、盗汗或自汗、口咽干燥。

调养方针

益气滋阴，养血通脉。

饮食注意

适宜吃益气、健脾、养阴的食物，比如玉米、红薯、猪瘦肉、赤小豆、山药等。

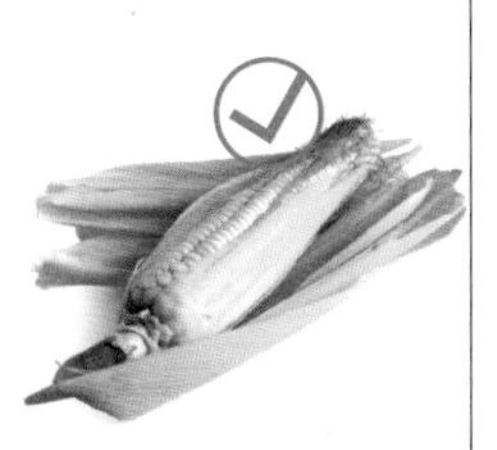

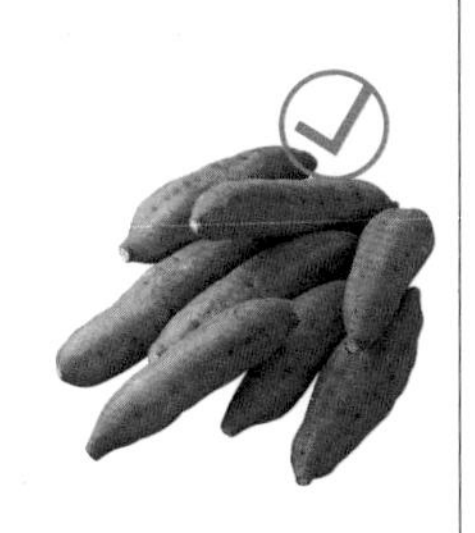

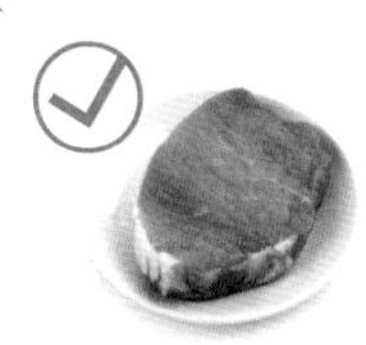

牡蛎三七

原料：牡蛎15克，三七10克，黄酒适量。

做法：牡蛎、三七均研末，混合均匀，以黄酒冲服。

玉竹鹧鸪汤

原料：玉竹12克，鹧鸪1只，葱段、姜片、盐各适量。

做法：鹧鸪洗净后切块，将除盐外的所有食材放入砂锅中，加适量清水炖煮至熟烂，加盐调味。

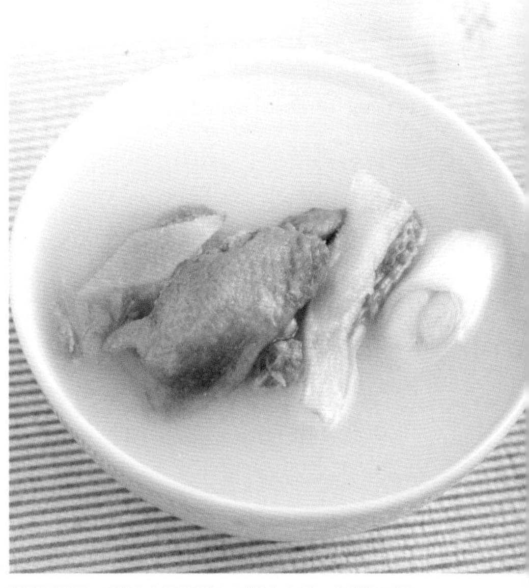

营养解读：鹧鸪肉厚骨细、营养丰富；玉竹可养阴润燥、生津止渴。此汤适用于冠心病患者日常食用。

党参田七炖鸡

原料：鸡肉150克，田七12克，党参20克，葱段、姜片、盐、料酒各适量。

做法：将田七研成细粉；党参切片；鸡肉洗净，切块。将鸡肉、党参放入锅内，加适量清水，放入葱段、姜片、盐、料酒，用小火炖至肉烂，拣出党参，加入田七粉拌匀，稍煮。

知母百合粳米粥

原料：粳米100克，知母12克，百合20克。

做法：将知母加水煎煮，取汁；粳米洗净，浸泡30分钟。将粳米、百合放入锅内，加入知母汁液和适量清水，熬煮成粥。

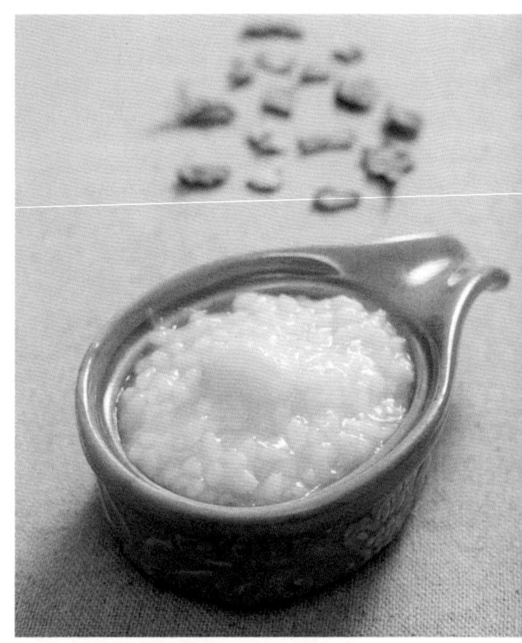

营养解读：知母能清热泻火，生津润燥；百合能清心除烦，宁心安神。

寒凝心脉 *心痛彻背*

症状表现
心痛彻背，每因受寒诱发，伴胸闷、心悸气短、畏寒肢冷。

调养方针
散寒通阳，活血宣痹。

饮食注意
应多食用温热的食物，少吃寒凉、刺激性食物。

洋葱香油汁

原料：洋葱 300 克，香油适量。

做法：将洋葱去掉外皮，洗净，切碎，放入榨汁机中榨取汁液，加适量凉白开，调入香油饮用。

薤白粳米粥

原料：薤白 50 克，粳米 100 克。

做法：薤白去皮，洗净，切碎；粳米洗净，浸泡 30 分钟。将薤白碎与粳米放入锅中，加适量清水同煮成粥。

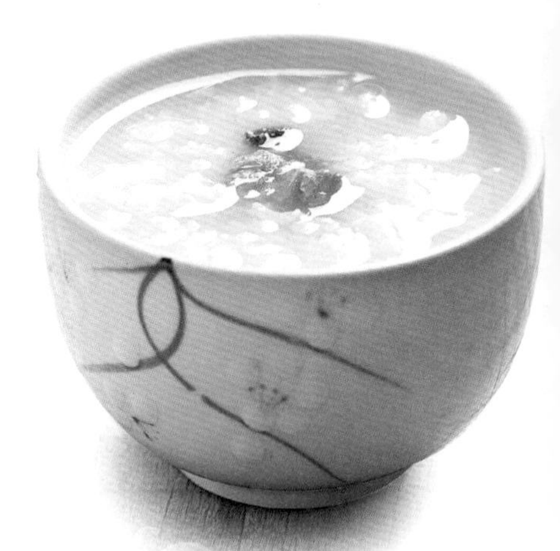

营养解读：薤白可理气宽胸、通阳散结。适用于胸痹心痛、干呕等症。

痰浊壅塞 *体型肥胖、食欲不振*

症状表现
胸闷、气短、形体肥胖、食欲不振、身重、肢倦、乏力、欲寐。

调养方针
化痰泄浊，宣痹通阳。

饮食注意
饮食宜清淡，选择易消化的低脂肪、低胆固醇、富含维生素的食物。

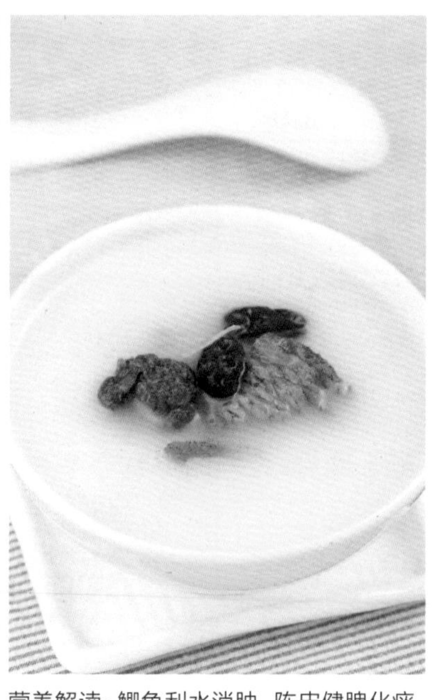

营养解读：鲫鱼利水消肿，陈皮健脾化痰，三七活血化瘀。适用于痰浊内盛、气滞血瘀型冠心病。

黄芪香菇黑鱼片

原料：黑鱼片 200 克，黄芪、香菇片、葱段、姜片、盐、料酒各适量。

做法：黄芪水煎取汁。油锅烧热，放入香菇略炒，加黄芪汁液，煮开放入黑鱼片，加料酒、葱段、姜片、盐，炖煮 5 分钟。

鲫鱼三七红枣汤

原料：鲫鱼 1 条，三七、陈皮、红枣、姜片、料酒、盐、香油各适量。

做法：鲫鱼、三七、陈皮、红枣放入砂锅，加水烧沸放姜片、料酒，转小火煮熟，加盐、香油。

气滞血瘀 *心胸窒痛*

症状表现
心胸窒痛、神情抑郁或郁怒，偏气滞者胸胁窜痛、牵引肩背；偏血瘀者心胸刺痛的症状夜晚加重，心悸不宁。

调养方针
宽胸理气，活血止痛。

饮食注意
宜食用富含蛋白质的食物，比如鱼肉、鸡蛋、牛奶，多吃低热量、低脂肪、低糖食物。

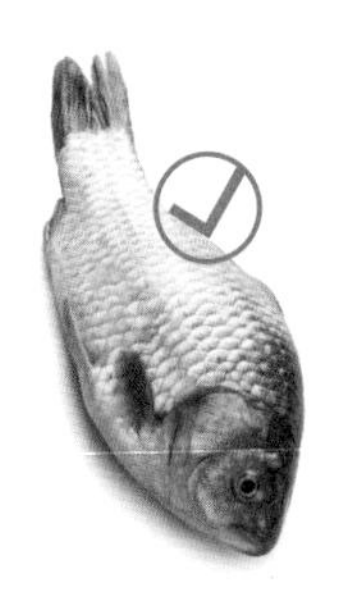

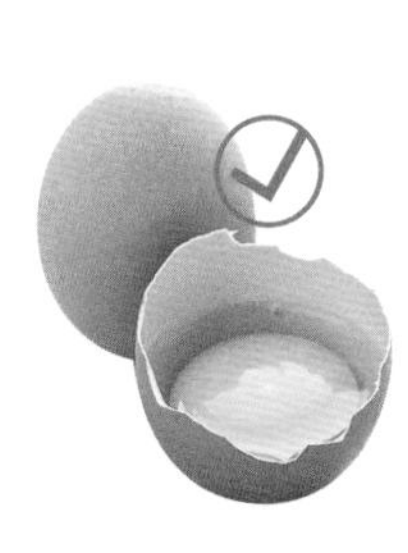

丹参酒

原料：丹参 30 克，白酒 500 毫升。

做法：丹参放入白酒中浸泡 1 周。

丹参砂仁红糖饮

原料：丹参 15 克，砂仁 10 克，红糖适量。

做法：丹参、砂仁放入砂锅内加适量清水煎煮，去渣取汁，加入红糖搅拌。

山楂红花炖牛肉

原料：山楂 15 克，红花、熟地黄各 6 克，红枣 5 个，牛肉 200 克，胡萝卜 150 克，料酒、葱段、姜片、盐各适量。

做法：牛肉洗净，汆烫，切块；胡萝卜洗净，切小块。将所有食材放入炖锅内，加清水炖煮至牛肉熟烂。

菊花山楂茶

原料：白菊花 15 克，山楂 20 克。

做法：山楂洗净去核，切片。将山楂、白菊花放入锅中，加适量清水大火煮沸，转小火煮 5 分钟。

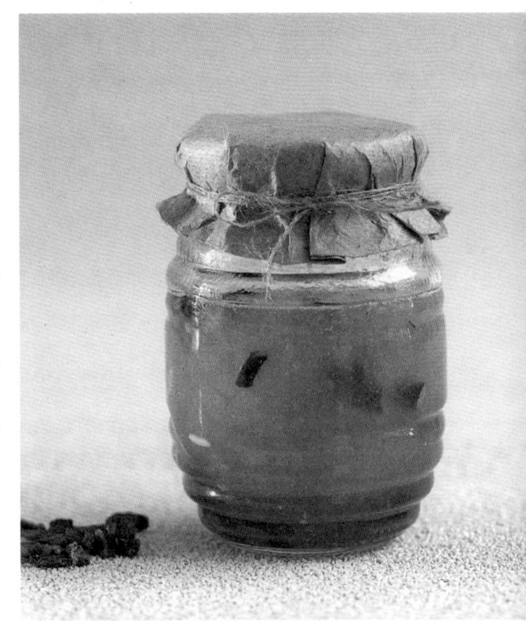

营养解读：丹参活血化瘀补虚，白酒振奋阳气、活血散瘀。适用于气滞血瘀型冠心病。

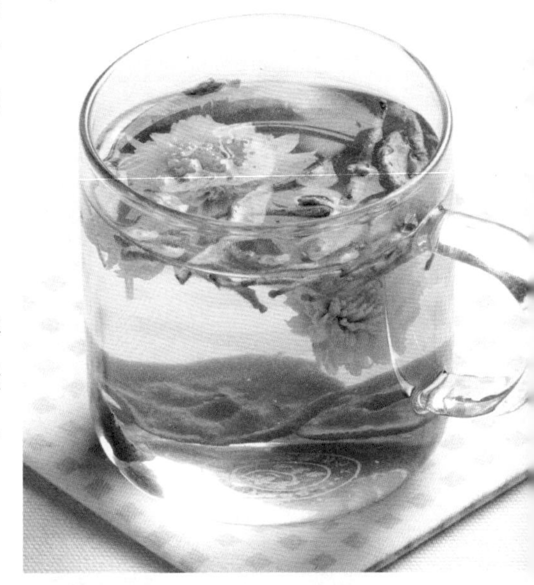

营养解读：山楂可活血散瘀，白菊花苦寒，可消肿疗痈。此茶适用于冠心病。

甲状腺功能亢进

少吃
高碘食物

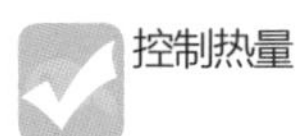
控制热量

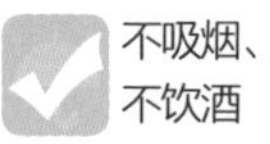
不吸烟、
不饮酒

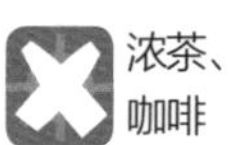
浓茶、
咖啡

甲状腺功能亢进，也就是甲亢，它在中医上归属于“瘿瘤”“惊悸”“肝火”等范畴。临床辨证主要表现为气滞痰凝、肝火亢盛、肝肾阴虚。饮食上可选用各种含碳水化合物的低碘食物，比如米饭、面条、馒头、粉皮、土豆、南瓜等；各种肉食、新鲜水果及富含钙、磷的低碘食物，比如牛肉、橘子、果仁、河鱼等。

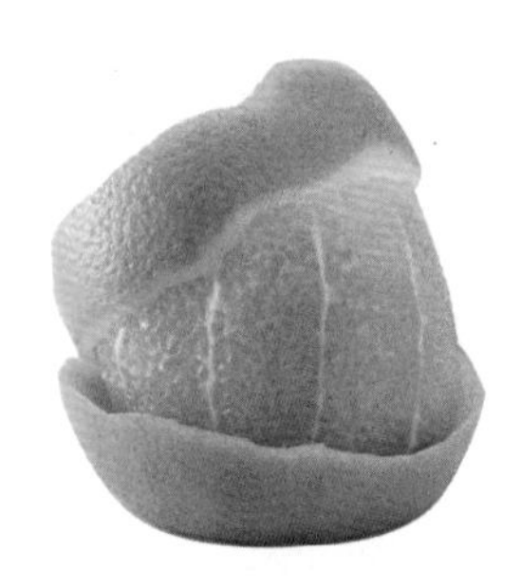

橘子，低碘食物：橘子本身的含碘量不高，还可补充维生素C。

土豆，低碘食物：土豆富含碳水化合物，易产生饱腹感，甲亢患者可以用它代替一部分主食食用。

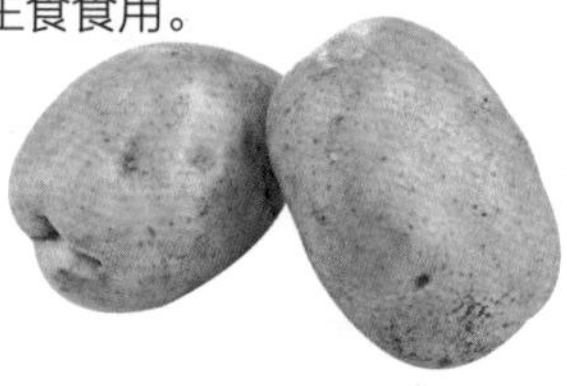

南瓜，低碘、低热量食物：南瓜不仅低碘、低热量，还可提供丰富的膳食纤维，适合甲亢患者食用。

特效食疗方

柿漆蜂蜜饮

原料：柿漆30毫升，蜂蜜适量。

做法：柿漆加适量蜂蜜煎至浓稠时停火，放凉装瓶。每日2次，每次1汤匙，温开水冲服。

高粱甘蔗粥

原料：高粱米50克，甘蔗汁50毫升。

做法：高粱米洗净，放入锅中，加水煮成粥，加入甘蔗汁同煮15分钟。每日1次，连服15日。

甘蔗的寒凉性有助于中和甲亢患者体内的热症。

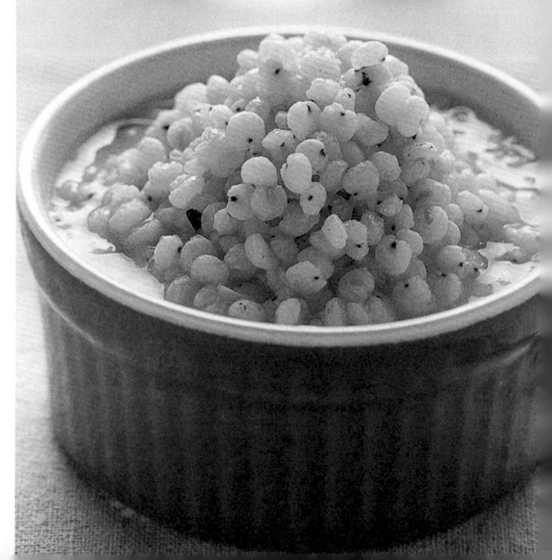

气滞痰凝 *颈前肿大有结块*

症状表现
胸胁满闷或恶心便溏。

调养方针
疏肝理气，化痰散结。

饮食注意
少吃油腻辛辣。

鲫鱼炖豆腐

原料： 鲫鱼1条，豆腐250克，料酒、盐各适量。

做法： 将鲫鱼收拾干净，切段；豆腐切片。将鲫鱼、豆腐片一同放入锅中，加料酒、盐、水，炖至鱼熟。可常食。

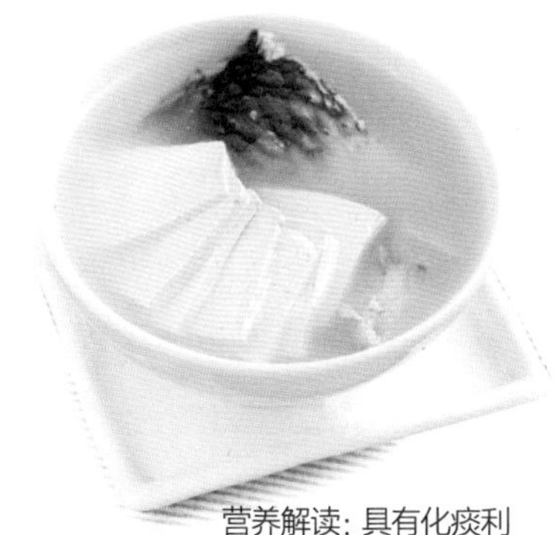

营养解读：具有化痰利湿、软坚散结的功效。

肝火亢盛 *性情急躁易怒*

症状表现
口干欲饮、大便溏泻、性情急躁。

调养方针
清肝泻胃，散结消瘿。

饮食注意
多吃高蛋白质、高膳食纤维、富含维生素的食物。

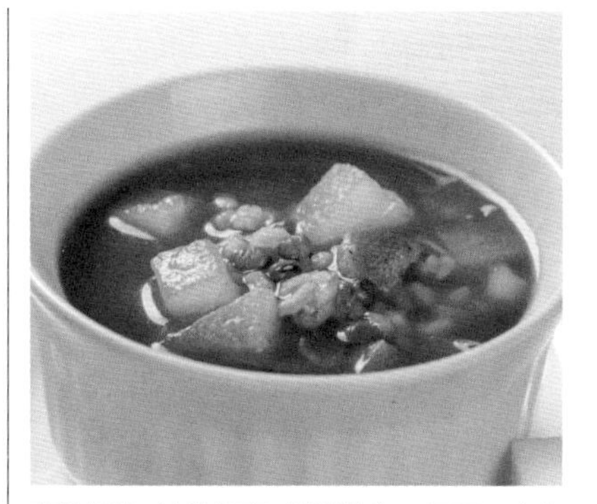

营养解读：清热解毒，消肿软坚。适用于青春期的甲状腺肿大。

绿豆冬瓜汤

原料： 冬瓜块60克，粳米30克，绿豆20克，陈皮6克，红糖适量。

做法： 锅内放清水，加入洗净的粳米、绿豆、冬瓜块、陈皮，煮至绿豆开花，加入红糖溶匀服食，不喜甜食者可酌情加盐调味。

肝肾阴虚 *易心悸、失眠多梦*

症状表现
头晕眼花、手抖、多汗、口干多饮、心悸、失眠多梦。

调养方针
滋阴降火，宁心息风。

饮食注意
多吃养阴食物，比如玉竹、山药等。

沙参玉竹鸭煲

原料： 沙参、玉竹各30~50克，老鸭1只，葱段、姜片、盐各适量。

做法： 将老鸭洗净，放入砂锅内，再放沙参、玉竹、葱段、姜片、清水，用大火烧沸后转小火焖煮1小时以上，使鸭肉熟烂，最后放盐搅匀。

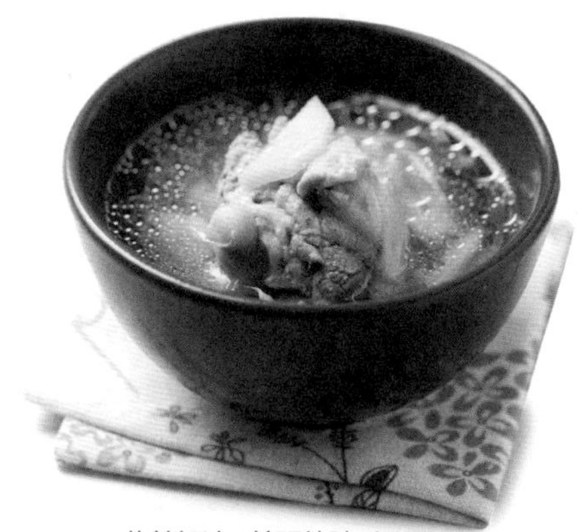

营养解读：养阴补肺，适用于阴虚火旺的甲状腺功能亢进。

痛风

 高钾食物

 动物肝脏

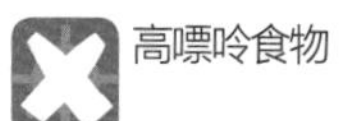 高嘌呤食物

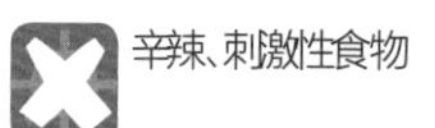 辛辣、刺激性食物

痛风的主要原因是先天性的脾肾功能失调，因为脾的运化功能不足，使得痰浊内生，进而引起肾的分清泌浊功能失调，尿酸等湿浊物质排泄不出去。多吃高钾食物有助于尿酸的排出，比如香蕉、西蓝花、芹菜等。多吃碱性食物有助于抑制体内尿酸合成，比如海带、白菜、黄瓜、苹果、西红柿等蔬果。

苹果，低嘌呤水果：苹果属于低嘌呤水果，不会引起体内尿酸的大幅提升。

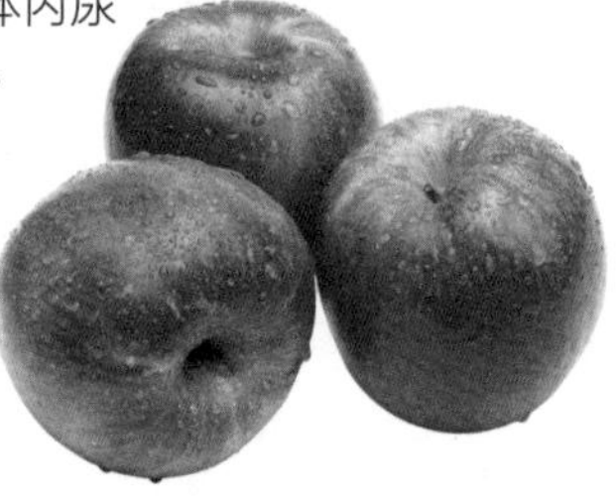

西蓝花，低嘌呤蔬菜：西蓝花属于低嘌呤蔬菜，适合痛风患者食用。

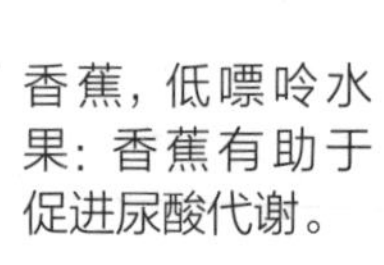

香蕉，低嘌呤水果：香蕉有助于促进尿酸代谢。

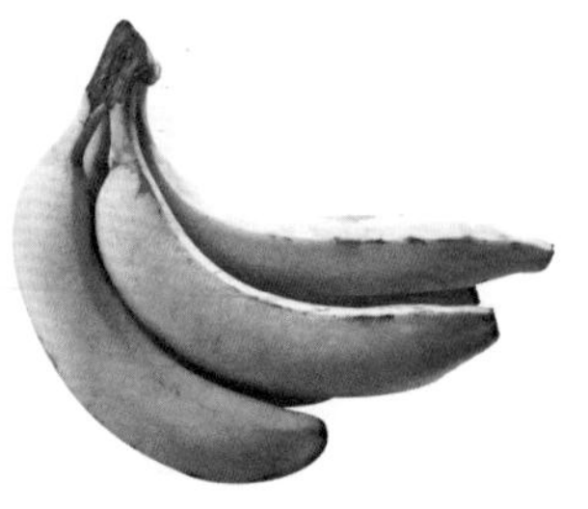

特效食疗方

核桃泥

原料：核桃仁 250 克，山药 100 克。

做法：将核桃仁浸在含 10 克盐的 1500 毫升凉白开中，5 分钟后取出，放进微波炉转 1 分钟后捣碎，与炒熟的山药粉混合拌匀，每次取 30 克，用开水送服。

玉米须饮

原料：玉米须 10 克。

做法：将玉米须洗净，加清水，煎汤代茶饮。

玉米须可以辅助治疗痛风。

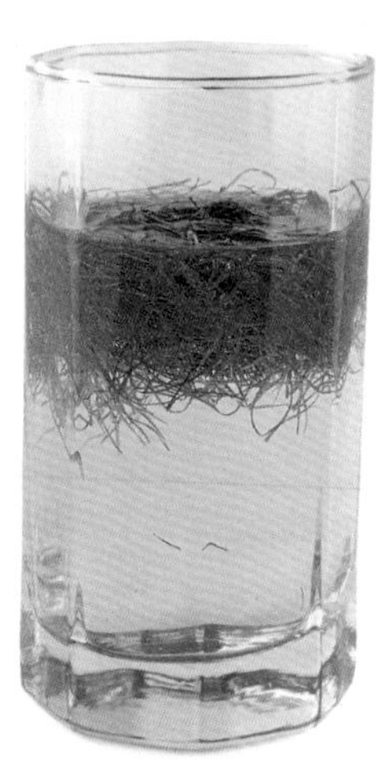

湿浊痹阻 遇寒关节肿痛

症状表现

肢体关节疼痛剧烈、伴有肿胀、得热则减、关节屈伸不利、局部有冷感。

调养方针

温经散寒，祛风化湿。

饮食注意

饮食有节，不可过食肥甘，饮食应清淡，以免生痰助湿。

蒜蓉丝瓜蒸粉丝

原料：丝瓜段300克，粉丝100克，蒜末20克，香油、盐、醋各适量。

做法：将丝瓜段放在盘中大火蒸8分钟。油锅烧热，下蒜末爆香，出锅前滴上香油，撒上盐。将泡好的粉丝盘在丝瓜盘中，再蒸5分钟后，将蒜末浇在粉丝上，加醋继续蒸1分钟。

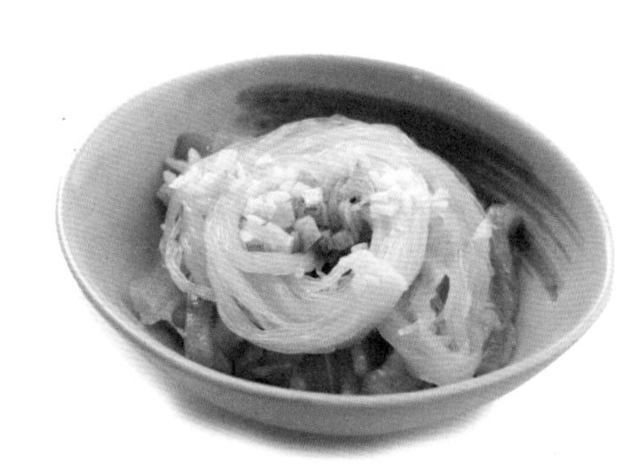

营养解读：丝瓜可消肿利尿、通经活络。

痰瘀交阻化热 关节红肿热痛

症状表现

关节红肿热痛、肿胀疼痛剧烈、筋脉拘急、手不可近、难下床活动、日轻夜重。

调养方针

活血化瘀，化痰通络。

饮食注意

不吃生、冷、寒、凉等刺激性食物，可吃有助于清肺化痰的食物。

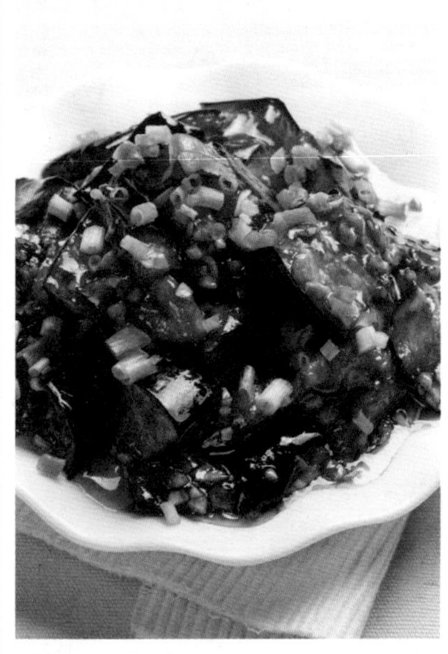

营养解读：茄子能活血化瘀，此菜有助于缓解症状。

三花饮

原料：木棉花、金银花各5克，白菊花12克。

做法：将三种花一起放入砂锅中，加水煮沸5分钟，代茶饮。

素炒茄子

原料：茄子250克，酱油、盐、花椒、素汤、葱末、蒜末各适量。

做法：茄子洗净，切块，浸泡5分钟。油锅烧热，下花椒炒香，下蒜末稍炒变黄，放入茄块同炒至茄块变软，加盐、酱油和素汤，烧开，用小火焖3分钟，收汁，点缀葱末。

脾虚湿着 *运化不好易引起痛风*

症状表现

痛风反复发作、骨节僵硬变形、关节附近呈暗红色、疼痛剧烈、痛有定处。

调养方针

疏肝泄热，健脾祛湿。

饮食注意

吃清热利湿的食物，避免进食生冷、油腻、辛辣的食物。

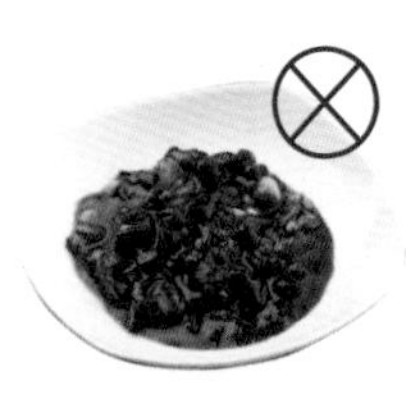

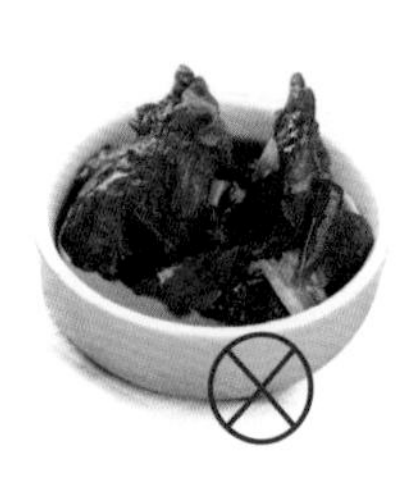

薏米粥

原料： 薏米、糯米各30克，冰糖适量。

做法： 将薏米和糯米洗净后一起放入锅内加清水，小火煮成粥，加入冰糖再煮片刻。

薏米土茯苓

原料： 薏米30克，土茯苓60克。

做法： 将上述两种材料洗净，一起放入锅中，加水，小火煮1小时。每日1剂，分2次食用。

冬瓜汤

原料： 冬瓜300克，红枣5个，姜丝、盐各适量。

做法： 将冬瓜洗净去皮，切片；红枣洗净。锅内加油，先将姜丝爆香，然后将冬瓜和红枣一起放入锅中，加清水及适量的调味料煮成汤。

素炒芹菜

原料： 芹菜300克，花椒、红甜椒块、百合、盐各适量。

做法： 百合洗净，掰瓣；芹菜洗净，切段。锅内放油烧热，放入花椒，炸出香味，取出花椒扔掉，放入红甜椒块，随即放入百合、芹菜，翻炒断生，加入盐，再炒拌均匀。

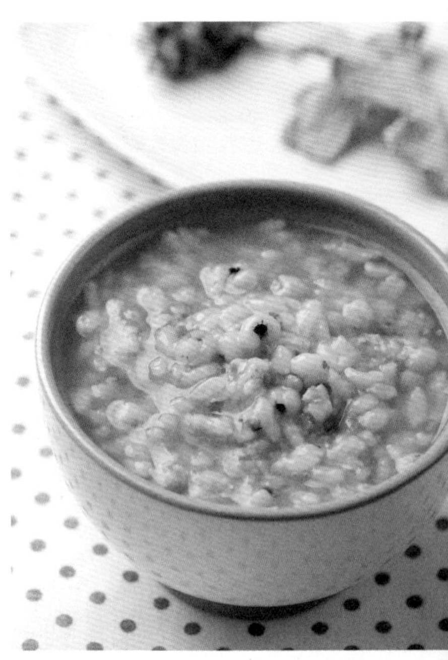

营养解读：薏米利水消肿、健脾，适用于脾虚湿着的痛风患者。

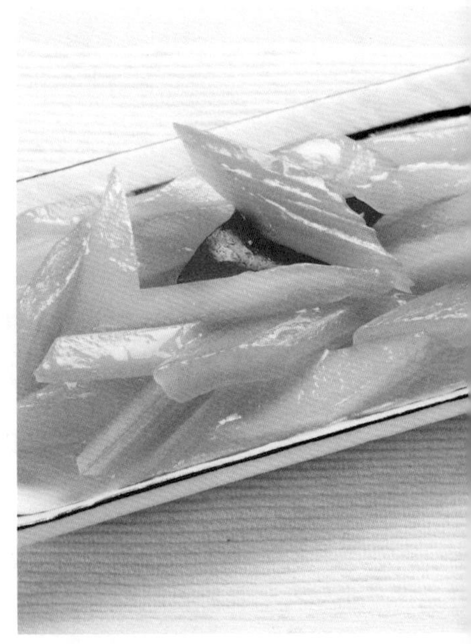

营养解读：芹菜属于低嘌呤食物，痛风患者适当多吃芹菜，能补充维生素和微量元素，也有利于促进痛风逐渐康复。

肝肾虚亏 *易面色苍白、腰膝酸软*

症状表现

痛风日久、关节肿胀畸形、不可屈伸，重则疼痛、腰膝酸软、肢体活动不便，遇劳遇冷加重，时有低热、畏寒喜暖现象。

调养方针

补益肝肾，除湿通络。

饮食注意

多吃高蛋白质和补肾的食物，比如猪瘦肉、枸杞子、黑木耳等。

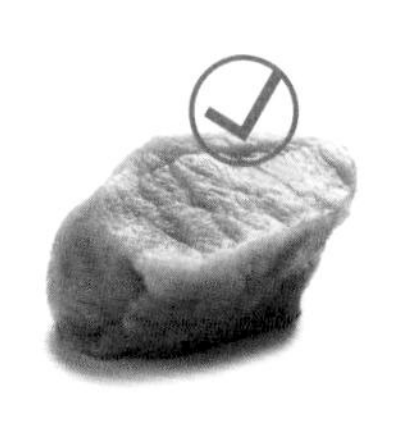

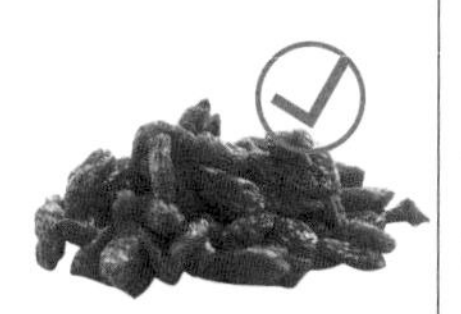

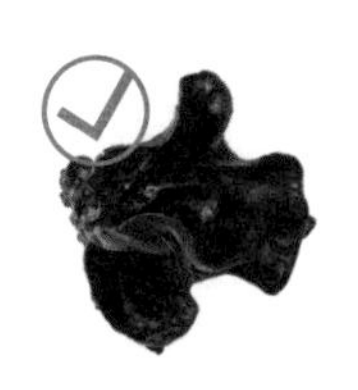

桑寄生煲鸡蛋

原料：桑寄生 30 克，鸡蛋 1 个。

做法：鸡蛋带壳洗净。将桑寄生和鸡蛋一起放入砂锅内，加清水小火炖煮至蛋熟，将蛋捞出，去壳再放入汤内煮 15 分钟，饮汤吃蛋。

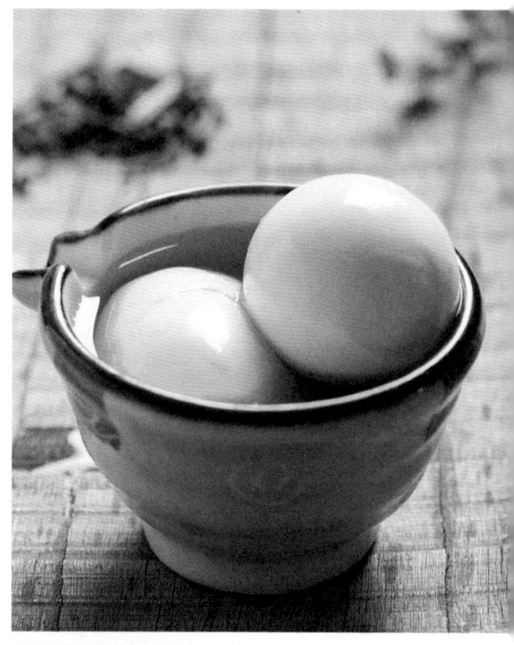

营养解读：可补益肝肾、补虚缓急。适用于肝肾阴虚型痛风患者。

僵蚕黑豆酒

原料：黑豆、僵蚕各 250 克，白酒 1000 毫升。

做法：将黑豆、僵蚕炒至焦黑，浸泡在白酒中。泡 5 日后去渣饮用。痛风发作时，温服 1 小盅。

韭菜炒鸡蛋

原料：鸡蛋 2 个，韭菜 250 克，盐适量。

做法：将鸡蛋打入碗内，加盐，可加少量水，顺着一个方向搅匀；韭菜洗净，切段。锅内放油烧热，倒入搅好的鸡蛋，待一面煎好时稍微来回翻炒几下，最后加入切好的韭菜，再加适量盐，翻炒至韭菜完全熟透。

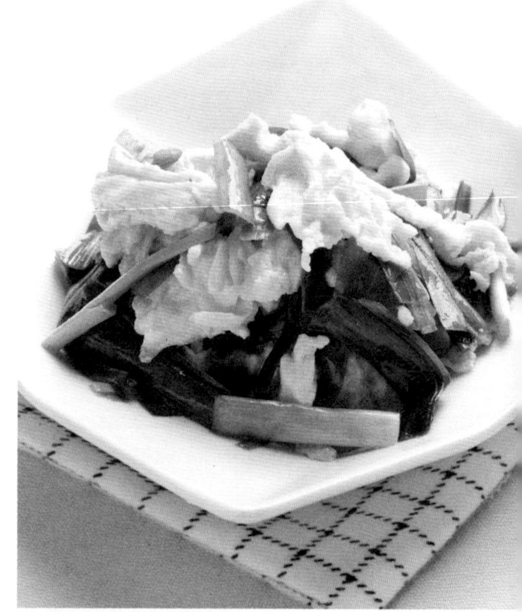

营养解读：经常口干、心烦易怒的阴虚火旺者不宜食用韭菜。

哮喘

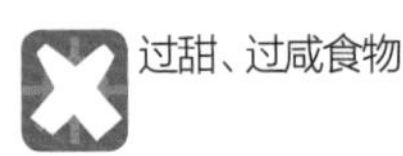
过甜、过咸食物

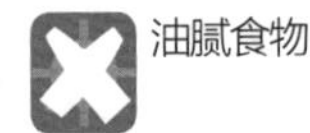
油腻食物

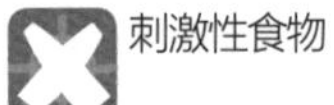
刺激性食物

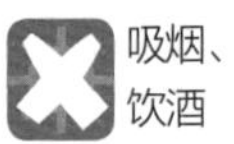
吸烟、饮酒

中医认为，哮喘有寒性哮喘、热性哮喘，不同症状表现有不同的饮食原则，哮喘缓解期也应多加注意。适宜哮喘患者的食疗食材有白萝卜、白果、苦杏仁、核桃仁、南瓜、干地龙（蚯蚓）粉、花椒、太子参、冬虫夏草、贝母、天花粉、白及、甘草等。

白萝卜，止咳：经霜白萝卜适量，水煎代茶饮，可治哮喘、咳嗽。

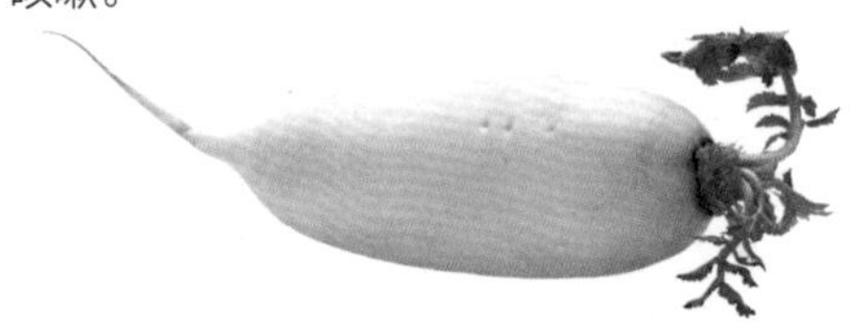

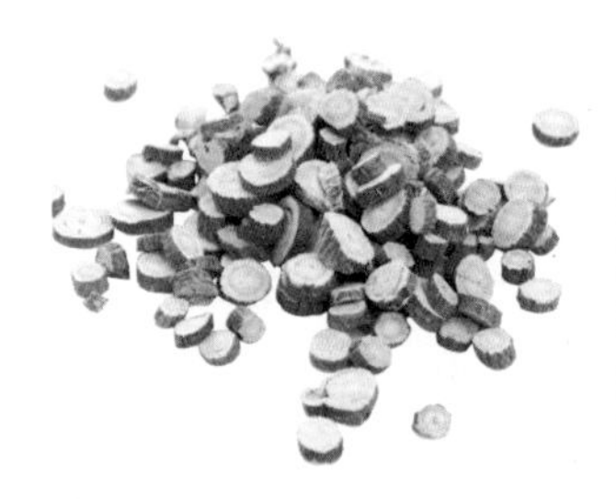

甘草，止咳平喘：甘草有化痰、止咳、平喘的作用，对哮喘有一定的辅助治疗作用。

苦杏仁，降气平喘：苦杏仁有降气、止咳、平喘作用，煮熟或炒熟，每日 10 枚，忌生吃，以免中毒。

特效食疗方

丝瓜鸡汤煲

原料：丝瓜 150 克，鸡肉 250 克，盐适量。

做法：丝瓜洗净，去皮，切块；鸡肉洗净，切块。将鸡肉、丝瓜放入煲内，加适量清水，煲 45 分钟，加入盐调味。

柚子鸡汤

原料：柚子 3 瓣，公鸡 1 只，盐适量。

做法：公鸡去内脏，洗净。将柚子肉放入鸡膛内，一起放入砂锅中，加适量清水，小火炖至鸡肉熟烂，加盐调味。

莱菔子丸

原料：莱菔子 150 克，生姜适量。

做法：莱菔子洗净，蒸熟，晒干，研成细末；生姜洗净，榨取汁液。在莱菔子末中加入生姜汁调匀，做成绿豆大小的丸子。每次服 10 丸，每日 3 次。

寒性哮喘 *多为外感风寒侵袭入肺*

症状表现
呼吸急促、痰少。

调养方针
温肺散寒，平喘化痰。

饮食注意
药物或食材应以热性为主。

生姜糯米粥

原料：生姜、糯米、盐各适量。

做法：将生姜洗净，切成小粒（或丝）；糯米洗净，浸泡30分钟。将糯米、生姜粒放入锅中，加适量清水，小火熬煮至粥熟，加盐调味。

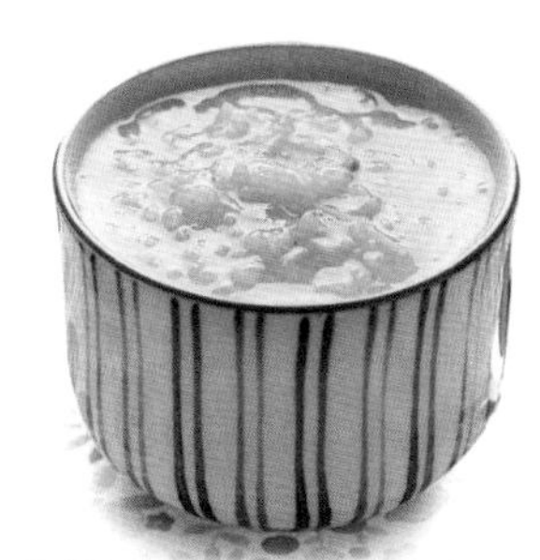

营养解读：生姜化饮行水，糯米益气补虚。适用于脾肺气虚，寒饮内停型哮喘。

热性哮喘 *因风热犯肺或肺有郁热*

症状表现
气粗息涌、烦闷不安、面赤、口苦、口渴喜饮、不恶寒。

调养方针
宣肺清热，化痰止喘。

饮食注意
多吃寒性食物。

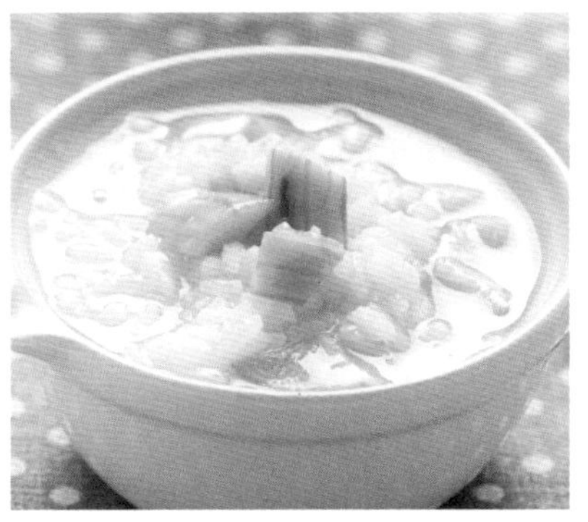

营养解读：止咳平喘，清热化痰，调和脾胃。

丝瓜粳米粥

原料：丝瓜50克，鸡蛋膜3张，粳米80克，盐、香油各适量。

做法：丝瓜洗净，去皮，切小块；鸡蛋膜煎水取汁，待用；粳米洗净，浸泡30分钟。将粳米放入锅内，加入鸡蛋膜汁和适量清水，熬煮至七成熟时，加入丝瓜同煮至熟，调入盐、香油，温热服用。

哮喘缓解期 *哮喘症状减轻*

症状表现
自汗、怕风、常感冒。

调养方针
健脾益气，补肾益肺。

饮食注意
饮食上注意健脾益气、助运除湿。

南瓜红枣汤

原料：南瓜300克，红枣10个，红糖适量。

做法：南瓜洗净，去皮、瓤，切条；红枣洗净。二者一同放入锅内，加适量清水，大火煮沸，转小火煮至南瓜软烂，加红糖调味。

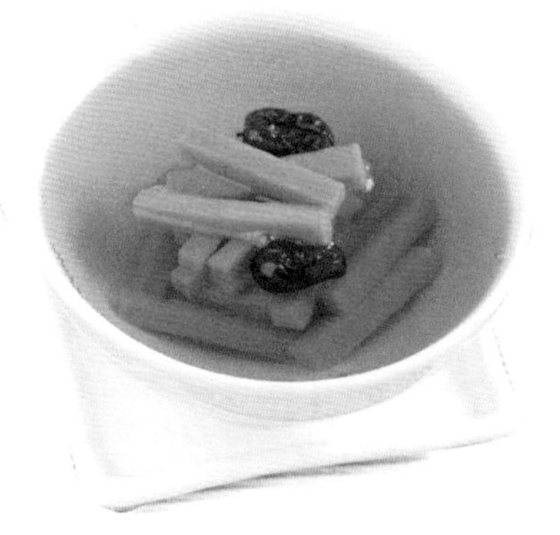

营养解读：南瓜红枣汤香甜绵软，可润肺化痰，缓解咳喘症状。

肺炎

多食水果、蔬菜

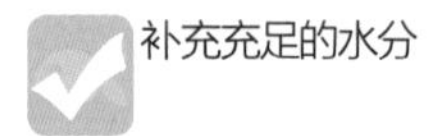
补充充足的水分

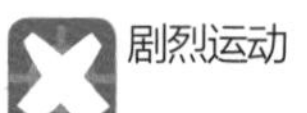
剧烈运动

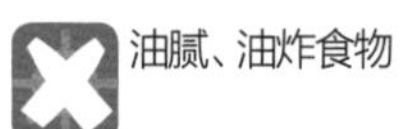
油腻、油炸食物

肺容易受到各种致病因素的侵袭而发病，肺炎大多数为细菌、病毒、真菌感染所致。同时，心力衰竭、有害气体的吸入、肺水肿、肺瘀血及脑外伤等原因也可致病。肺炎患者饮食上要注意忌食油腻、油炸的食物，比如肥肉、油饼、甜食等。

荸荠，缓解咳嗽：有滋补肺阴、止咳化痰的功效，对咳嗽、咳痰等症状有辅助治疗的效果。

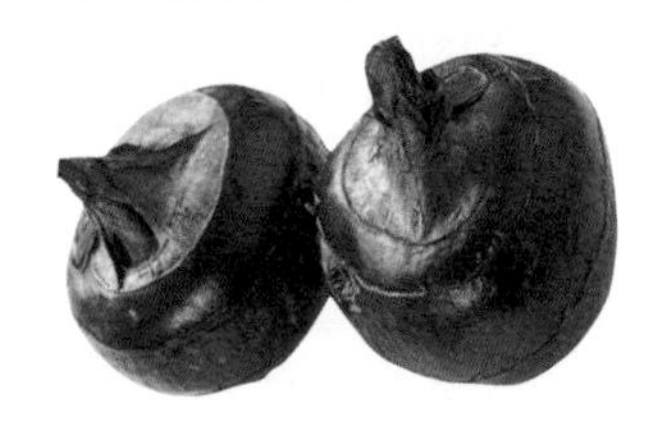

莲藕，润肺止咳：莲藕可以清热生津，止血补气，在润肺、止咳、安神等方面也有很好的功效。

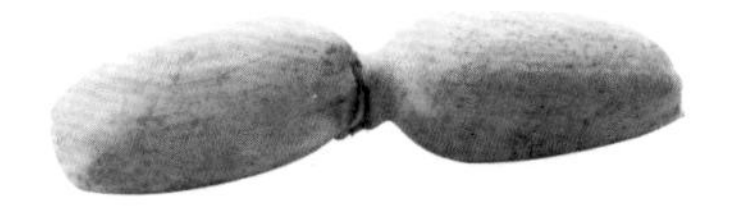

马齿苋，清热解毒：对多种细菌有很好的抑制作用。

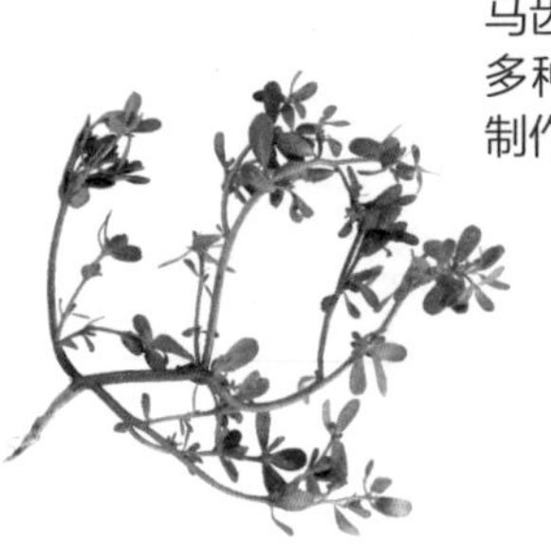

特效食疗方

鸭梨粳米粥

原料： 鸭梨300克，粳米100克，冰糖适量。

做法： 鸭梨洗净，去核，切块；粳米洗净，浸泡30分钟。将粳米和鸭梨块放入锅中，加适量清水，小火熬煮成粥，加入冰糖。

甘蔗粳米粥

原料： 甘蔗500克，粳米100克。

做法： 甘蔗去皮，切段，榨汁；粳米洗净。粳米放入锅内，加入甘蔗汁和适量清水，小火熬煮至粥熟。

桑白皮粳米粥

原料： 桑白皮20克，粳米80克，冰糖适量。

做法： 桑白皮煎取汁液；粳米洗净。将粳米放入锅内，加入桑白皮汁液和适量清水，小火熬煮成粥，加冰糖调味。

风热袭肺 *肺炎的初期*

症状表现
恶寒发热、咳嗽痰少。

调养方针
疏风解表，化痰止咳。

饮食注意
忌食辛辣。

复方银菊茶

原料：金银花 20 克，白菊花、桑叶各 9 克，杏仁 6 克，芦根 30 克，蜂蜜适量。

做法：将金银花、白菊花、桑叶、杏仁、芦根放入锅内，加适量清水煎煮，加入蜂蜜搅匀。

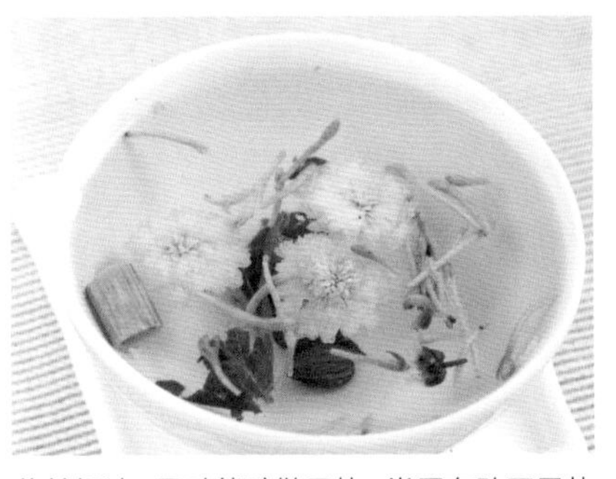
营养解读：桑叶能疏散风热，常用有助于风热感冒、燥热伤肺、肝阳上亢及风热等症。

肺热壅盛 *肺炎发展*

症状表现
高热、烦渴多饮、咳嗽加剧。

调养方针
清热化痰，平喘止咳。

饮食注意
宜食能清热化痰或养阴润肺的食物，比如百合等。

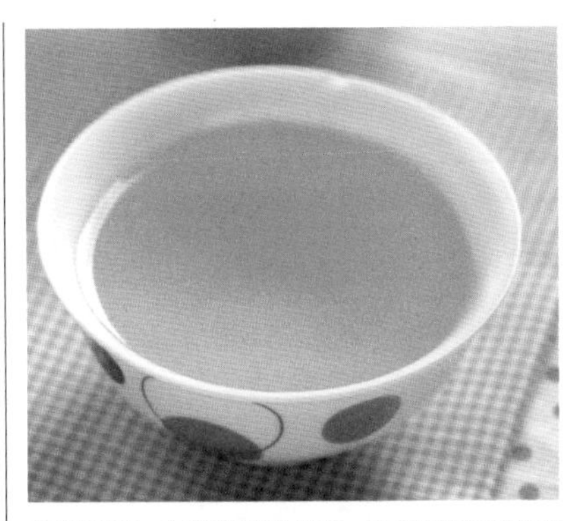
营养解读：金银花清肺散热，适用于肺炎引起的发热、恶寒或寒战、头痛、咳嗽等症。

金银花薄荷清凉饮

原料：金银花 30 克，鲜芦根 60 克，薄荷 10 克，白糖适量。

做法：将金银花、鲜芦根放入锅内，加适量清水，煎煮 20 分钟，然后放入薄荷煎煮 5 分钟，去渣取汁，加入白糖温服。

气阴两伤 *肺炎的中后期*

症状表现
恢复期热退，咳轻，痰量减少。

调养方针
益气养阴，润肺化痰。

饮食注意
可用玄参配合蜂蜜、雪梨，以益气养阴，润肺化痰。

萝卜牛肺二冬汤

原料：麦冬 20 克，天冬 10 克，白萝卜、牛肺各 300 克，葱段、姜片、盐各适量。

做法：牛肺洗净，切块；白萝卜洗净，切块。锅内加适量清水，下牛肺块、姜片、葱段煮沸，改小火炖煮，下入白萝卜块、天冬、麦冬煮 40 分钟，加盐调味。

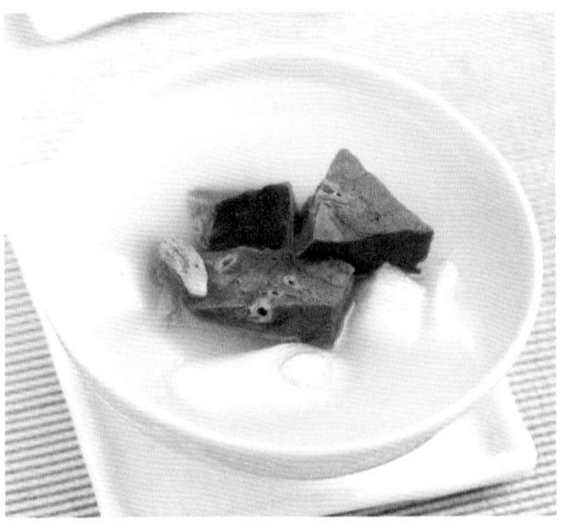
营养解读：麦冬属清补之品，既可以清润肺阴而治干咳有热，又能润肠而治肠燥便秘。

支气管炎

饮食清淡

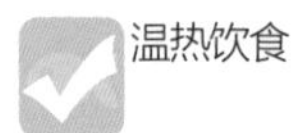
温热饮食

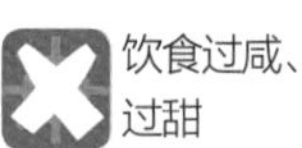
饮食过咸、过甜

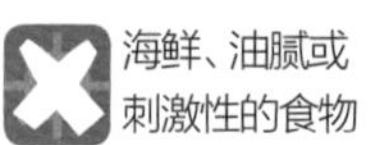
海鲜、油腻或刺激性的食物

支气管炎分急性和慢性两种。急性支气管炎是由病毒或细菌等病原体感染所致的支气管黏膜炎症；慢性支气管炎是由于病毒和细菌的反复感染而形成的慢性非特异性炎症。中医认为，慢性支气管炎急性发作可参照急性支气管炎辨证论治。支气管炎患者可适度吃荸荠、百合、枇杷、橘子、梨、莲子、核桃、蜂蜜等食物。

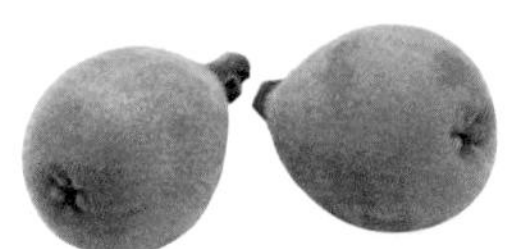
枇杷，可润肺止咳：枇杷具有清热润肺、止咳化痰的作用。

梨，可化痰定喘：梨有化痰定喘生津清热的作用。

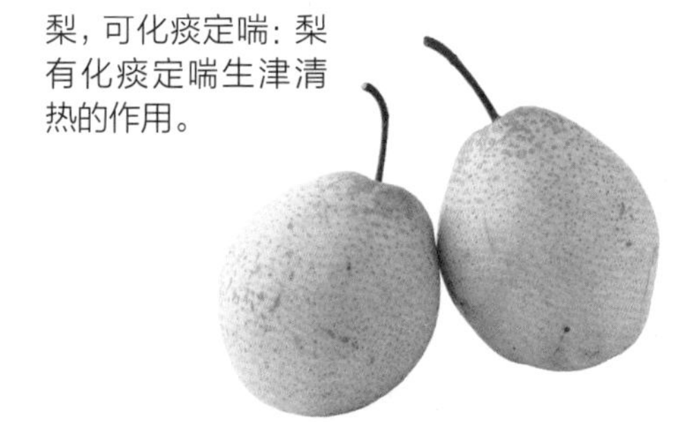

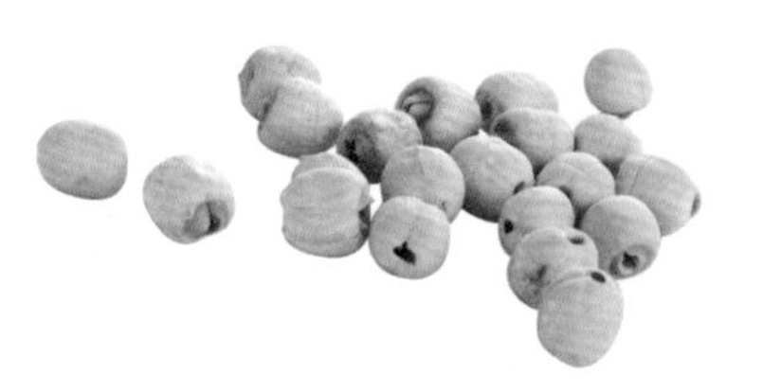
莲子，可补益脾肾：莲子有补脾益气、养心安神、益肾涩精的功效，用于脾肾亏虚型支气管炎。

特效食疗方

赤小豆百合汤

原料：赤小豆60克，百合20克，杏仁6克，白糖适量。

做法：赤小豆洗净，浸泡30分钟；将赤小豆放入锅内，加适量清水，熬煮至五成熟时加百合、杏仁，同煮至熟，加白糖搅匀。

麻黄蜂蜜白萝卜

原料：白萝卜200克，麻黄5克，蜂蜜、白胡椒各适量。

做法：白萝卜洗净，切块；将白萝卜、麻黄、白胡椒、蜂蜜放入碗内，隔水蒸熟，吃白萝卜。

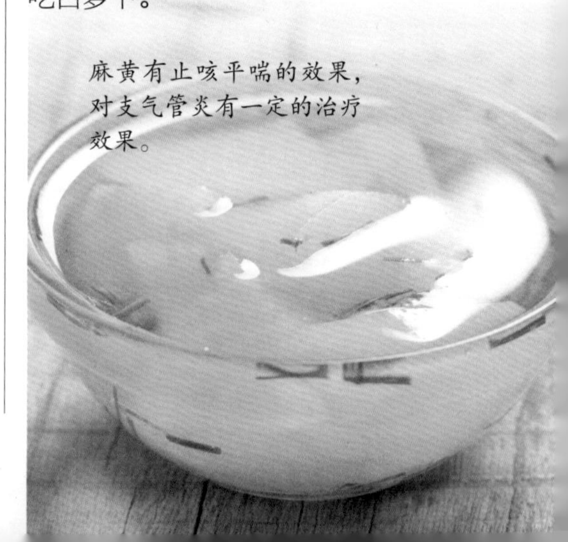
麻黄有止咳平喘的效果，对支气管炎有一定的治疗效果。

气阴两虚 咳嗽气短

症状表现

免疫力低下，咳嗽气短、自汗盗汗、口干鼻燥、疲乏烦躁或五心烦热。

调养方针

补肺益气，养阴生津。

饮食注意

多吃益气健脾的食物，比如山药、莲子、红枣、白扁豆。

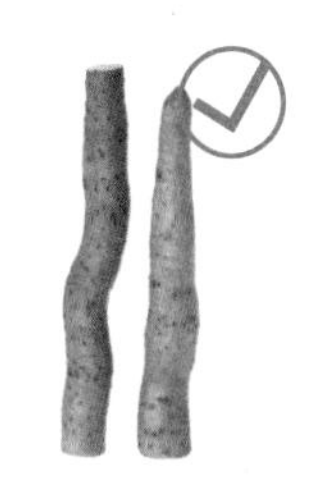

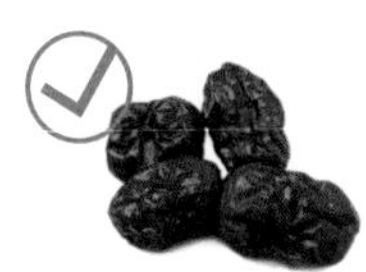

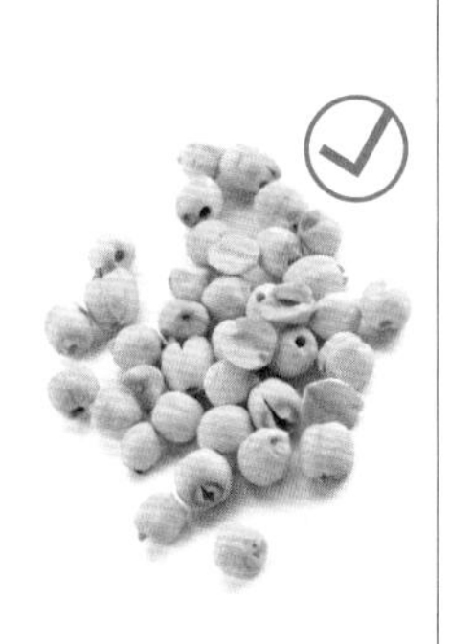

黄芪猪肺粳米粥

原料： 猪肺 100 克，黄芪 30 克，粳米 120 克，葱花、姜末、盐各适量。

做法： 猪肺洗净，氽烫至熟，切块；黄芪放入锅中，加水煎煮取汁；粳米洗净，浸泡 30 分钟。将粳米、猪肺块放入锅中，加黄芪汁液和适量清水，同煮成粥，调入葱花、姜末、盐搅匀。

款冬花冰糖饮

原料： 款冬花 10 克，冰糖 15 克。

做法： 将二者一同放入锅内，加适量水，煎煮 20 分钟，去药渣饮糖水。每日 1 剂，分 3 次饮服，3 日为 1 个疗程。

荸荠萝卜藕梨饮

原料： 荸荠、莲藕、白萝卜各 150 克，梨 300 克，蜂蜜适量。

做法： 将以上材料处理干净，切块后放入榨汁机中榨汁，加蜂蜜调匀。

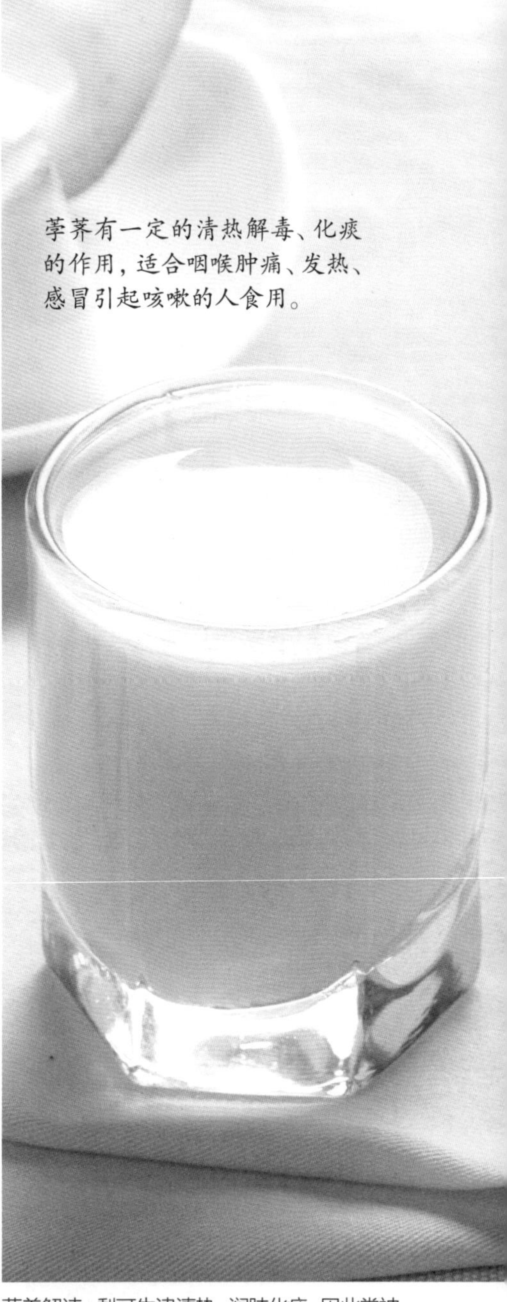

荸荠有一定的清热解毒、化痰的作用，适合咽喉肿痛、发热、感冒引起咳嗽的人食用。

营养解读：梨可生津清热、润肺化痰，因此常被用于治疗秋燥、阴虚咳嗽。

燥热伤肺 *多干咳无痰*

症状表现
干咳无痰或痰少而黏、鼻燥咽干。

调养方针
润肺祛燥，生津增液。

饮食注意
吃滋阴润肺食物，比如可以吃雪梨、甘蔗等。

复方川贝梨汤

原料：川贝6克，百合15克，荸荠30克，梨300克，冰糖适量。

做法：百合洗净；荸荠去皮，洗净，切块；梨洗净，去皮、核，切块。将川贝、百合、荸荠、梨放入锅中，加水炖煮至熟，加冰糖调味。

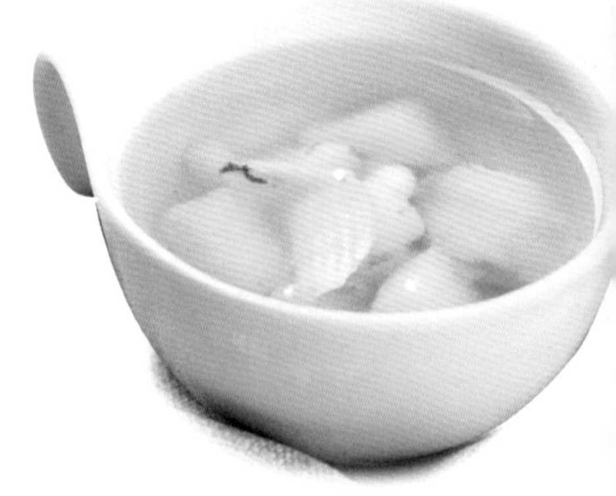

川贝能润肺止咳。

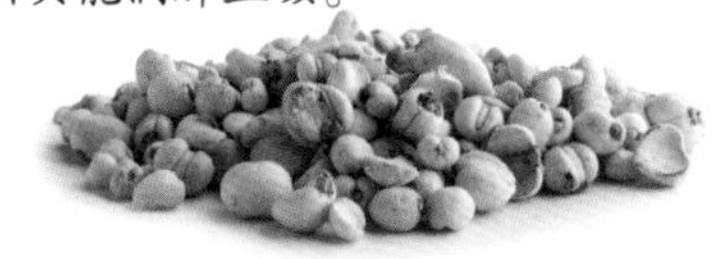

营养解读：支气管炎吃川贝、雪梨具有较好的效果，可以起到化痰、止咳、清热、平喘的作用。

痰湿蕴肺 *咳声重浊*

症状表现
咳嗽，咳声重浊、咳痰量多，痰或稀或黏、色白或灰色，尤以临睡或清晨起床时为甚，胸闷胁胀、神疲乏力。

调养方针
健脾燥湿，化痰止咳。

饮食注意
忌食海鲜、辛辣、油腻及滋补食品。

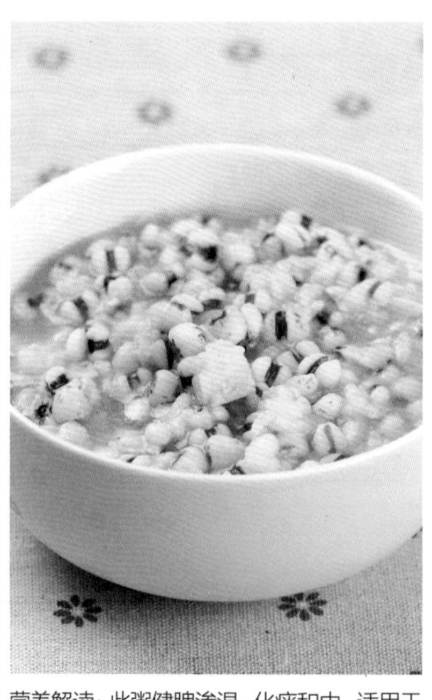

营养解读：此粥健脾渗湿、化痰和中，适用于脾虚、痰湿内蕴、痰多质稀、肢体困重等症。

薏米茯苓苏子粥

原料：薏米60克，茯苓30克，苏子10克，粳米100克。

做法：薏米、粳米均洗净，浸泡；苏子研末。粳米、薏米、茯苓、苏子一起放入锅中，加水熬煮成粥。

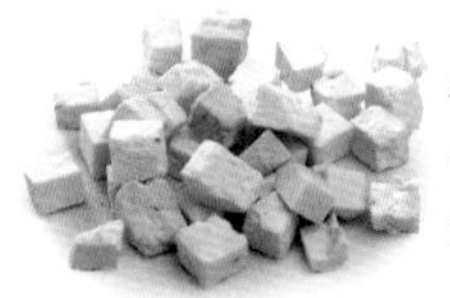

茯苓有健脾宁心、利水渗透的功效。

苏子有降气消痰、平喘止咳、润肠通便的作用。

痰热郁肺 *可能伴有发热症状*

症状表现
咳嗽气促，痰液黏稠，或有腥臭味，或血痰，胸胁胀痛，咳时隐痛，可能伴有发热症状。

调养方针
清热肃肺，化痰止咳。

饮食注意
少吃辛辣、刺激性的食物，包括葱、生姜、蒜、辣椒等。

枇杷薏米粥

原料：鲜枇杷叶10克，薏米100克，枇杷2个。

做法：枇杷洗净，去核，切成小丁；鲜枇杷叶洗净，切成碎片，放入锅中，加清水适量，煮沸10分钟后，捞去叶渣，加入薏米、枇杷煮粥。早餐食用，每日1剂，连食7日。

枇杷具有清热润肺、化痰止咳的功效。

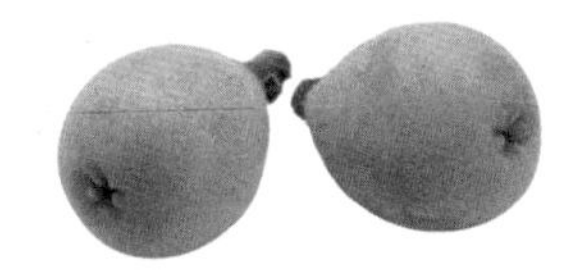

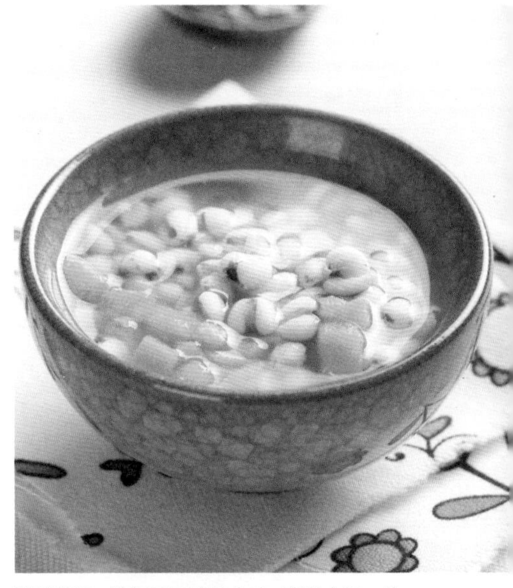

营养解读：枇杷叶可清肺止咳，降逆止呕。此粥可清热化痰，止咳降逆。

脾肾阳虚 *遇冷咳喘加重*

症状表现
以咳嗽、气喘为主，遇冷咳喘加重，动辄喘甚，痰稀白、四肢不温、食欲缺乏、小便清长。

调养方针
温肾健脾，纳气平喘。

饮食注意
选择温补脾肾的食材，比如羊肉、板栗、豇豆等。

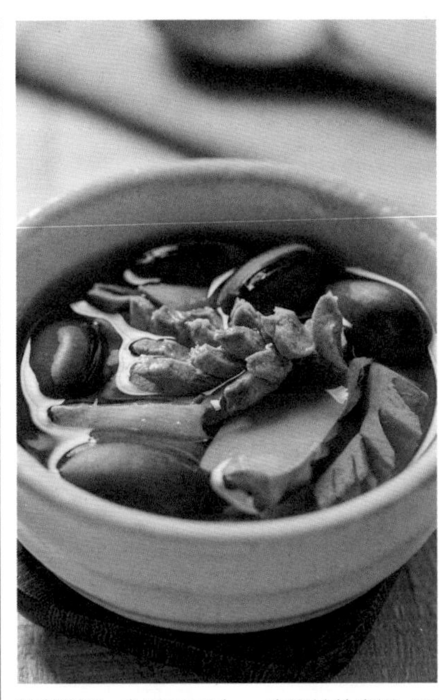

营养解读：食用刀豆时，一定要炒熟煮透，否则可能会引起中毒。

刀豆猪肾汤

原料：刀豆30克，猪肾1个，料酒、生姜、盐、胡椒粉各适量。

做法：猪肾切开，去掉筋膜，洗净，切片，划花刀；刀豆洗净；生姜洗净，切片。油锅烧热，煸炒猪肾，煸炒出香味后，将其放入砂锅中。将刀豆、姜片放入砂锅，加入适量清水，烹入料酒，大火煮沸，转小火煮1小时，加适量的盐、胡椒粉调味。

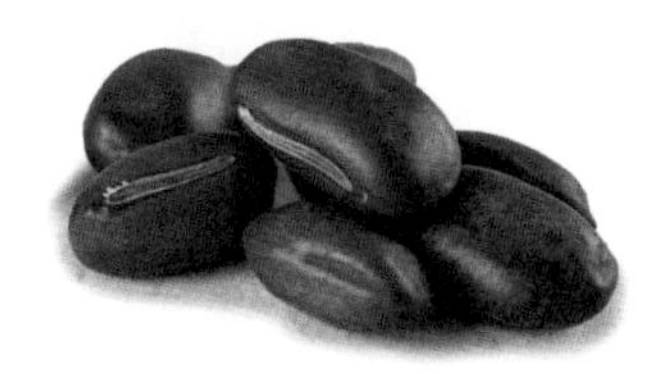

感冒

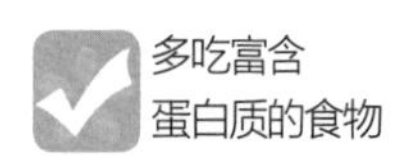
多吃富含蛋白质的食物

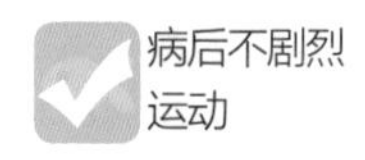
病后不剧烈运动

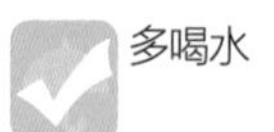
多喝水

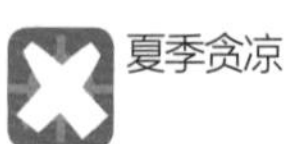
夏季贪凉

感冒俗称“伤风”，是风邪或夹寒邪或夹热邪侵袭人体所致的呼吸道疾病之一。饮食上可以选择有疏散风寒、发汗解表作用的生姜、葱白、白胡椒，有疏散风热作用的菊花、薄荷、桑叶，可除湿利尿、预防中暑和夏季感冒的藿香、西瓜、西红柿、黄瓜、荷叶、绿豆、冬瓜等。

生姜，防治感冒：有疏散风寒、发汗解表作用，有助于防治感冒。

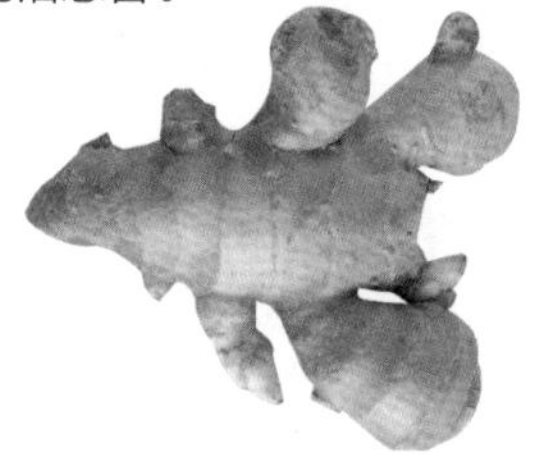

黄瓜，预防感冒：黄瓜性凉，有清热利水的功效，有助于预防感冒。

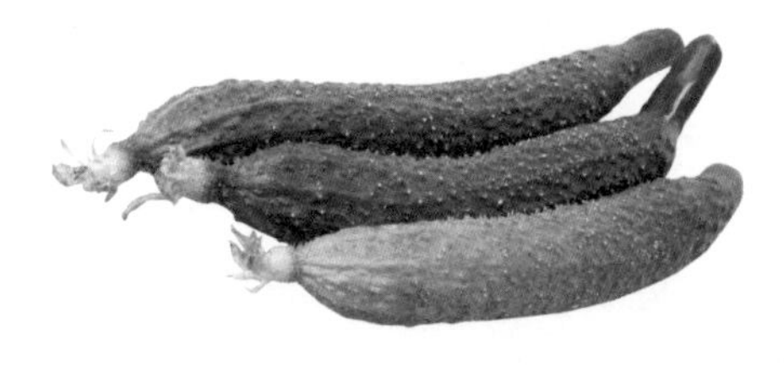

薄荷，缓解风热感冒：有疏散风热的功效，适用于风热感冒。

特效食疗方

草鱼米酒姜片汤

原料：草鱼片 200 克，米酒、姜片、盐各适量。

做法：将草鱼片洗净，放入锅内加适量清水，加入米酒、姜片，炖至鱼熟，加盐调味。

西瓜西红柿汁

原料：西瓜、西红柿各 200 克。

做法：西瓜取瓤；西红柿去皮，切块。将西瓜和西红柿放入榨汁机内，榨取汁液。

薄荷金菊桑竹粥

原料：薄荷、金银花、黄菊花各 9 克，桑叶、淡竹叶各 6 克，粳米 100 克。

做法：粳米洗净，浸泡 30 分钟；将薄荷、黄菊花、金银花、桑叶、淡竹叶放入锅内，加水煎煮，去渣取汁。将粳米放入锅内，加入煎取汁液和适量清水，熬煮成粥。

暑湿感冒 *多发于夏季*

症状表现
身热、微恶风、无汗或微汗。

调养方针
祛暑化湿。

饮食注意
可用鲜荷叶、西瓜皮等祛暑化湿。

藿香荷叶汤

原料： 鲜藿香、鲜荷叶各10克，白糖适量。

做法： 将鲜藿香、鲜荷叶均洗净，放入锅内，加适量清水，小火煎煮，过滤取汁，加入白糖搅匀，代茶饮。

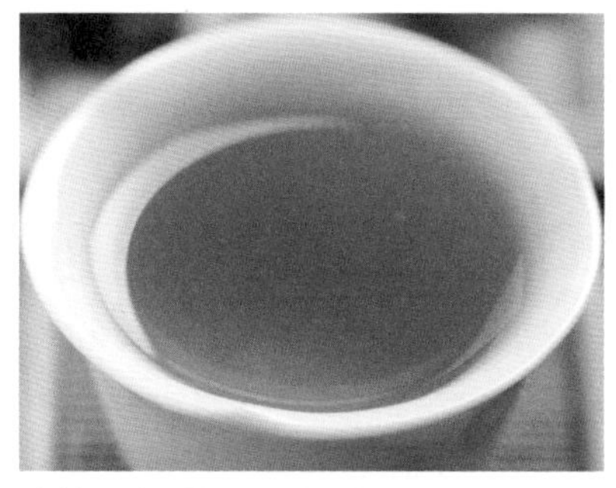

营养解读：藿香可祛暑解表，荷叶可消暑利湿。

风寒感冒 *流清鼻涕*

症状表现
恶寒重、发热轻、无汗、头痛、鼻塞。

调养方针
发汗解表，祛风散寒。

饮食注意
可食用偏热性、辛温的食材，比如葱白、生姜。

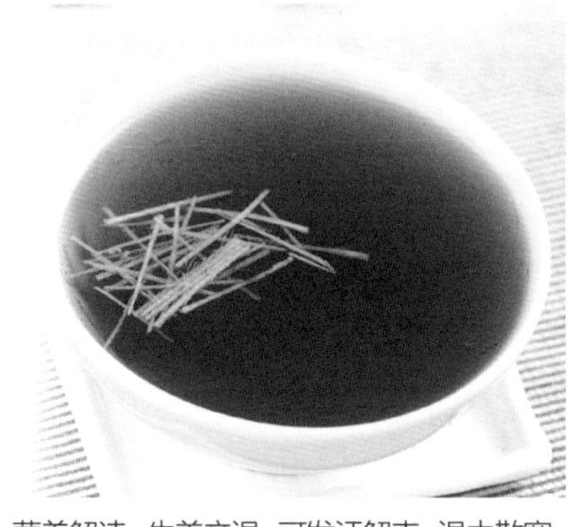

营养解读：生姜辛温，可发汗解表，温中散寒，初期受风寒时可趁热服用。

生姜红糖饮

原料： 生姜5克，红糖10克。

做法： 生姜洗净切丝，放入锅内煎煮，再加入红糖稍煮。

生姜用于风寒感冒、咳嗽、身痛、倦怠，以及呕吐、恶心等症状。

风热感冒 *流黄鼻涕*

症状表现
身热、微恶风、汗出不畅、头胀痛。

调养方针
疏风散热，宣肺解表。

饮食注意
适当吃一些偏寒性的食材，比如桑叶、薄荷。

白菜大葱芦根汤

原料： 白菜根20克，大葱根12克，芦根15克。

做法： 将白菜根、大葱根、芦根均洗净，放入锅内，加适量清水，煎煮取汁。

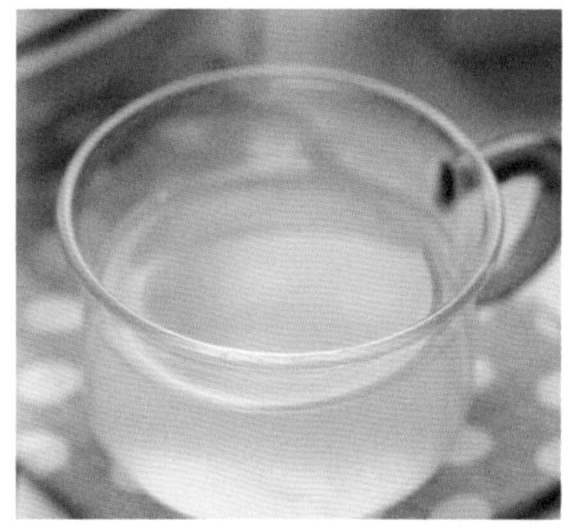

营养解读：白菜根可清热凉血，大葱根可清热泻火，芦根可缓解热病烦渴、胃热呕吐。

咽喉炎

避免受冷

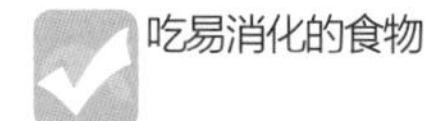
吃易消化的食物

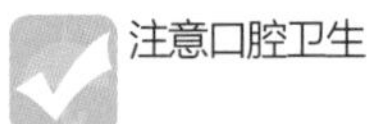
注意口腔卫生

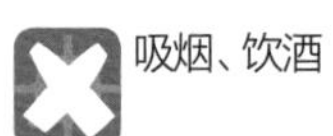
吸烟、饮酒

咽喉炎是咽部黏膜和淋巴组织的炎性病变。咽为胃之关，喉为肺之门，外感之邪入肺易伤喉，饮食不当入胃易损于咽，咽喉为邪毒好侵之地。临床辨型主要为风热外袭和肺胃湿热两类证型。多食用清咽润喉的食物，比如黄菊花、金银花、金莲花、荸荠、白萝卜、猪蹄、鱼类、豆类等。

金银花，清咽利喉：金银花有清咽作用，能辅助缓解咽喉炎的症状。

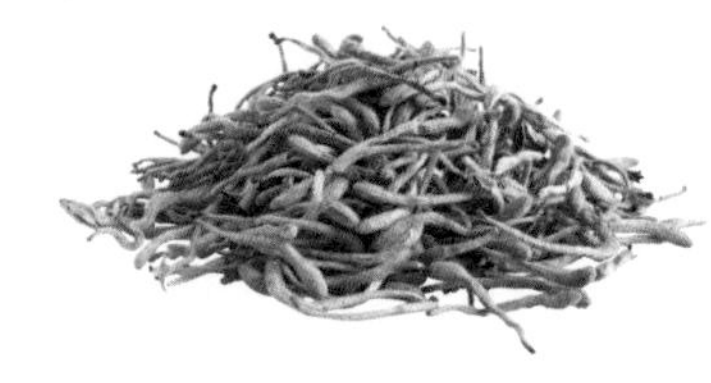

白扁豆，辅助治疗：白扁豆有补脾和中、祛湿的作用，能对咽炎产生一定的辅助疗效。

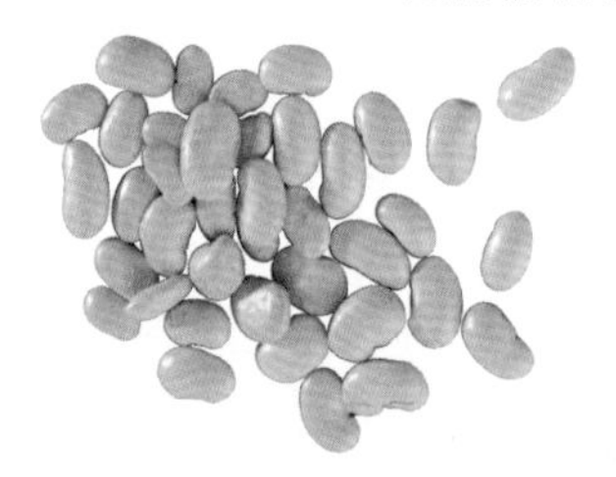

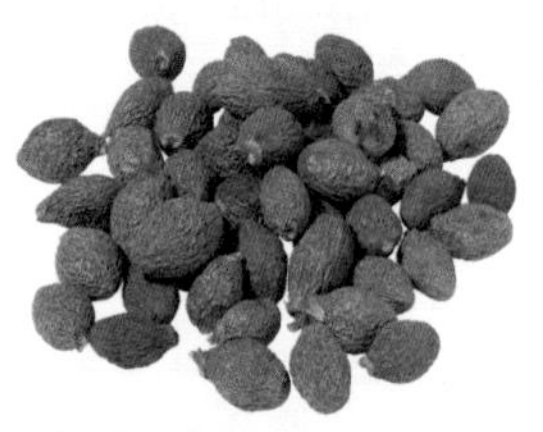

胖大海，利咽：胖大海利咽开音、清热润肺、润肠通便，适用于肺热型咽喉炎。慢性咽炎可用胖大海、麦冬泡水代茶饮用。

特效食疗方

白糖腌海带

原料： 海带 300 克，白糖 150 克。

做法： 海带洗净，切丝，焯烫后捞出，用白糖腌制 12 小时。每次 50 克，每日 2 次。

豆腐绿豆汤

原料： 绿豆 100 克，豆腐 80 克，冰糖适量。

做法： 绿豆洗净，浸泡 3 小时；豆腐切片。将绿豆、豆腐片放入锅中，加入适量清水，大火煮沸后转小火熬煮至豆烂，加冰糖调味。

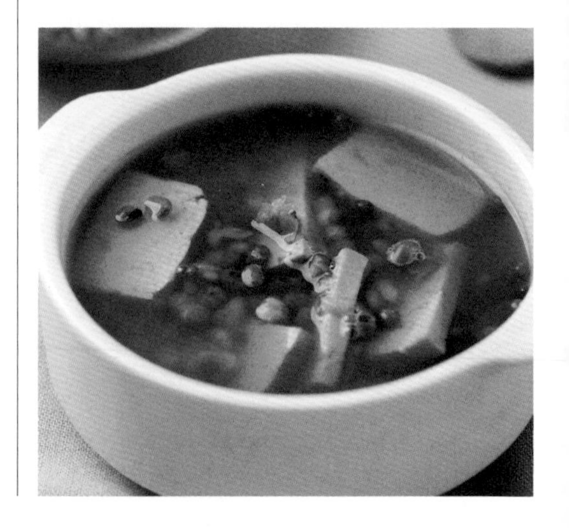

风热外袭 *多伴有发热、头疼*

症状表现

咽部微红肿、灼热、微痛干咳、吞咽不利，并时常伴有发热恶风、咳嗽、头部不适、舌红苔薄黄、脉浮数等症状。

调养方针

疏风清热，利咽消肿。

饮食注意

多吃疏风清热的食物，比如薄荷、桑叶、桔梗等。

白萝卜紫菜汤

原料：白萝卜200克，紫菜30克，香油、盐各适量。

做法：白萝卜洗净，切丁，焯烫；紫菜撕碎。将白萝卜、紫菜放入锅内，加水烧沸，加盐调味，淋入香油。

营养解读：适用于感冒发热引起的咽喉疼痛。

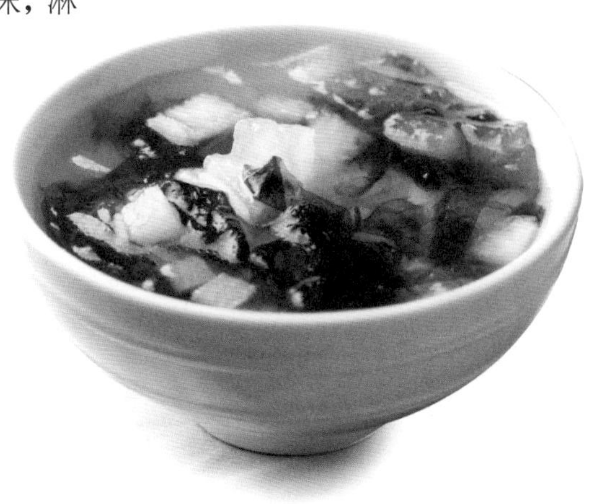

肺胃实热 *有痰且黄*

症状表现

咽部红肿、咽痛加重、咽部黏膜深红肿胀、痰涎多黄、发热、口渴、便秘、舌红苔黄、脉滑数等。

调养方针

泄热解毒，消肿利咽。

饮食注意

避免吃辛辣刺激的食物，多吃清热解毒的食物，比如金银花、白萝卜、胖大海等。

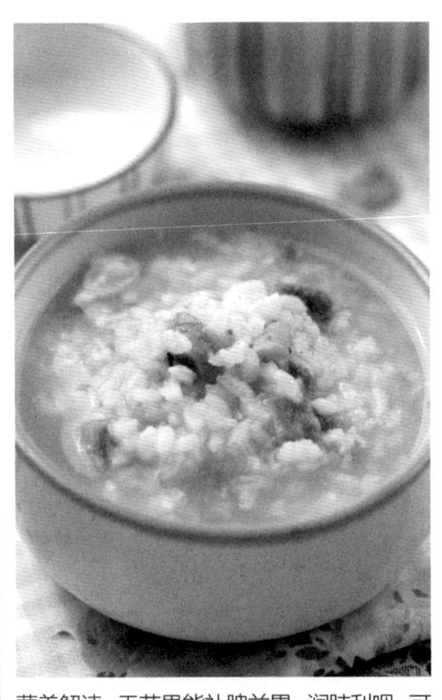

营养解读：无花果能补脾益胃、润肺利咽，可作食疗，也可制成干果食用。

无花果冰糖粥

原料：干无花果30克，粳米100克，冰糖适量。

做法：粳米淘洗干净，浸泡30分钟；干无花果洗净，切丁。将粳米放入锅中，加适量清水，熬煮至七成熟时放入无花果干丁，煮至粥熟，加入冰糖稍煮。

慢性胃炎

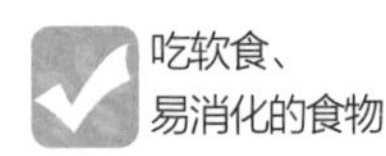
吃软食、易消化的食物

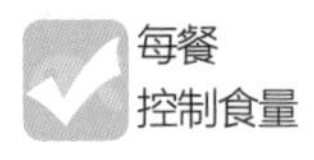
每餐控制食量

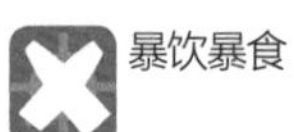
暴饮暴食

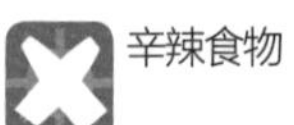
辛辣食物

慢性胃炎多由于机体脾胃虚弱，内外之邪乘虚袭之，或因饮食所伤，或因情志失和，或因六淫侵扰，以致脾胃功能紊乱，出现湿阻、气滞、热蕴、痰凝、血淤等症。临床上辨型主要有瘀阻胃络、肝胃气滞、脾胃虚寒、胃阴亏损、湿热互结等证型。

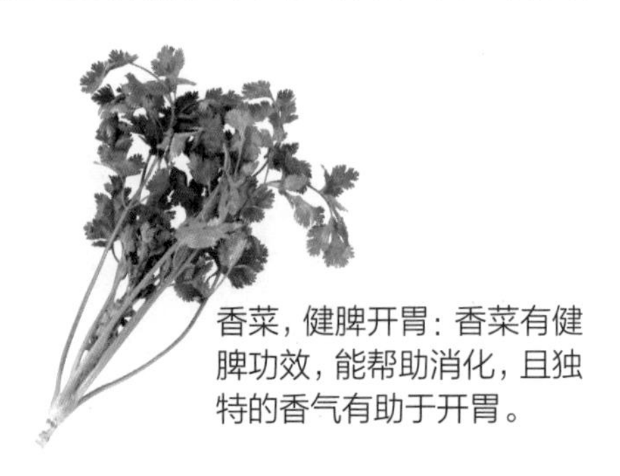
香菜，健脾开胃：香菜有健脾功效，能帮助消化，且独特的香气有助于开胃。

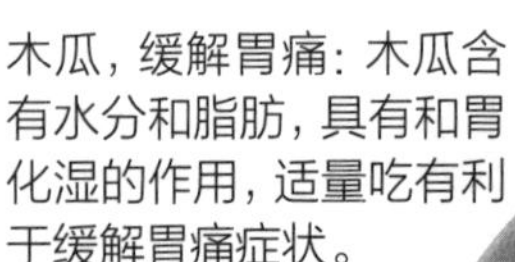
木瓜，缓解胃痛：木瓜含有水分和脂肪，具有和胃化湿的作用，适量吃有利于缓解胃痛症状。

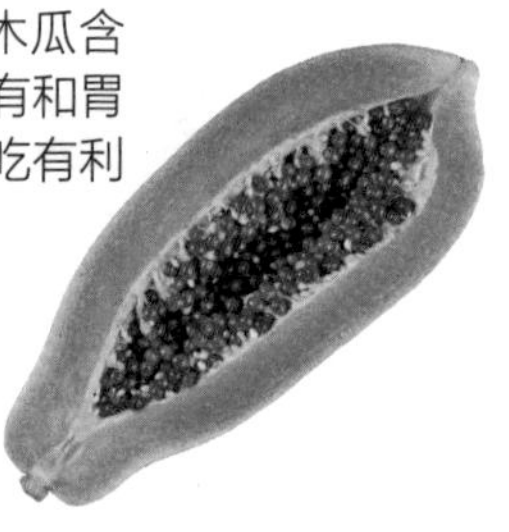

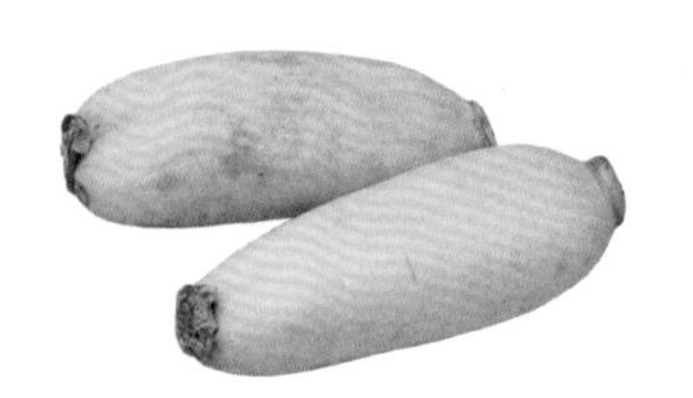
莲藕，健脾益胃，止血化瘀：莲藕富含蛋白质、淀粉及铁、钙等矿物质。生藕性寒，能生津凉血止血；熟藕性温，可补脾益血。

特效食疗方

麦冬粳米粥

原料：麦冬 30 克，粳米 100 克，冰糖适量。

做法：麦冬放入锅中煎煮，去渣取汁；粳米淘洗干净，浸泡 30 分钟后加适量水煮粥。待粥快好时，加入麦冬汁及冰糖，调匀稍煮。

羊肉萝卜汤

原料：羊肉 250 克，白萝卜、盐、姜片、葱花、蒜瓣、料酒各适量。

做法：白萝卜洗净，切成丝，焯水；羊肉洗净，切小块，汆烫断生去血沫。将羊肉放入锅中，加适量清水，加姜片、蒜瓣和料酒，大火煮开，加白萝卜丝，小火炖煮 30 分钟，出锅前加盐、葱花即可。

瘀阻胃络 *疼痛部位固定*

症状表现

胃脘刺痛，痛有定处、拒按，便血色黑。

调养方针

活血化瘀，通络和胃。

饮食注意

改变饮食不节、嗜食辛辣等饮食习惯。

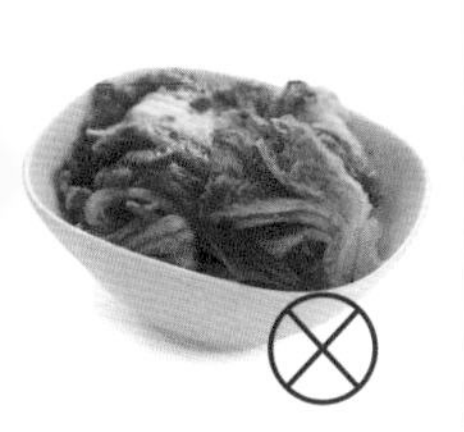

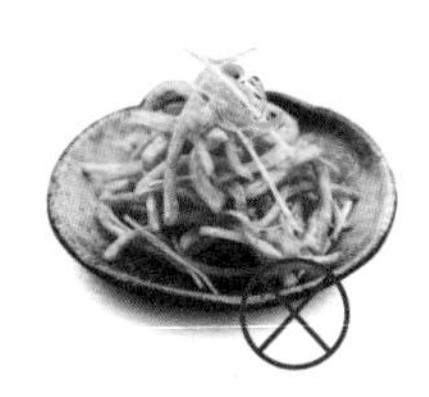

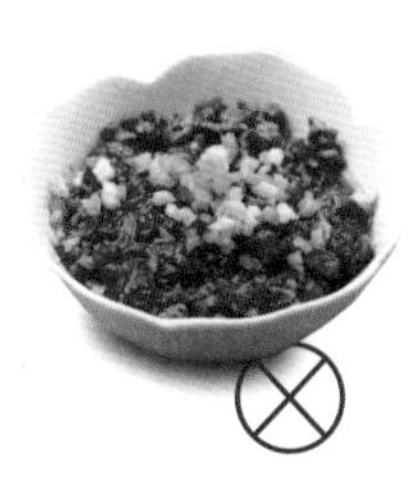

参芪肉桂乳香粥

原料：黄芪 30 克，丹参 10 克，肉桂、乳香、没药各 8 克，红枣 5 个，粳米 100 克。

做法：将黄芪、丹参、肉桂、乳香、没药、红枣放入锅中，加适量清水，煎煮取汁；粳米洗净，浸泡 30 分钟。将粳米放入锅内，加煎煮药汁和适量清水，熬煮成粥。

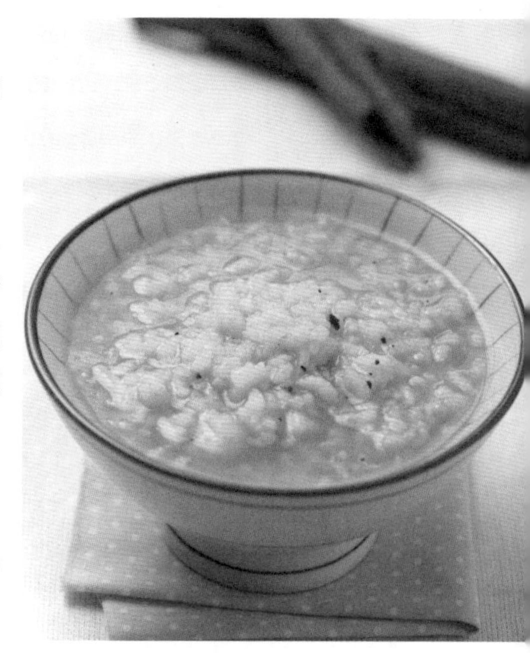

营养解读：参芪肉桂乳香粥可益气健脾和胃、化瘀通络止痛。适用于瘀血兼气血亏虚型胃痛。

红枣益脾糕

原料：干姜 1 片，红枣 30 个，鸡内金 10 克，自发面粉 500 克，白糖适量。

做法：将干姜、红枣、鸡内金放入锅中，加水煎煮 20 分钟，去渣留汁；在面粉中放入白糖，加煎煮汁液和面，蒸熟。早餐食用。

乳鸽山药砂仁汤

原料：乳鸽 1 只，山药 50 克，砂仁 15 克，姜末、葱花、盐各适量。

做法：乳鸽处理干净；山药洗净，去皮，切片；砂仁捣碎。油锅烧热，下姜末爆香，放入乳鸽、山药，加适量清水，大火煮沸，转小火炖煮 1 小时，加入砂仁，再炖 30 分钟，加盐调味，撒上葱花。

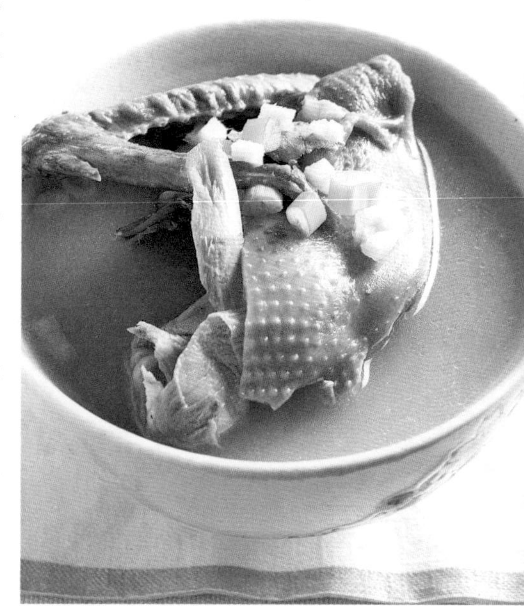

营养解读：乳鸽山药砂仁汤有助于温中健脾，行气止呕，适用于慢性胃炎、胃溃疡。

肝胃气滞 *胃部和胁肋部疼痛*

症状表现
胃脘疼痛，连及胁肋，嗳气频繁，胀闷不适，食欲下降。

调养方针
疏肝理气，和胃止痛。

饮食注意
忌吃辛辣刺激性食物，多吃新鲜蔬菜水果。

佛手柠檬茶

原料：佛手片 10 克，柠檬 1 个。

做法：柠檬洗净，切片；将佛手片和柠檬放入锅内，加适量清水煎煮取汁，代茶饮。

砂仁玫瑰茶

原料：砂仁 6 克，玫瑰花 10 克。

做法：将砂仁、玫瑰花放入杯中，开水冲泡，代茶饮。

营养解读：砂仁能行气调味，和胃醒脾；玫瑰花性温，能疏肝解郁。

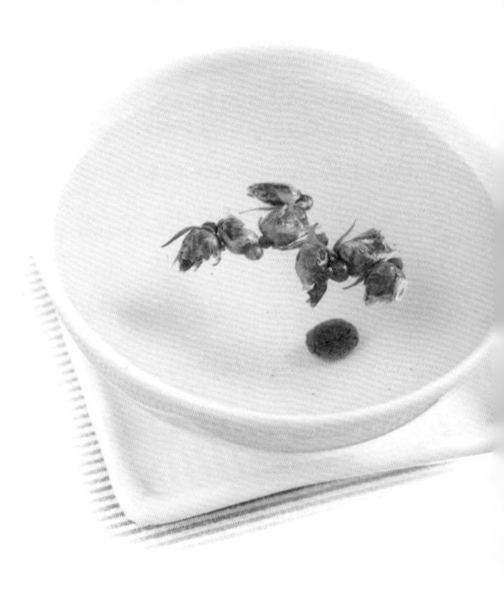

脾胃虚寒 *多因饮食失调*

症状表现
隐隐胃痛、喜暖喜按、食后胀满、呕吐清涎、纳食减少、腹泻便溏。

调养方针
温中散寒，健运脾胃。

饮食注意
进食滋补食物，比如羊肉、枸杞子、生姜、桂圆、红枣等。

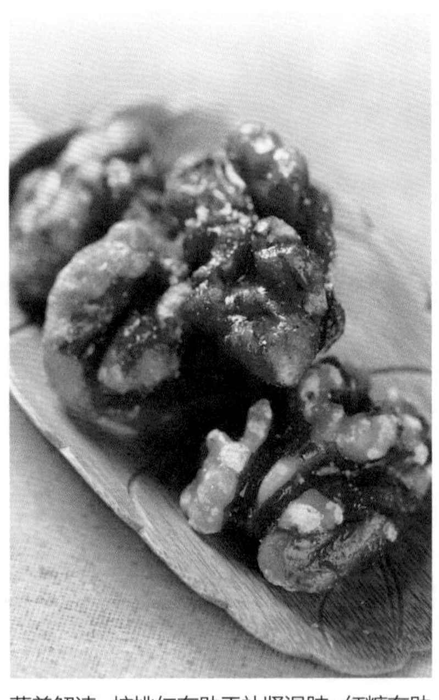

营养解读：核桃仁有助于补肾温肺；红糖有助于健脾暖胃。

红糖核桃仁

原料：核桃仁 50 克，红糖适量。

做法：将核桃仁放入锅中，小火炒至淡黄色，加入红糖，翻炒出锅，趁热吃下。

核桃有丰富的蛋白质，不仅可以补肾，而且对胃部也比较好。

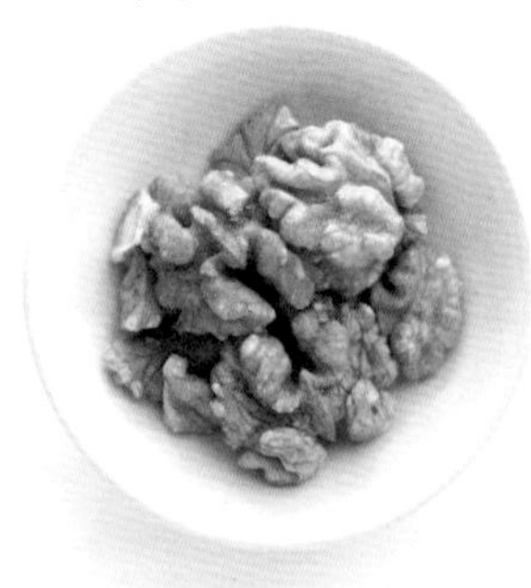

胃阴亏损 *饥而不欲食*

症状表现

胃脘隐痛，似饥而不欲食，食后饱胀、干呕嗳气、便干。

调养方针

养阴生津，和胃益中。

饮食注意

多吃滋养胃阴的食物，比如银耳、黑木耳、葡萄、桑葚等。

牛奶山药糊

原料：牛奶 250 克，山药 30 克，面粉适量。

做法：山药洗净，去皮，切块，加适量清水，小火炖煮至汤浓后加牛奶、面粉搅拌成糊，煮沸。空腹服用，每日 1 次，1 次服完。

桂圆石斛汤

原料：桂圆 10 个，石斛 10 克，白糖适量。

做法：桂圆去壳，同石斛一起放锅中，加适量清水，调入白糖，小火煎煮 15 分钟，饮汤吃桂圆。

营养解读：桂圆能养血益脾，补心安神；石斛能养阴清热，益胃生津。

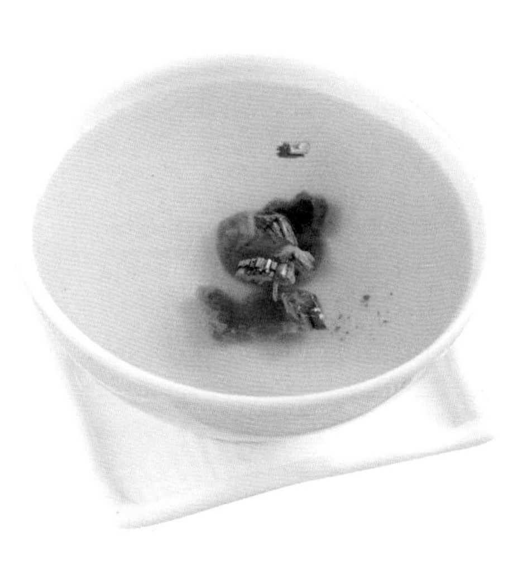

湿热互结 *口苦口臭*

症状表现

胃脘疼痛灼热，脘腹胀闷、泛恶干呕、口苦、口臭、尿黄、便溏或便秘。

调养方针

清热化湿，和中止痛。

饮食注意

饮食以清淡为原则，宜食用清热化湿的食物，如薏米、赤小豆、绿豆、鸭肉等。

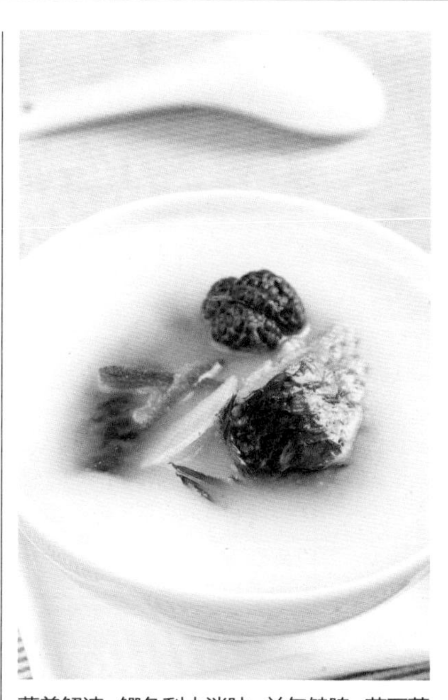

营养解读：鲫鱼利水消肿，益气健脾；草豆蔻燥湿健脾；陈皮理气健脾。

草豆蔻陈皮鲫鱼汤

原料：鲫鱼 1 条，草豆蔻 6 克，陈皮丝 5 克，胡椒、姜片、盐各适量。

做法：鲫鱼收拾干净。将鲫鱼、陈皮丝、胡椒、姜片、草豆蔻一起放入锅内，炖煮至熟，加盐调味。

草豆蔻可以促进消化，同时有助于增加食欲和驱寒。

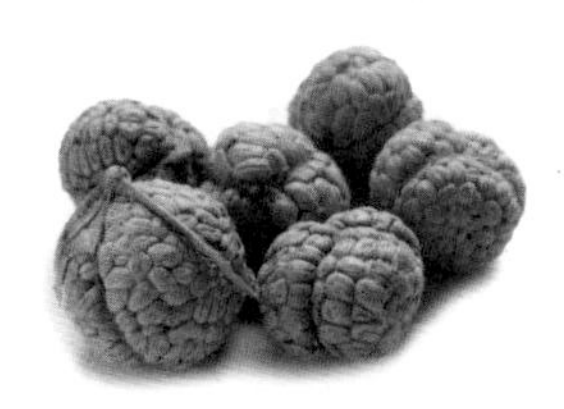

消化性溃疡

固定进餐时间

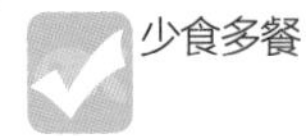
少食多餐

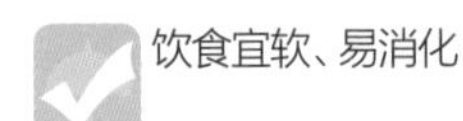
饮食宜软、易消化

中医认为，由于情志内伤、饮食厌倦、六淫侵扰等因素单独或共同作用于机体，引起病邪犯胃、脾胃虚寒、肝郁气滞、肝胃不和、肝胃郁热、痰饮阻胃、瘀血阻络等病理改变，从而引发或加重溃疡。患者可适度吃香蕉、花生、鸡蛋、冬瓜、菜瓜、黄瓜、西红柿、油麦菜、土豆、圆白菜、小白菜、生菜、苹果、桃、梨、牛奶、豆浆、西瓜等。

生菜，清热解毒、通便润肠、排毒养颜：生菜含有丰富的维生素，可促进身体恢复，消化性溃疡患者食用生菜可提高免疫力。

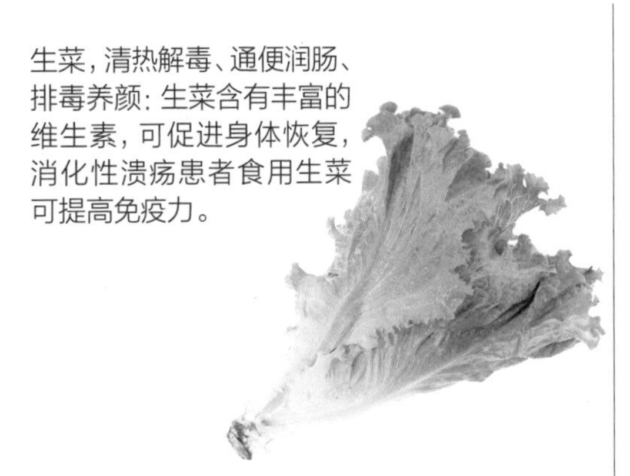

桃，养阴补虚、生津止渴、通便调经：桃可以促进胃肠蠕动并减少便秘的发生。

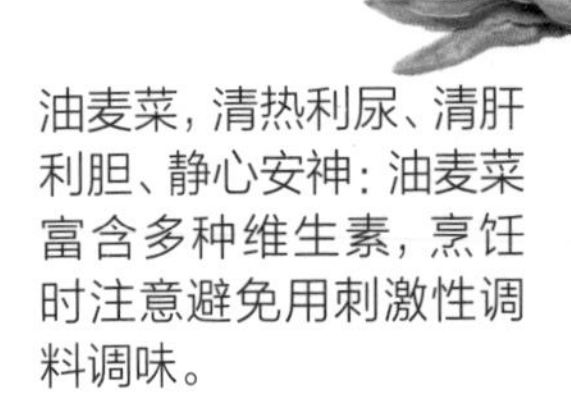

油麦菜，清热利尿、清肝利胆、静心安神：油麦菜富含多种维生素，烹饪时注意避免用刺激性调料调味。

特效食疗方

猪肚甲鱼汤

原料： 猪肚丝、甲鱼肉各200克，料酒、葱段、姜片、胡椒粉、盐各适量。

做法： 将洗净的猪肚丝、甲鱼肉、葱段、姜片、料酒、胡椒粉放入锅内，加适量清水，炖至熟烂，加盐调味。

党参粳米粥

原料： 粳米50克，党参15克，红糖适量。

做法： 党参煎煮取汁。粳米洗净后放入锅中，炒焦，倒入党参汁，加适量清水，熬煮成粥，加入红糖拌匀。

消化性溃疡护理注意事项

生活要有规律，工作宜劳逸结合，要避免过度劳累或精神紧张。原则上进餐要定时，避免辛辣、过咸食物及浓茶、咖啡等饮料，戒烟酒。牛奶和豆浆虽能一时稀释胃酸，但其所含钙和蛋白质会刺激胃酸分泌，故不宜多饮。

病邪犯胃 *病因多为过食生冷或过食肥甘*

症状表现

胃脘疼痛、痛时喜暖喜按、痞闷不适、呕逆食少、口干口苦、大便秘结。

调养方针

清热散寒，和中化湿。

饮食注意

散寒食物：生姜、葱、羊肉、韭菜等。

清热食物：苦瓜、芹菜、西瓜、草莓等。

化湿食物：薏米、山药、白扁豆、冬瓜、赤小豆等。

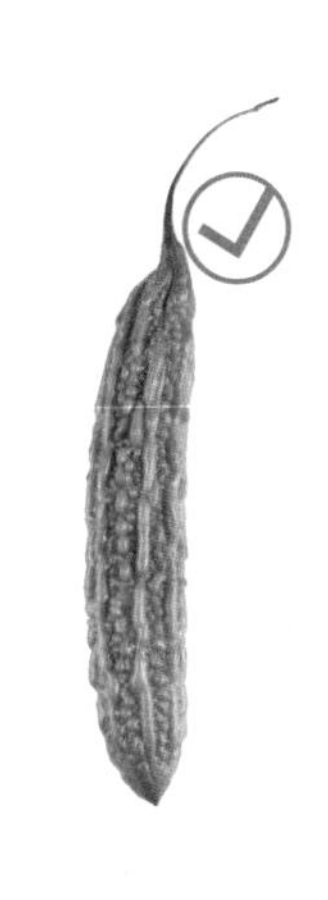

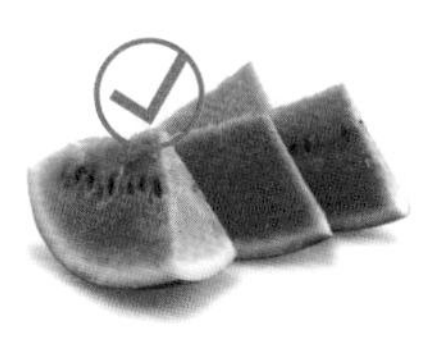

鱿鱼香菇粳米粥

原料：鱿鱼须50克，粳米80克，香菇50克，冬笋20克，葱花、料酒、盐、胡椒粉各适量。

做法：鱿鱼须洗净；粳米洗净，浸泡30分钟；香菇、冬笋均洗净，切成细丝。将鱿鱼须、粳米、香菇、冬笋、料酒放入锅中，加适量清水，熬煮至肉烂米熟，加入葱花，用盐、胡椒粉调味。

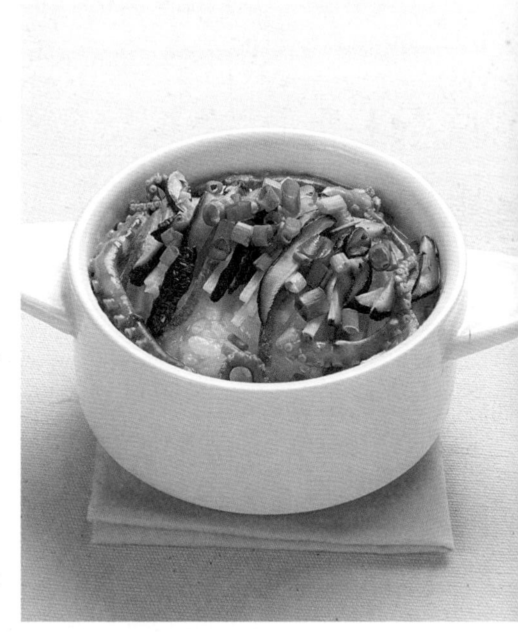

营养解读：可健脾补虚，行气止痛。适用于饮食生冷引起的胃痛。

姜味猪肚

原料：生姜250克，猪肚1个，酱油适量。

做法：生姜洗净，切片；猪肚洗净，汆烫，放入姜片扎好。将猪肚放入砂锅内，加适量清水，小火煨至熟烂，捞出后去姜片，将猪肚切丝，拌酱油食用。

莲藕糯米粥

原料：莲藕100克，糯米50克，蜂蜜适量。

做法：莲藕洗净，切片；糯米洗净。将藕片、糯米放入锅内，加适量清水，大火煮沸后转小火熬煮至熟，加蜂蜜稍煮。

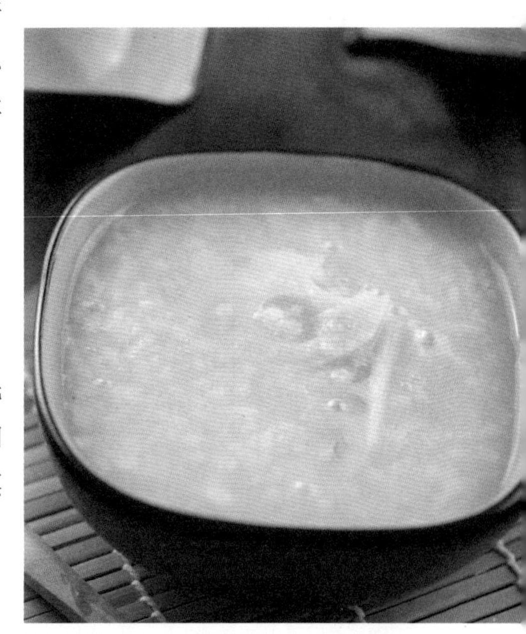

营养解读：莲藕糯米粥补心生血，可促进溃疡愈合。粥中还可以加入一些薏米，可增强健脾祛湿功效。

肝郁气滞 *伴有嗳气*

症状表现

胃脘闷胀、痛引两胁，得嗳气或者矢气稍减，郁怒则胀满痛甚，嗳气泛酸、纳呆食少。

调养方针

疏肝解郁，理气止痛。

饮食注意

可吃疏肝理气的食物，比如芹菜、西红柿、白萝卜、柠檬、柑橘、柚子、黑芝麻、黑豆、黄花菜、莴笋、小白菜等。

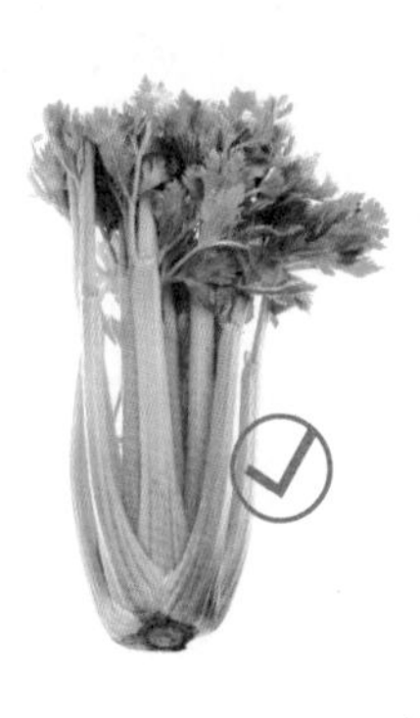

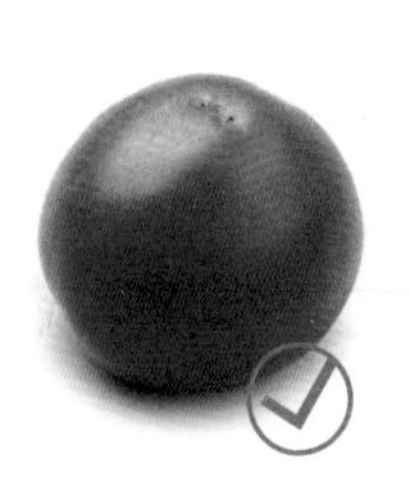

枳壳青皮猪肚汤

原料：猪肚1个，枳壳12克，青皮6克，生姜4片，盐适量。

做法：猪肚反复漂洗干净，汆烫。将所有材料一起放入锅内，加适量清水，大火煮沸后，转小火煮2小时，加盐调味。

橘饼粳米粥

原料：橘饼3个，粳米50克。

做法：橘饼切碎；粳米洗净，浸泡30分钟。将橘饼碎与粳米一起放入锅内，加适量清水熬煮成粥。每日1次，可作早餐食用。

佛手生姜猪肚汤

原料：猪肚1个，鲜佛手15克，姜片、盐各适量。

做法：猪肚洗净，切丝，汆烫；鲜佛手洗净，切片。将佛手片、姜片、猪肚丝一起放入锅内，加适量清水，大火煮沸后，转小火煮一两个小时，加盐调味。

山楂薏米汤

原料：薏米20克，干山楂片15克。

做法：将薏米、干山楂片一同放入锅中，加适量清水煮沸，转小火煮至米熟。

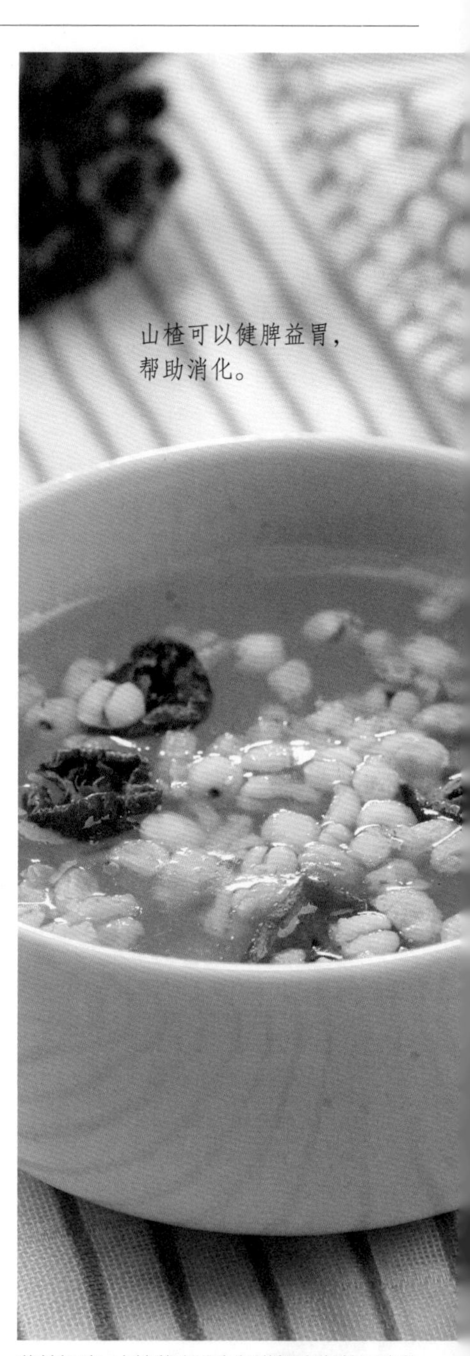

山楂可以健脾益胃，帮助消化。

营养解读：山楂薏米汤有促进新陈代谢和减少胃肠负担的作用，还能利水渗湿、健脾。

脾胃虚寒 *畏寒怕冷、喜食温食*

症状表现
胃脘隐隐作痛，痛时喜温喜按，饥饿加重，得食则减，受凉或劳累易发，多食脘腹痞胀。

调养方针
暖胃补虚，温中散寒。

饮食注意
可进食滋补食物，比如羊肉、枸杞子、生姜、桂圆、红枣等。

黑枣糯米粥

原料：黑枣、糯米、红糖、姜末各适量。

做法：黑枣、糯米洗净，放锅内，加清水，大火烧开，转小火煮40分钟，加红糖、姜末，稍煮。

胡萝卜烧羊肉

原料：羊肉块、胡萝卜片、姜片、黄酒、盐、酱油、陈皮各适量。

做法：油锅烧热，放姜片、羊肉块翻炒3分钟，烹入黄酒，放入胡萝卜片、酱油翻炒，加入清水，放陈皮，大火烧开，转小火炖熟。

羊肉具有补中益气、温中健脾的作用。

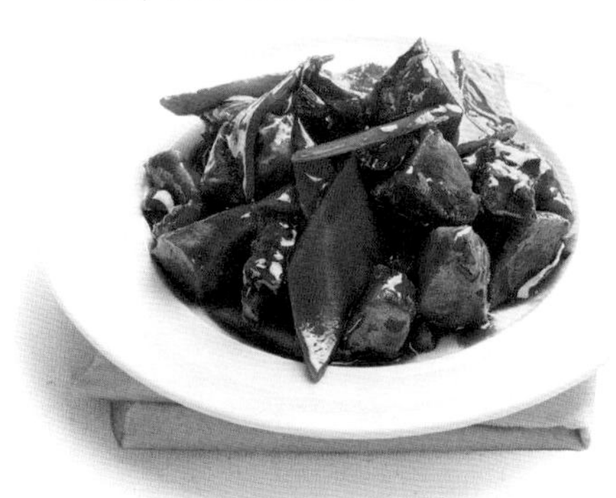

营养解读：胡萝卜烧羊肉有助于暖胃补虚、祛风除寒。

瘀血阻络 *伴有呕血、黑便*

症状表现
胃脘刺痛而持久，痛处固定，食后加重，或伴有呕血、黑便。

调养方针
化瘀止血。

饮食注意
注意避免吃生冷、油腻和辛辣刺激性食物，适度吃薏米、莲子、山药等健脾益气的食物。

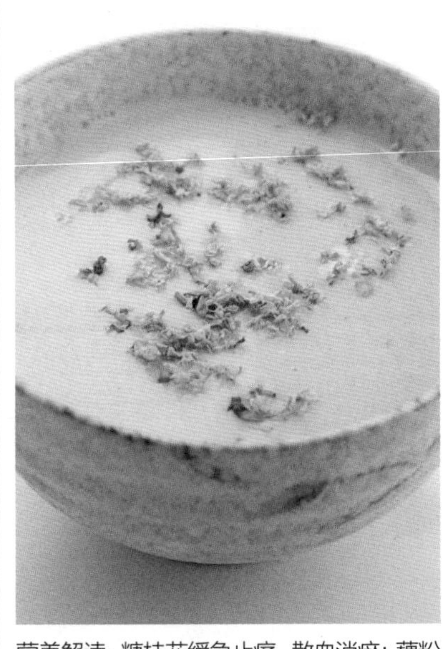

营养解读：糖桂花缓急止痛，散血消瘀；藕粉健脾补胃。

山楂山药鲤鱼汤

原料：鲤鱼1条，山楂片30克，山药片、生姜、盐各适量。

做法：鲤鱼处理干净，切块。油锅烧热，下姜片，把全部食材一起放入锅内，加清水，大火煮沸后转小火煮1小时，加盐调味。

糖桂花藕粉羹

原料：糖桂花10克，藕粉100克。

做法：藕粉中加入少量冷水，搅拌均匀，再缓慢倒入开水，搅拌后加入糖桂花。

慢性肾炎

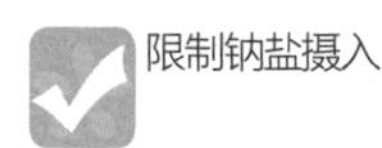

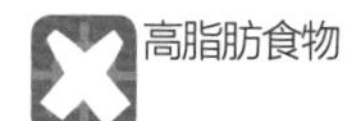

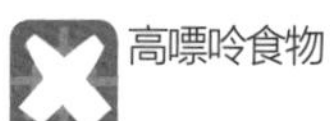

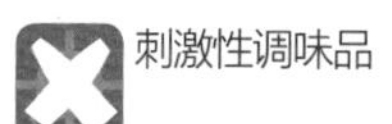

多发生于青壮年，以尿异常为临床特征，常是双侧肾脏弥漫性病变。中医认为，本病属“水肿”“头风”“虚劳”等范畴。其临床辨证为阴虚水泛、肺肾气虚、肝肾阴虚、气阴两虚、脾虚湿困，不同证型需不同对待。慢性肾炎伴贫血者可适度多补充铁、B族维生素、维生素C，多吃红枣、桂圆、赤小豆、西红柿等食物。

木耳，可活血化瘀：木耳可以活血化瘀，对肾炎有益，但不宜食用过量。

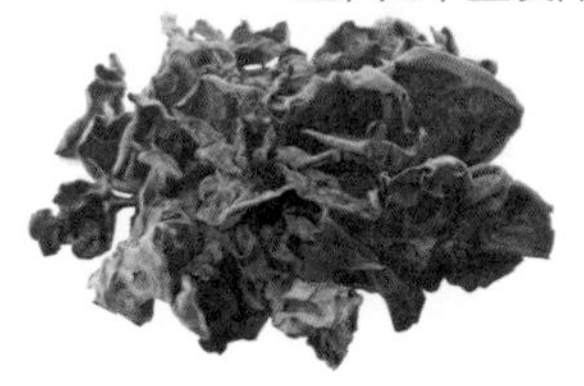

西红柿，有助于身体恢复：西红柿中含有丰富的维生素以及多种微量元素，有助于慢性肾炎患者病情恢复。

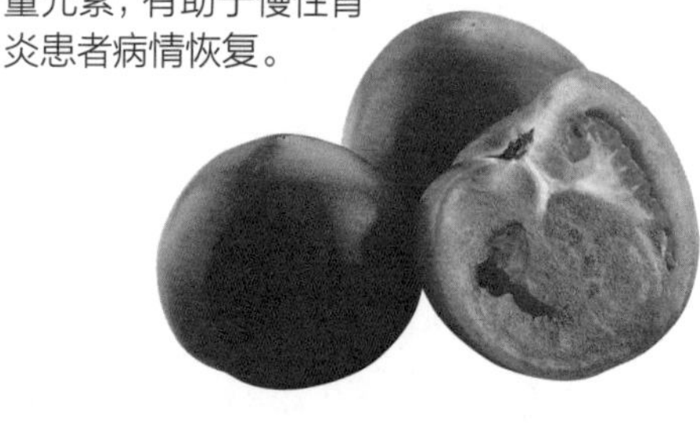

赤小豆，利水消肿、健脾祛湿，解毒排脓：赤小豆具有利水消肿功效，可治水肿胀满、小便不利等，其健脾祛湿和解毒排脓作用亦对慢性肾炎有良效。

特效食疗方

生姜红枣粳米粥

原料：生姜15克，红枣8个，粳米80克。

做法：生姜洗净，切末；红枣洗净，去核，切碎；粳米洗净，浸泡30分钟。将粳米、红枣、生姜放入锅中，加适量清水，熬煮成粥。早晚餐食用。

黑芝麻茯苓粳米粥

原料：黑芝麻6克，茯苓20克，粳米60克。

做法：黑芝麻拣去杂质；茯苓切碎，放入锅中煎煮取汁；粳米洗净，浸泡30分钟。将黑芝麻、粳米放入锅中，加入茯苓汁液，熬煮成粥。早晚餐食用。

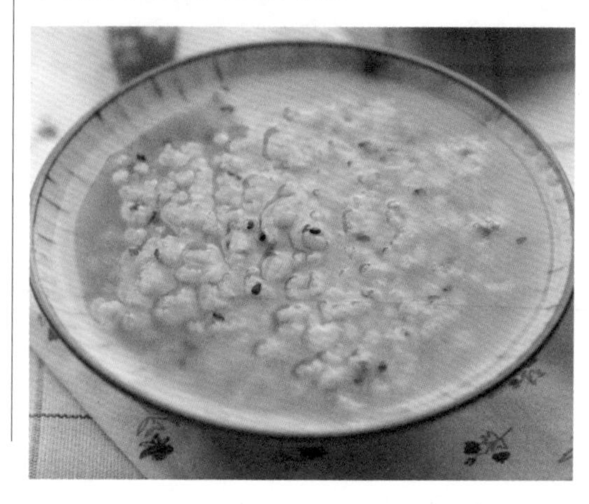

阴虚水泛 *身体浮肿但口渴*

症状表现
水肿口渴、渴不多饮、腰膝酸软、手足心热。

调养方针
益肾健脾，行气利水。

饮食注意
可吃一些补肾阴的食物，比如枸杞子、黑豆、黑米等。

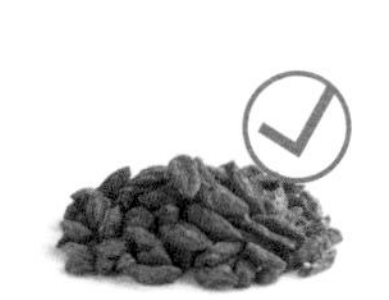

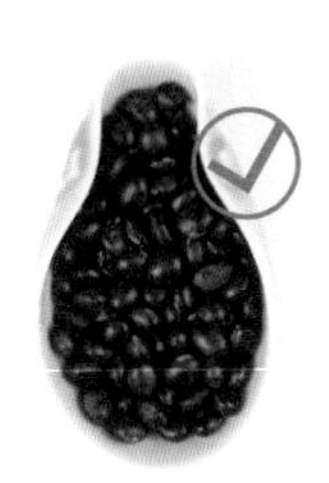

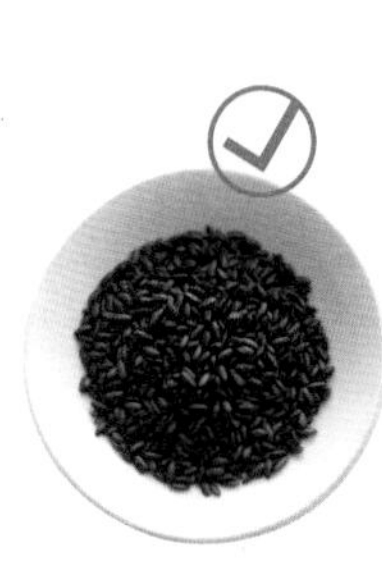

山药红枣粥

原料：山药 50 克，粳米 100 克，红枣 5 个，白糖适量。

做法：山药洗净，去皮，切小丁；粳米洗净，浸泡 30 分钟；红枣洗净。将粳米、山药、红枣放入锅中，加适量清水，熬煮成粥，加入白糖搅匀。

鲤鱼米醋汤

原料：鲤鱼 1 条，姜片、葱段、米醋各适量。

做法：鲤鱼处理干净，放入锅中，加姜片、葱段、米醋，炖煮至熟。

黑鱼冬瓜粳米粥

原料：黑鱼肉 150 克，粳米 80 克，冬瓜 120 克。

做法：黑鱼肉洗净，切丁；冬瓜洗净，去皮，切块。将粳米、黑鱼肉放入锅中，加水熬煮至七成熟时，加入冬瓜熬煮至熟。

桑白皮饮

原料：桑白皮 30 克。

做法：先把桑白皮的表皮轻轻刮去，洗净，切成短节。砂壶中加水煮沸，放入桑白皮，煮 5 分钟，关火稍闷即可。代茶饮。

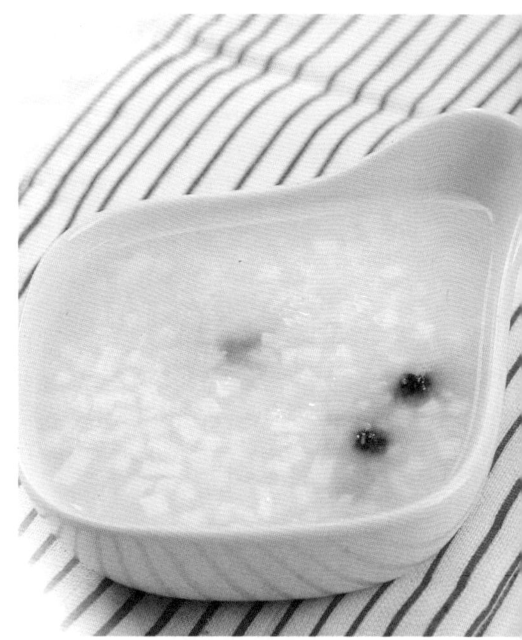

营养解读：山药健脾益肾，粳米和中补虚，红枣补脾胃之气，用于脾胃气虚之水肿。

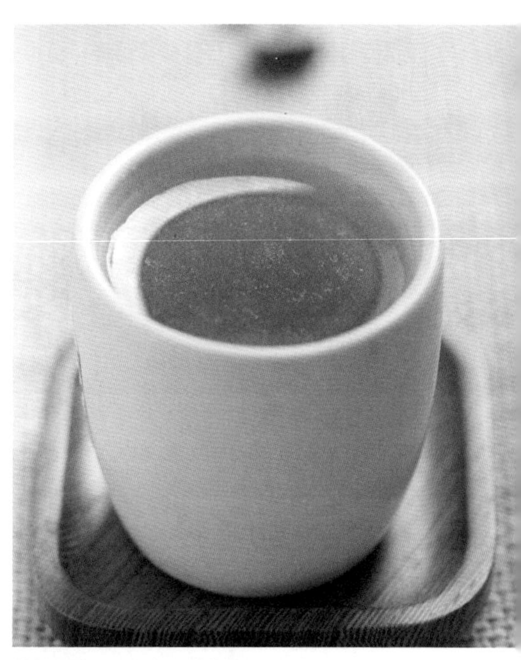

营养解读：桑白皮饮代茶饮用，可利水消肿。

肺肾气虚 *常出现腰酸*

症状表现
水肿、面色萎黄、少气无力、易感冒、腰脊酸痛。

调养方针
补肺益肾，利水消肿。

饮食注意
多吃补益肺肾的食物，比如栗子、雪梨、冰糖、白萝卜等。不要吃辛辣刺激的食物。

白果烧鸡块

原料：鸡块 300 克，白果肉 15 克，生姜 2 片，料酒、清汤、盐各适量。

做法：鸡块加料酒、盐腌制。油锅烧热，下姜片炒香，倒入鸡块、白果肉翻炒，烹料酒，加清汤，小火焖至肉烂，加盐，中火收汁。

黑鱼冬瓜汤

原料：黑鱼块、冬瓜块，姜片、盐各适量。

做法：黑鱼块放锅中，加水大火烧沸，转小火炖煮将熟，再放入冬瓜，炖煮至肉烂，加盐调味。

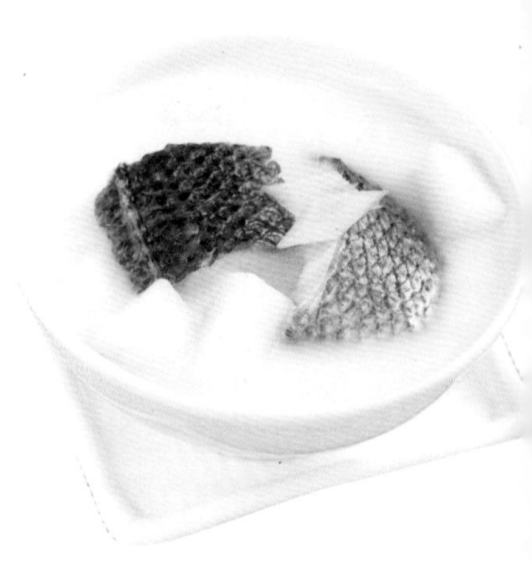

营养解读：黑鱼补脾益气，利水消肿；冬瓜清热利水。

肝肾阴虚 *常伴有头晕目眩*

症状表现
眼睛干涩或视物不清、头晕耳鸣、口干咽燥、腰脊酸痛、梦遗或月经失调。

调养方针
补肝益肾，养阴潜阳。

饮食注意
食用滋阴、清热、润燥的食物，比如雪梨、银耳、百合、白菊花等。

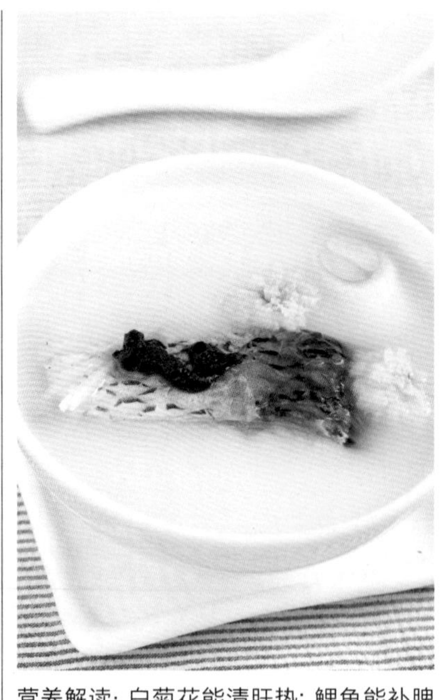

营养解读：白菊花能清肝热；鲤鱼能补脾健胃。

鸭子大蒜汤

原料：鸭子 1 只，紫皮大蒜 30 克。

做法：鸭子处理干净，大蒜剥皮后放入鸭腹中。将鸭子放入锅中，加水炖煮至鸭肉熟烂即可。

黄精菊花鲤鱼汤

原料：黄精、白菊花各 10 克，鲤鱼 300 克，料酒、姜丝、葱段、豆豉各适量。

做法：鲤鱼处理干净，放入锅中，加入黄精、白菊花、料酒、姜丝、葱段，加入适量清水，炖煮至熟，加入豆豉调味，吃鱼喝汤。

气阴两虚 易感冒

症状表现
面色无华、少气乏力或易感冒，小便短少，午后低热。

调养方针
健脾益气，滋肾养阴。

饮食注意
可吃益气、健脾、养阴的食物，比如玉米、红薯、牛奶、猪瘦肉、赤小豆。

黄芪红糖粳米粥

原料： 黄芪片 20 克，粳米 100 克，红糖适量。

做法： 黄芪片放锅中，加水煮汁；粳米洗净放锅中，加黄芪汁和清水，熬粥，加红糖，稍煮。

排骨花生粥

原料： 排骨段 200 克，粳米 100 克，花生仁 50 克，香菜末、葱末各适量。

做法： 花生仁、粳米洗净，浸泡，放入锅中，加水烧沸，放入排骨段，粥熟肉烂后放香菜末、葱末稍煮。

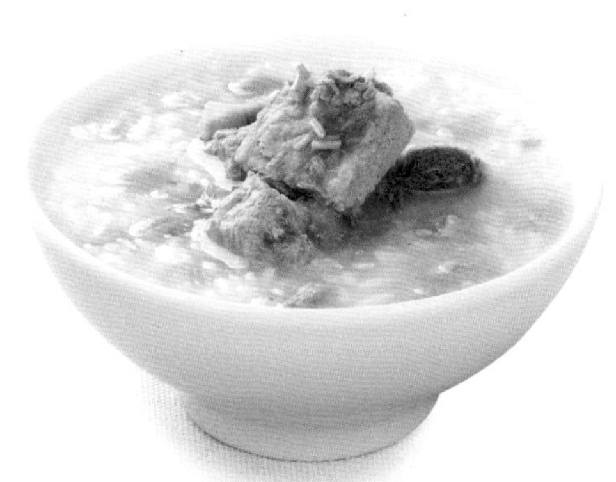

营养解读：排骨可滋阴壮阳，花生可补脾益气。

脾虚湿困 常少气懒言

症状表现
面色萎黄或苍白、脘闷腹胀，甚至上泛清水、少气懒言、神疲乏力。

调养方针
益气健脾，利湿消肿。

饮食注意
适度吃健脾利湿的食物，比如莲子、冬瓜、山药、赤小豆等。

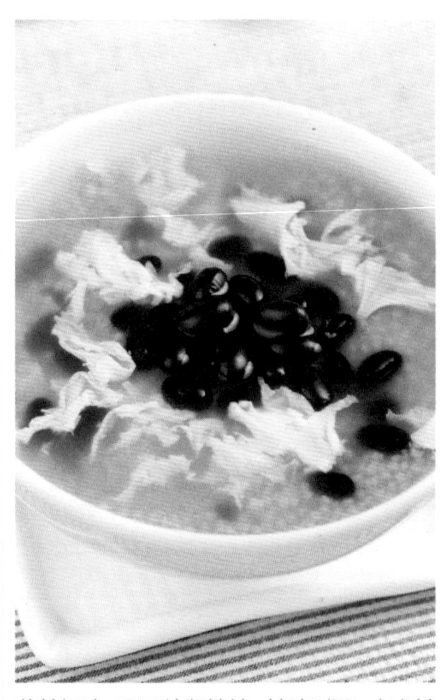

营养解读：黑豆补肾填精，健脾利湿；小米益脾胃，养肾气。

芡实煲老鸭

原料： 老鸭 1 只，芡实 100 克，盐适量。

做法： 芡实放入处理干净的鸭腹中，再放入砂锅内，加清水，大火煮开后改小火炖煮 2 小时，加盐。

黑豆鸡蛋小米粥

原料： 黑豆 30 克，小米 100 克，鸡蛋 1 个。

做法： 黑豆、小米洗净，浸泡 3 小时；搅打鸡蛋液。将黑豆、小米放入锅中，加适量清水熬煮成粥，淋入蛋液，稍煮。

口腔溃疡

 多喝水　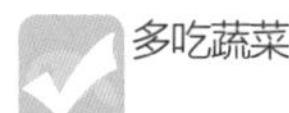 多吃蔬菜　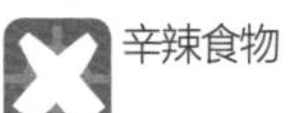 辛辣食物　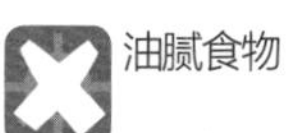 油腻食物

口腔溃疡是口腔黏膜疾病中常见的溃疡性损害，好发于唇内侧、颊黏膜、舌缘等部位，有周期复发的特点。中医认为，本病主要有心火亢盛、阴虚火旺两种证型。平时应多吃富含维生素 B_1、维生素 B_2、维生素 C 的食物，有利于溃疡愈合，故应多吃新鲜蔬菜和水果，比如西红柿、茄子、胡萝卜、白萝卜、白菜、菠菜、猕猴桃、苹果等。

猕猴桃，利于疮面愈合：猕猴桃富含维生素 C，利于疮面愈合。但要选软且甜的，酸的会引起疼痛。

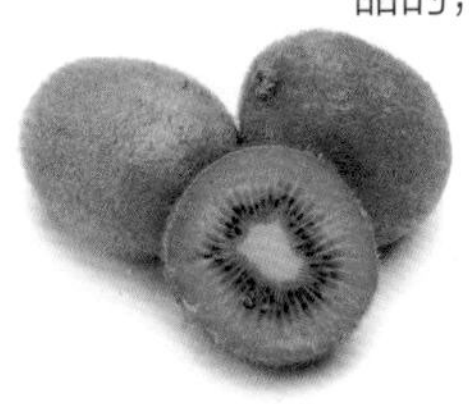

白菜，防治口腔溃疡：白菜富含维生素，有助于防治口腔溃疡。

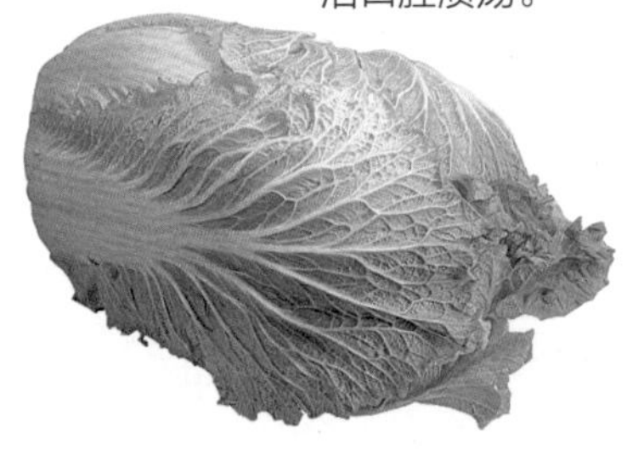

菠菜，促进恢复：菠菜富含叶酸、维生素 E 等营养素，对溃疡恢复有促进作用。

特效食疗方

绿豆菊花饮

原料：绿豆 50 克，黄菊花 8 克。

做法：将绿豆洗净放入锅中，炖煮取汁，然后用绿豆汁液冲泡黄菊花，代茶饮。

荸荠冰糖汤

原料：荸荠 50 克，冰糖适量。

做法：荸荠洗净，去皮，捣碎，放入锅中，加适量清水，小火熬煮 25 分钟，加冰糖稍煮，过滤饮汁。

荸荠性偏凉，对缓解口腔溃疡等具有一定作用。

口腔溃疡常见病因

一般认为，胃肠功能紊乱、情绪紧张、精神刺激、过敏反应、内分泌失调、急性传染病以及过食辛辣香燥之物等都是引起口腔溃疡的常见病因。中医认为，本病主要因情志过激，郁而化火，心火上炎；或久病火热灼伤阴津，从而发病。

心火亢盛 实火所致

症状表现
口腔溃疡反复发作，溃疡周围黏膜红赤、灼热、疼痛明显，伴随口干心烦、舌尖红、苔薄黄、小便黄赤。

调养方针
清热泻火，解毒敛疮。

饮食注意
吃清热泻火的食物，比如苦瓜、苦菊、莲藕等。

竹叶通草绿豆粥

原料： 淡竹叶10克，通草4克，甘草2克，绿豆30克，粳米100克。

做法： 将淡竹叶、通草、甘草加水煮沸后取汁；粳米、绿豆洗净，浸泡3小时。将绿豆、粳米、汁放入锅中，加水熬粥。

莲子心甘草茶

原料： 莲子心、生甘草、绿茶各适量。

做法： 将莲子心、生甘草、绿茶放入锅中加清水煮沸，待温后饮用。

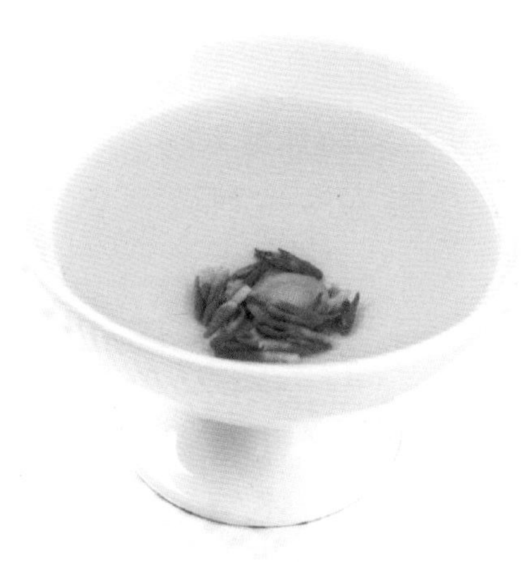

营养解读：莲子心清心泻火；生甘草可清热解毒；绿茶清利湿热，泻火解毒。

阴虚火旺 虚火所致

症状表现
溃疡周围黏膜淡红、轻微疼痛、反复发作，伴有心悸、盗汗、颧红、失眠等，舌质红。

调养方针
养阴清热，降火敛疮。

饮食注意
多吃清热养阴食物，比如梨、银耳、白萝卜等。

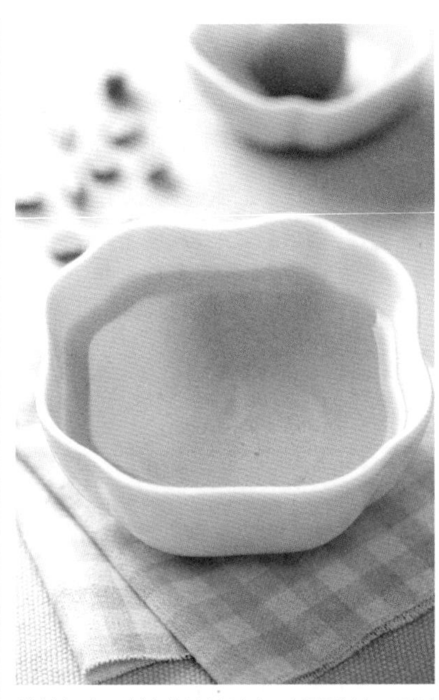

营养解读：生地黄清热凉血，益阴生津；石斛养阴清热，益胃生津。

乌梅生地豆沙糕

原料： 乌梅片、生地黄、绿豆沙、红豆沙、白糖各适量。

做法： 生地黄切细，与乌梅片拌匀。木状模板铺上半份绿豆沙，撒上乌梅片、生地黄，铺上红豆沙，最上面铺上绿豆沙，撒上白糖，压实，切块。

生地石斛青梅饮

原料： 生地黄12克，石斛10克，甘草2克，青梅8克。

做法： 将全部食材放入锅中加清水，小火煮20分钟，去渣取汁。

湿疹

 多吃瓜果蔬菜

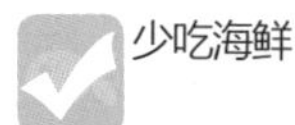 少吃海鲜

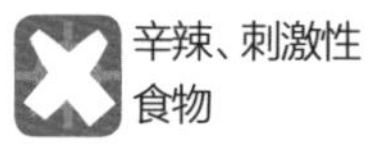 辛辣、刺激性食物

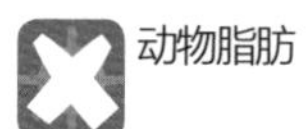 动物脂肪

中医认为，湿疹是因风寒湿热之邪侵犯人体肌肤，加之饮食不当、情志抑郁，使得心脾受损，酿湿生热。湿疹患者宜吃的食物有：马齿苋、白扁豆、茯苓、马兰头、金针菇、芹菜、金银花、白萝卜、白菜、薏米、豇豆、冬瓜等。

马齿苋，外敷可治糜烂：马齿苋水煎取药液，敷患处，对皮肤糜烂流黄水者有一定效果。

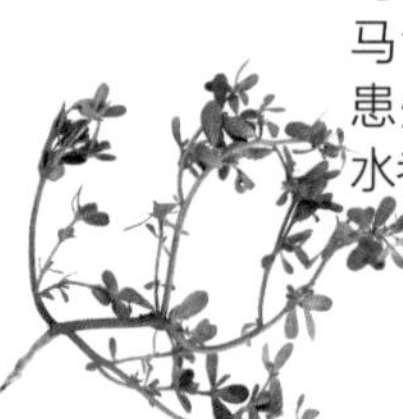

白菜，可清热解毒：白菜有利尿通便、清热解毒的功效，可以促进排毒，有一定的护肤和养颜效果。

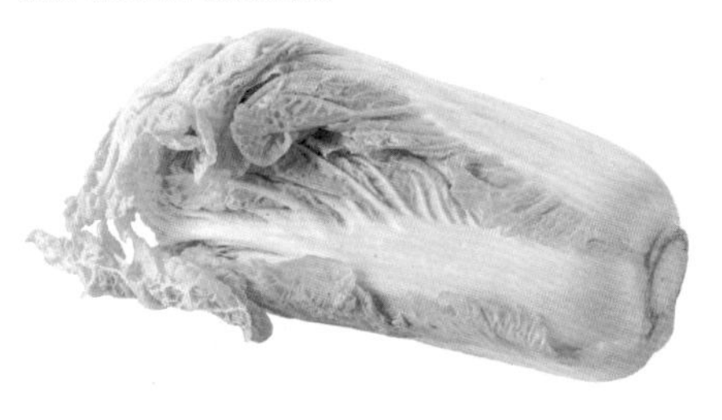

冬瓜，可祛湿止痒：冬瓜有利水、清热、解毒的功效，有助于祛湿止痒。

特效食疗方

黄瓜汁

原料： 黄瓜 20 克。

做法： 将黄瓜洗净，切块。黄瓜块放入榨汁机中，加入适量温开水，打匀，滤出黄瓜汁饮用。

白菜胡萝卜汤

原料： 白菜 150 克，胡萝卜 100 克，蜂蜜适量。

做法： 白菜洗净，切小片；胡萝卜洗净，切丁。将白菜、胡萝卜放入锅中，加适量清水，小火煮 20 分钟，调入蜂蜜。

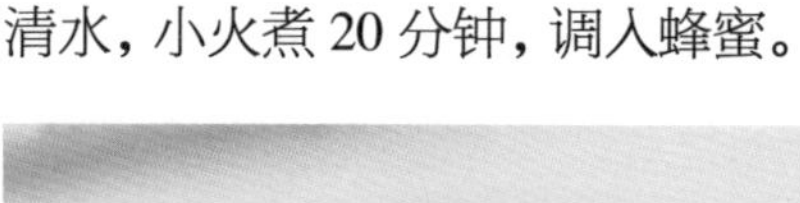

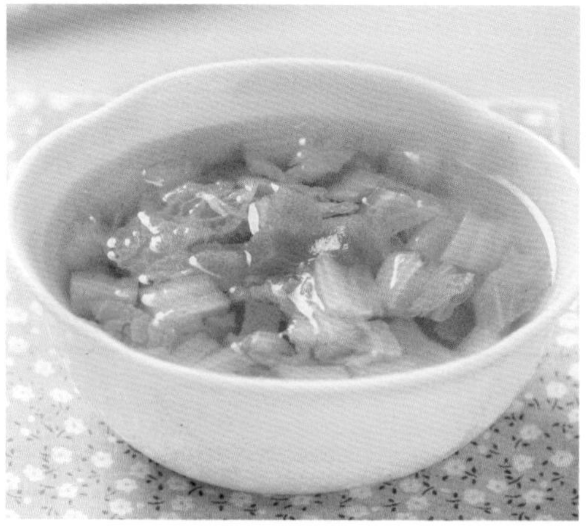

热毒型 对皮肤损害一般都比较严重

症状表现

皮肤见红斑、丘疹、鳞屑、结痂，或皮损红肿流水、瘙痒剧烈，尿黄、便秘。

调养方针

清热解毒，祛风渗湿。

饮食注意

忌食辛辣刺激性食物：洋葱、大蒜、生姜、咖啡、可可、辣椒、咖喱等。

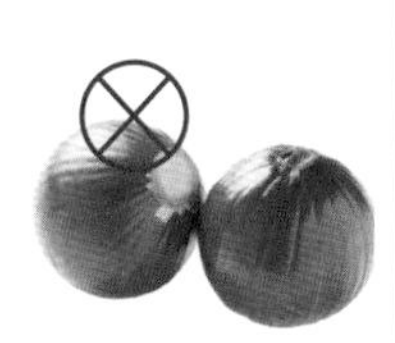

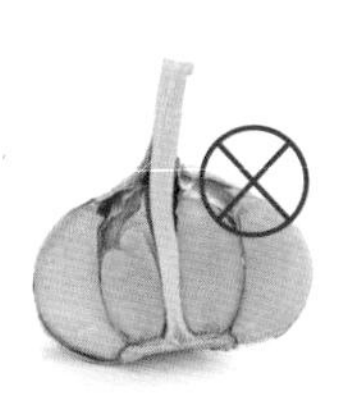

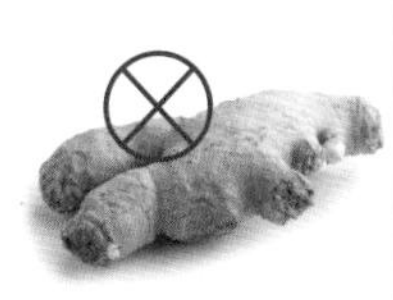

百合绿豆汤

原料：百合30克，绿豆100克。

做法：百合用温水浸泡，洗净；绿豆洗净，浸泡3小时。将绿豆放入锅中，加适量清水，熬煮至将熟时，加入百合同煮至熟。

百合桑葚饮

原料：百合、桑葚各30克，红枣5个，青果9克，白糖适量。

做法：将百合、桑葚、红枣、青果洗干净后放入锅中，加水熬煮取汁，调入白糖稍煮。

绿豆芡实山药汤

原料：绿豆50克，薏米80克，芡实15克，山药块30克，冰糖适量。

做法：将绿豆、薏米、芡实、山药块一起下锅，加适量水，煮至熟烂后，加冰糖搅匀。每日分2次服完，连服数日。

绿豆海带薏米汤

原料：绿豆50克，薏米30克，海带丝20克。

做法：绿豆、薏米洗净，浸泡3小时，与海带丝一同放入锅中，加适量清水，炖煮至熟。

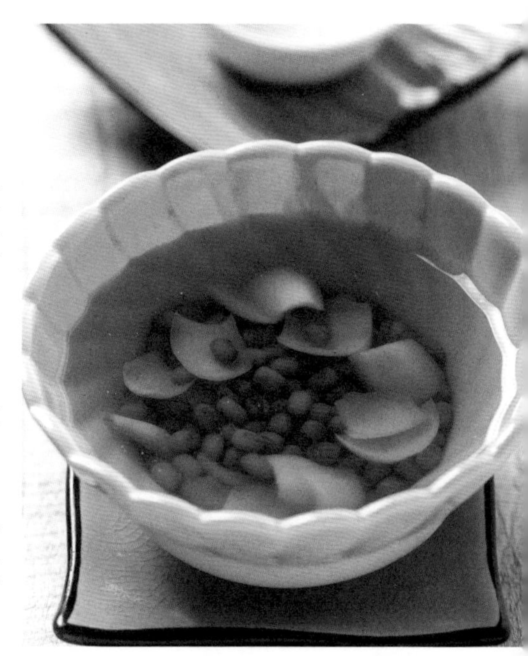

营养解读：百合清肺热，养心安神，美容养颜；绿豆清热解毒，清心除烦，通利小便。

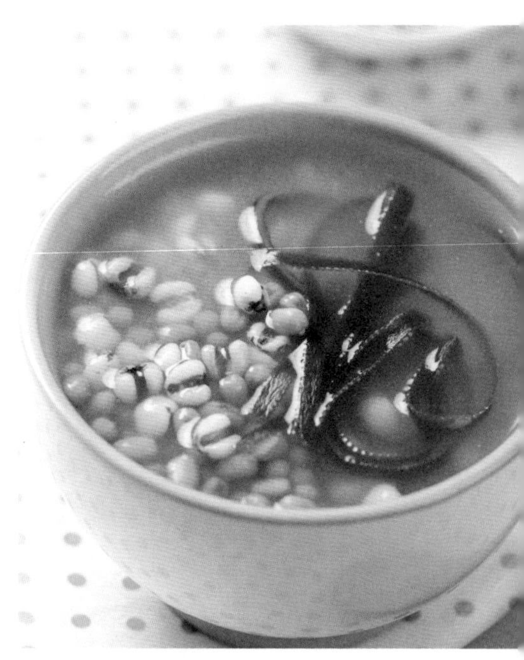

营养解读：薏米可健脾祛湿，与绿豆、海带搭配可清热解毒、止痒。

血燥型 慢性湿疹反复发作

症状表现

患部皮肤肥厚，或有抓痕血痂，反复发作，数年不愈，常伴有形体消瘦。

调养方针

养血润燥，祛风止痒。

饮食注意

白天一定要多喝水，避免接触过敏食物。

双豆冰糖汤

原料：绿豆、赤小豆、冰糖适量。

做法：绿豆、赤小豆泡3小时，加清水，大火煮沸后小火熬至豆熟，加冰糖。

桃仁茯苓饼

原料：茯苓粉100克，糯米粉100克，桃仁15克，白糖适量。

做法：桃仁洗净，捣成末，将所有原料混合，加水调成糊状。煎锅烧热后转小火，取适量桃仁茯苓糯米糊放入锅中，烙成饼。

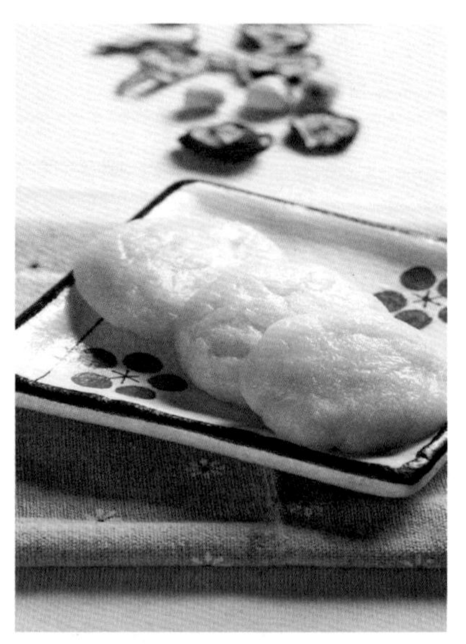

营养解读：茯苓性平，味甘，可利水渗湿、健脾补中；桃仁性平，味苦，可活血化瘀、润肠通便。茯苓与桃仁可使湿毒从肠道排出。

脾虚湿阻 皮损时好时坏

症状表现

皮损色暗、水疱不多，但滋水浸淫，常伴有胃口不好、面色萎黄。

调养方针

健脾利湿。

饮食注意

少吃生冷、油腻的食物。

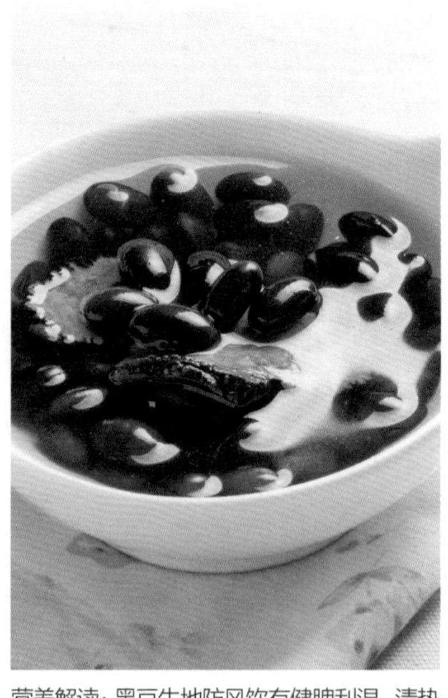

营养解读：黑豆生地防风饮有健脾利湿、清热解毒的作用。

甲鱼茯苓汤

原料：土茯苓20克，甲鱼1只，盐适量。

做法：土茯苓加水煎煮取汁；甲鱼处理干净，将甲鱼肉和背甲放入锅中，加入煎煮汁液和适量清水，炖煮至熟，加盐调味。

黑豆生地防风饮

原料：黑豆150克，生地黄12克，防风6克，冰糖适量。

做法：生地黄、防风放入锅中，加水煎煮，再将黑豆放锅中，加入适量清水，炖煮至豆烂，加冰糖稍煮。

湿热型 *皮肤过敏红肿、瘙痒难忍*

症状表现

皮肤可见红斑、肿胀、丘疹、水疱、脓疱、糜烂、较多渗液，瘙痒较剧烈；可能伴有发热、疲乏倦怠。

调养方针

清热利湿，祛风止痒。

饮食注意

多吃富含维生素的新鲜水果和蔬菜。不吃过于油腻、辛辣的食物，少吃海鲜。

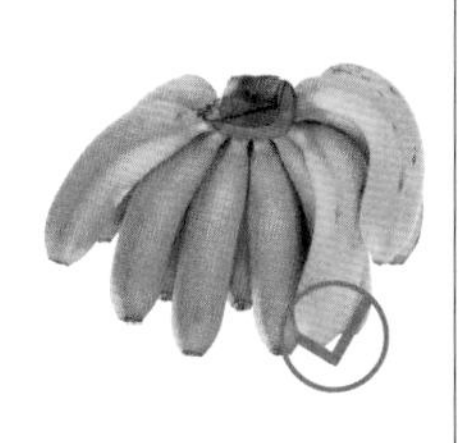

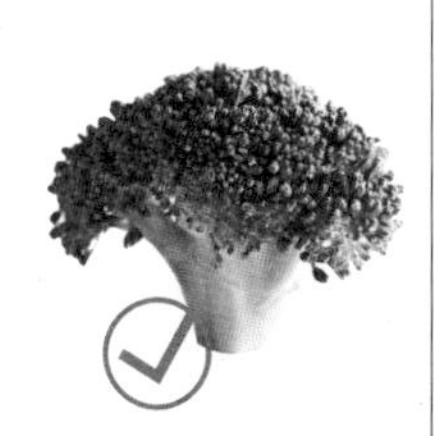

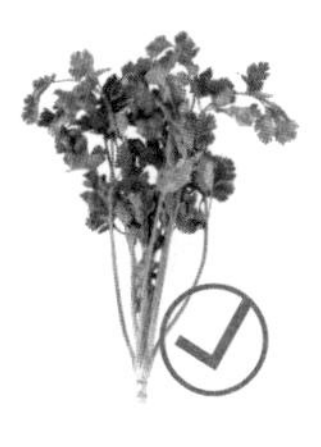

鱼腥草绿豆汤

原料：绿豆100克，海带50克，鱼腥草15克，白糖适量。

做法：将绿豆洗净，浸泡3小时；海带洗净，切片；鱼腥草洗净，煎煮取汁。将绿豆、海带放入锅中，加入煎煮汁液和适量清水，同煮至豆烂，加入白糖拌匀。

芹菜饮

原料：芹菜250克。

做法：芹菜择洗干净，切段，放入榨汁机中，加水榨取汁液即饮。

茅根薏米粥

原料：新鲜白茅根30克，薏米50克。

做法：将白茅根加水煎煮取汁；薏米洗净，浸泡3小时，加入煎煮汁液和适量清水，熬煮成粥。

双汁饮

原料：冬瓜300克，西瓜250克。

做法：冬瓜洗净，去皮，去瓤，切块，加水煎煮取汁；西瓜去皮，去子，取瓤，榨汁。将冬瓜汁液和西瓜汁液混合，搅匀饮用。每日1剂，连服1周。

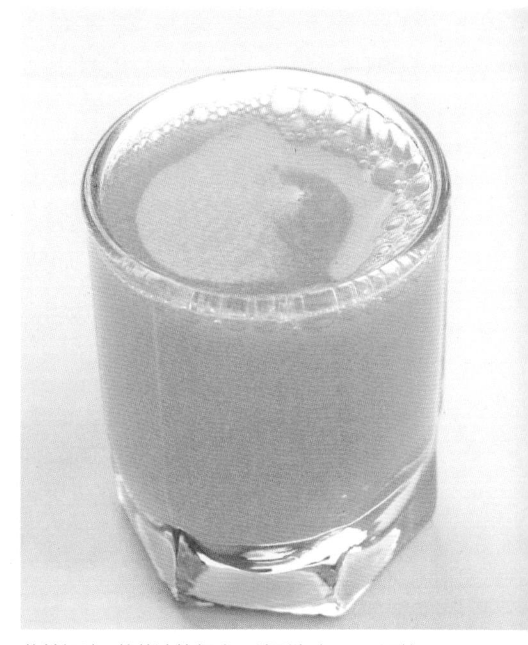

营养解读：芹菜清热解毒、利尿消肿，用于湿热型湿疹。

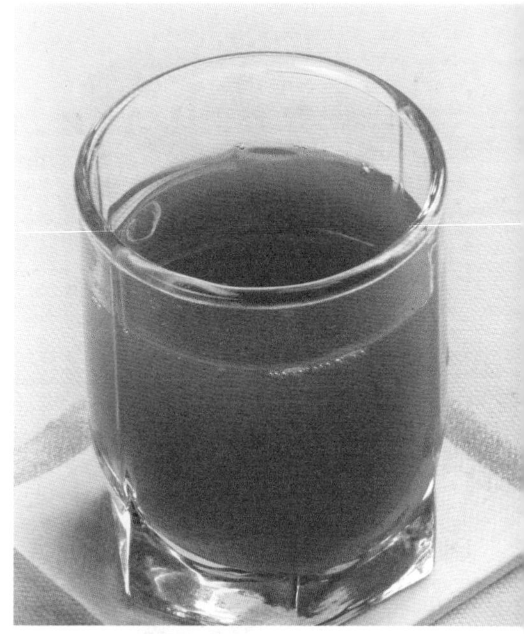

营养解读：双汁饮可降温解暑、利水消肿。

痤疮

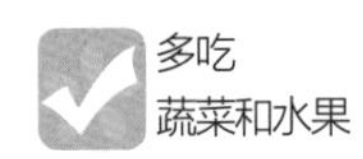

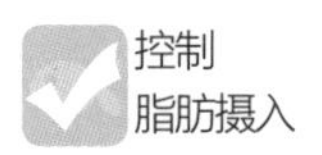

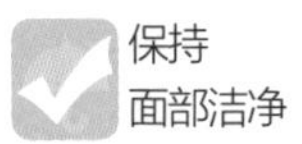

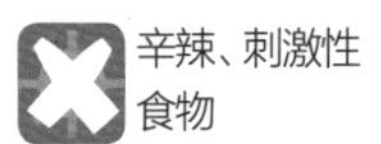

痤疮与雄性激素过剩、皮脂淤积、毛囊内微生物感染有关。青春期雄性激素增多，皮脂腺肿大分泌增多，会使毛囊、皮脂腺导管角化过度，皮脂淤积于毛囊形成脂栓，进而出现痤疮。吃谷类、豆类、奶类、蛋类和绿叶蔬菜，有助于人体激素维持平衡，对皮肤有一定的保护作用。

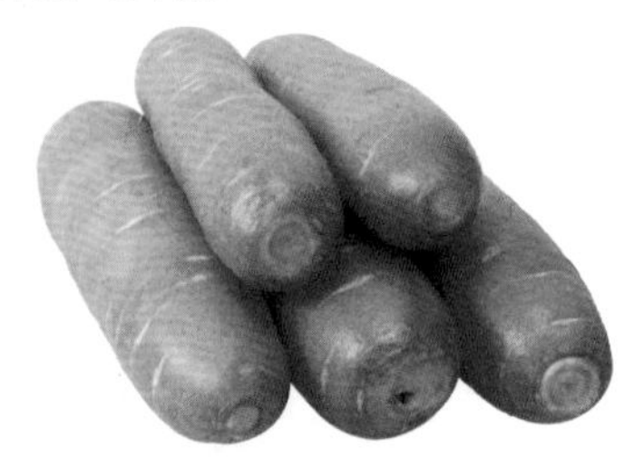

胡萝卜，促进排毒：胡萝卜富含膳食纤维、B族维生素，有助于促进胃肠蠕动，促进排毒。

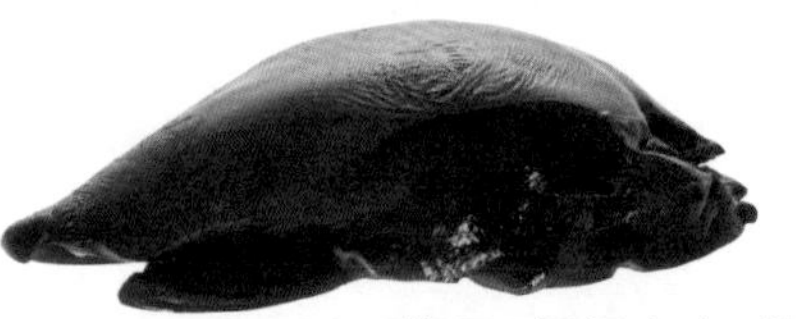

猪肝，缓解痤疮：猪肝富含维生素A，能促进上皮细胞的生长，可调节皮肤汗腺分泌，缓解痤疮。

菠菜，保护皮肤：菠菜富含B族维生素，对皮肤有一定的保护作用。

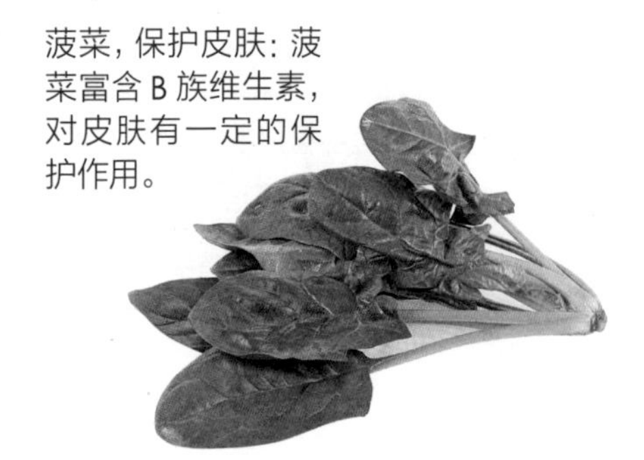

特效食疗方

绿豆薏米山楂粥

原料： 绿豆、薏米各25克，山楂10克。

做法： 绿豆、薏米均洗净，浸泡3小时；山楂洗净，切片。将绿豆、薏米、山楂片放入锅中，加适量清水，熬煮成粥。

海带绿豆玫瑰汤

原料： 海带30克，绿豆50克，枇杷叶15克，玫瑰花5克，红糖适量。

做法： 海带洗净，切丝。将绿豆、海带丝、枇杷叶、玫瑰花放入锅中，加水小火熬煮40分钟，调入红糖稍煮。吃海带、绿豆，喝汤。

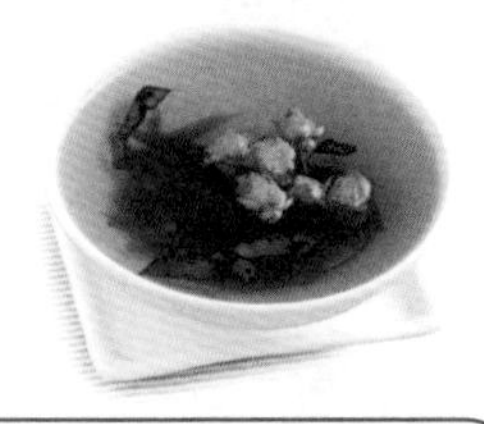

玫瑰有助于行气解郁、活血化瘀、美容养颜。

痤疮不要挤

不要用手去挤压痤疮，用手挤压容易引起发炎化脓，易形成瘢痕或导致色素沉着，影响美观。

肺经风热 *多发于面部*

症状表现
多发于额部或鼻旁、面颊部。

调养方针
清肺泻热，解毒除疮。

饮食注意
忌食辛辣。

芹菜雪梨西红柿汁

原料：芹菜段 100 克，雪梨、西红柿各 150 克，柠檬 30 克。

做法：雪梨洗净，去核，切块；西红柿洗净，切片；柠檬洗净，去皮。将所有食材放入榨汁机中，榨取汁液即饮。

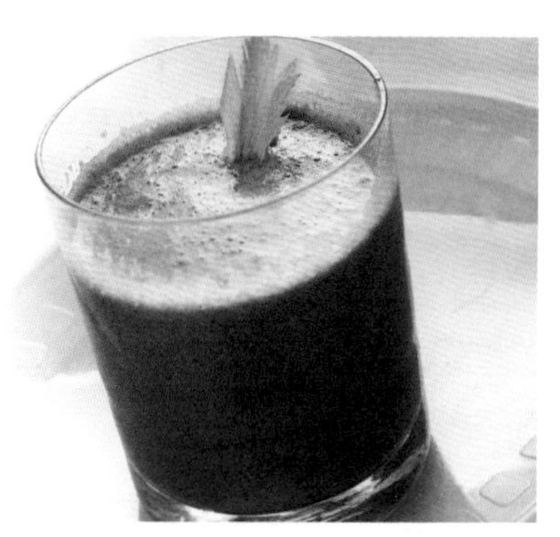

营养解读：可清泻肺热，但胃溃疡患者、月经期女性不宜过多饮用。

血热壅盛 *发于胸背*

症状表现
多分布于额、颊、鼻旁、胸背等处。

调养方针
凉血清热，化瘀散结。

饮食注意
少吃热性食物，比如辣椒、大葱等。

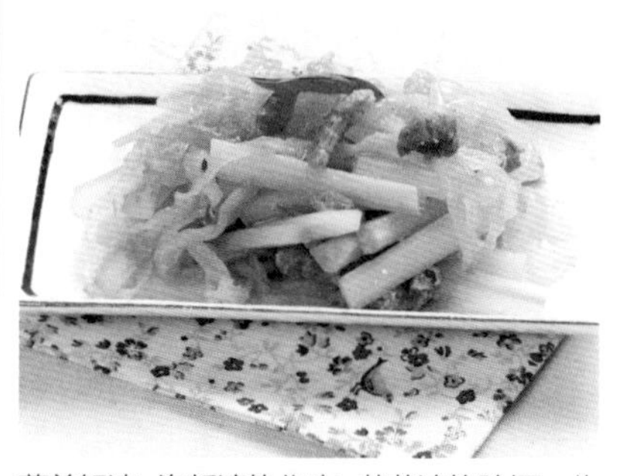

营养解读：海蜇清热化痰；芹菜清热除烦。此菜可清热凉血，化瘀散结。

海蜇拌芹菜

原料：海蜇 200 克，芹菜 50 克，红椒、盐、酱油、醋、香油、海米各适量。

做法：海蜇洗净，切丝；红椒洗净，切丝；芹菜去叶，洗净，切段，焯烫；海米洗净。将海蜇、芹菜、海米放入盘中，加入盐、酱油、醋、香油，拌匀。

脾胃湿热 *发于口周或下颌及后背*

症状表现
一般反复发作于口周或者下颌及后背。

调养方针
清理脾胃，除热祛湿。

饮食注意
少吃海鲜、甜食，不宜饮酒。

花生豌豆薏米粥

原料：花生仁 80 克，豌豆 50 克，薏米 100 克，盐适量。

做法：薏米、豌豆洗净，浸泡 3 小时。将花生仁、豌豆、薏米放入锅中，加适量清水，熬煮成粥，加盐调味。

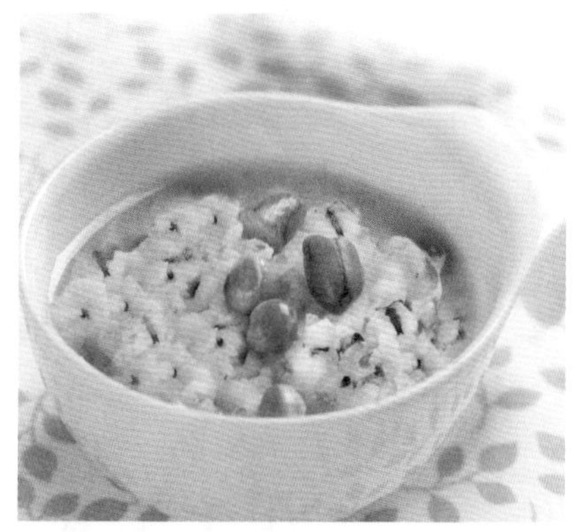

营养解读：花生健脾和胃，利肾去水；豌豆益脾和胃；薏米健脾祛湿解毒。

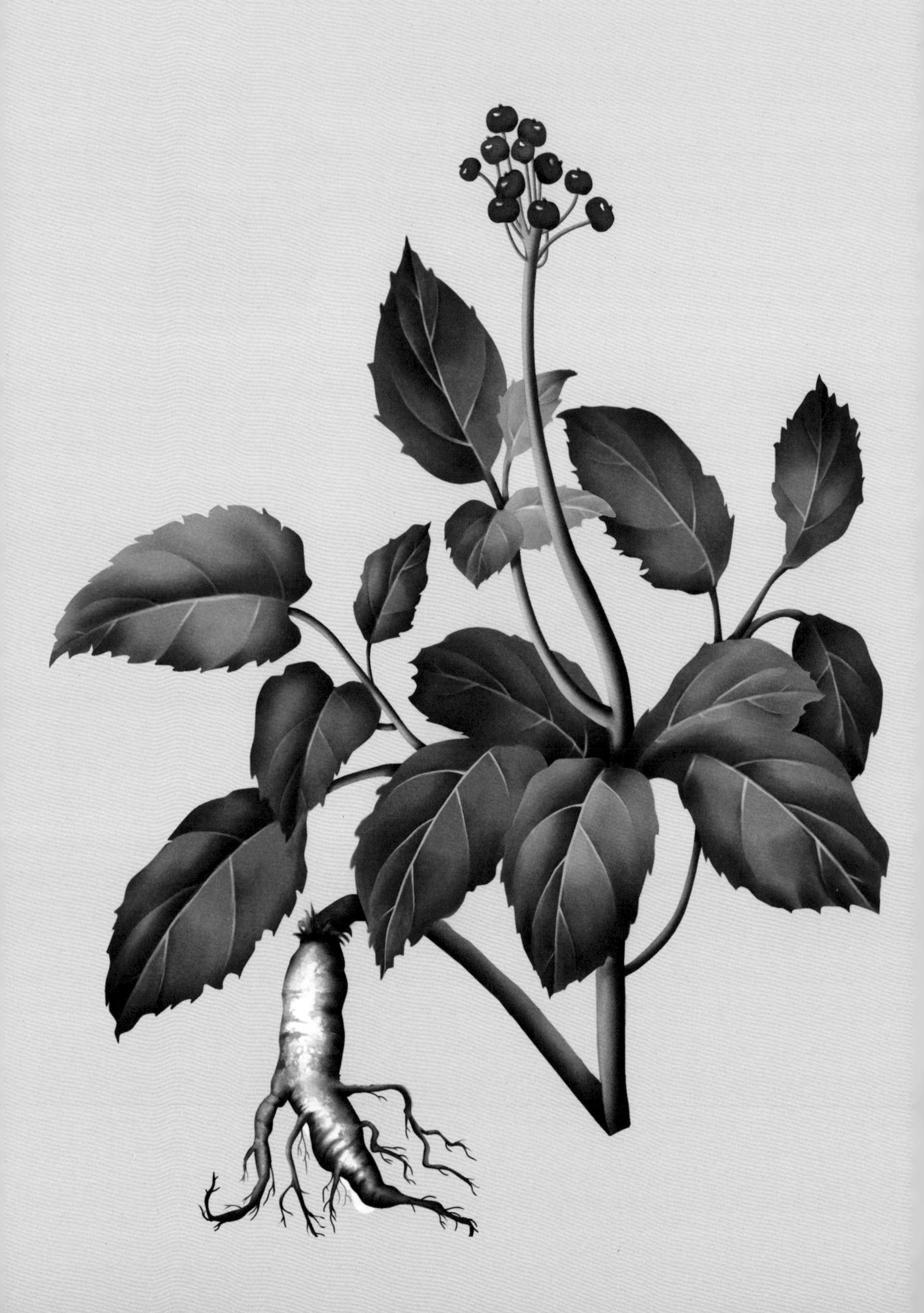

第三章
防肿瘤食疗方

恶性肿瘤是严重威胁人类健康与生命的疾病之一。恶性肿瘤的形成原因非常复杂，可能起源于人体的任何一种细胞或任何一个组织，可能侵犯几乎所有的组织器官。罹患肿瘤，不仅需要花费昂贵的医疗费用，还会在疾病晚期给患者带来极大的痛苦。就食管癌、鼻咽癌、肺癌、胃癌、肝癌、乳腺癌这些肿瘤疾病，本章给出了食疗药膳方，有助于癌症患者进行饮食调养。

食管癌

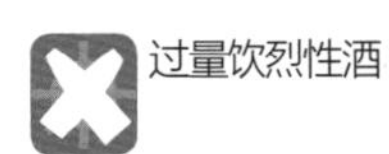

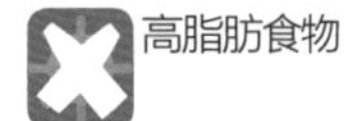

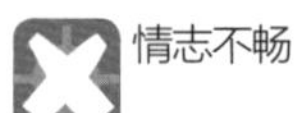

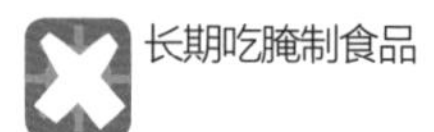

中医认为，食管癌病机之根本为正气亏虚的基础上，气滞血瘀痰凝，结于食道所致，治疗上要祛邪，更要注意扶正，以提高机体免疫力。可选择鸡蛋、鱼、虾、鸡肉、猪瘦肉、猪肝、白菜、胡萝卜、白萝卜、萝卜叶、油菜、香菜、西红柿、冬瓜、土豆，以及适量的牛奶、豆浆、豆腐、豆干等食品。

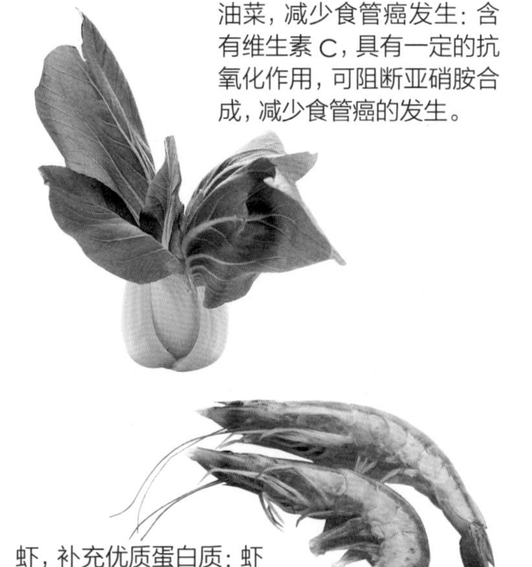

油菜，减少食管癌发生：含有维生素C，具有一定的抗氧化作用，可阻断亚硝胺合成，减少食管癌的发生。

虾，补充优质蛋白质：虾中优质蛋白质含量高，有助于促进恢复。

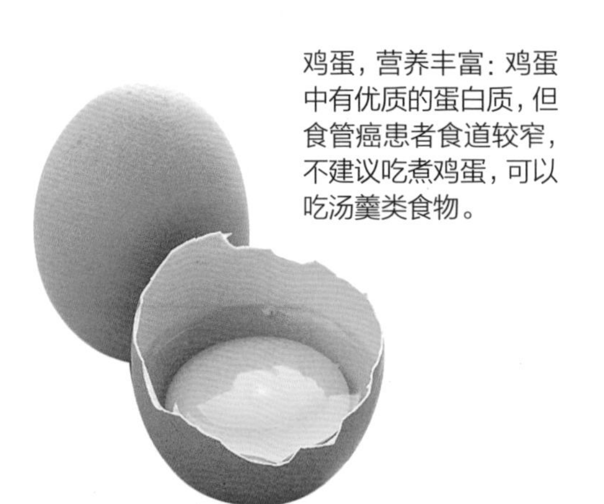

鸡蛋，营养丰富：鸡蛋中有优质的蛋白质，但食管癌患者食道较窄，不建议吃煮鸡蛋，可以吃汤羹类食物。

特效食疗方

大蒜鲫鱼汤

原料：蒜片25克，鲫鱼350克，料酒、盐各适量。

做法：鲫鱼处理干净。将鲫鱼、蒜片、料酒放入锅中，加适量清水，大火煮沸，小火炖煮至熟，加盐调味。

韭菜牛奶饮

原料：韭菜300克，牛奶、白糖各适量。

做法：韭菜洗净，切碎，放入榨汁机中榨取汁液。将韭菜汁液、牛奶放入锅中，小火煮沸，加入白糖稍煮。

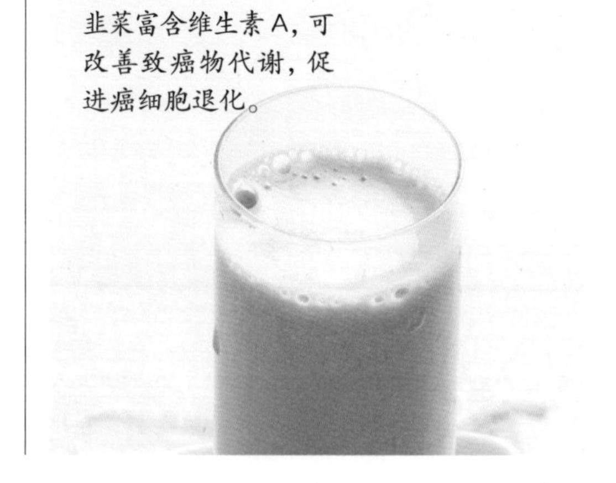

韭菜富含维生素A，可改善致癌物代谢，促进癌细胞退化。

气滞型 *早期食管癌的表现*

症状表现
在吞咽时食管内有阻噎、异物感。

调养方针
理气降逆，活血止痛。

饮食注意
吃质地软的食物。

三七桃仁瘦肉汤

原料： 三七 10 克，桃仁 15 克，猪瘦肉 150 克，盐适量。

做法： 三七切段；桃仁捣碎；猪瘦肉洗净，切片。将三七、桃仁、猪瘦肉放入锅里，加适量清水，小火炖煮至熟，加盐调味。

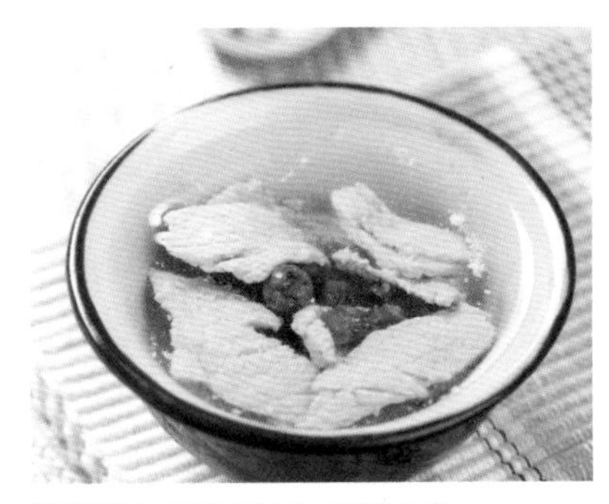

营养解读：可活血祛瘀，通络止痛。

瘀阻型 *吞咽出现困难*

症状表现
吞咽困难。

调养方针
行气化痰，软坚散结。

饮食注意
以半流食和全流食为主，饮食应注意营养搭配。

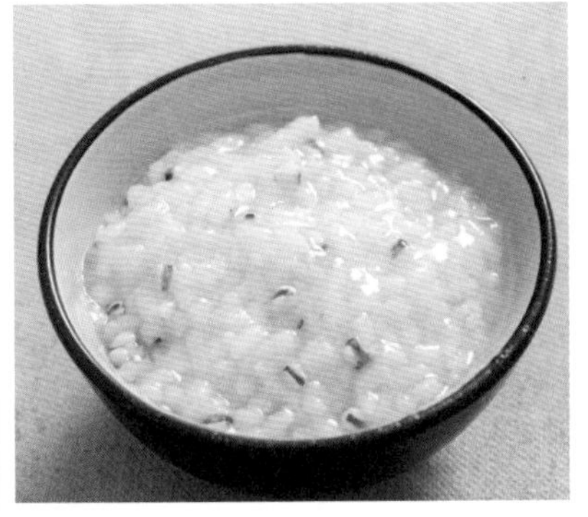

营养解读：陈皮可理气健脾，调中；法半夏燥湿化痰。

陈皮半夏薏米粥

原料： 陈皮 5 克，法半夏 9 克，薏米 50 克，粳米 100 克，盐适量。

做法： 陈皮、法半夏装入纱布袋；薏米洗净，浸泡 3 小时；粳米洗净，浸泡 30 分钟。将薏米、粳米、纱布袋放入锅中，加适量清水，小火熬煮成粥，取出纱布袋，加盐调味。

正气虚衰 *常见于晚期患者*

症状表现
难以进食。

调养方针
滋阴壮阳，益气养血。

饮食注意
饮食应注意清淡和容易消化、吸收，食物要富含营养。

枸杞子乌鸡汤

原料： 枸杞子 30 克，乌鸡 1 只，红枣、姜片、盐各适量。

做法： 枸杞子拣去杂质；乌鸡处理干净。将乌鸡、枸杞子、姜片、红枣放入锅中，加适量清水，炖煮至肉烂，加盐调味。

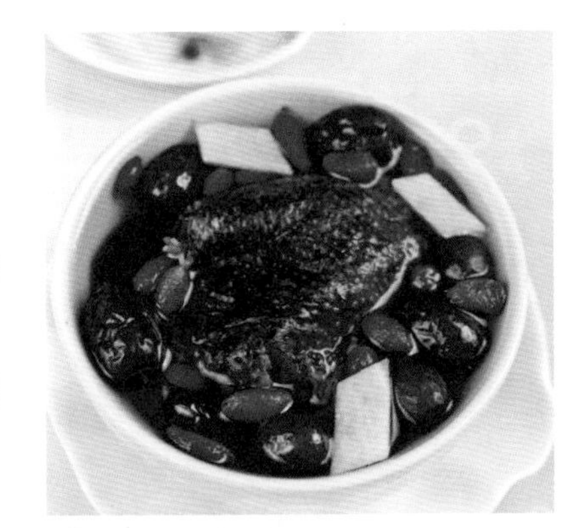

营养解读：枸杞子补肝益肾；乌鸡滋阴清热，益气养血。

鼻咽癌

不吸烟、不饮酒

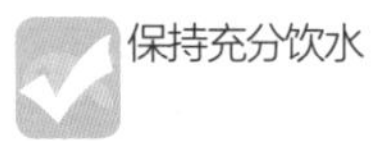
保持充分饮水

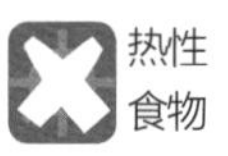
热性食物

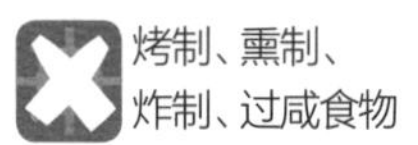
烤制、熏制、炸制、过咸食物

中医认为，鼻咽癌的病因与机体内外多种致病因素有关，火毒困结形成癌肿；痰浊凝结，则痰凝成块；气滞血瘀、气血虚衰，气血凝滞经络，也可形成或促生癌肿。鼻咽癌患者适宜多吃罗汉果、百合、山药、莲子、黄芪、党参、胡萝卜、荸荠、白萝卜、西红柿、莲藕、雪梨、柠檬、山楂、枸杞子、无花果、苦瓜、蘑菇、丝瓜、薏米等。

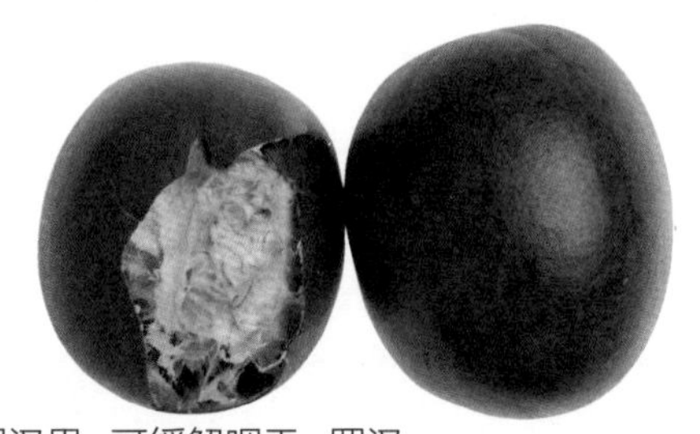

罗汉果，可缓解咽干：罗汉果有助于清热、润肺，对于咽干、烦渴、干咳有一定缓解作用。

荸荠，辅助治疗：荸荠有助于清肺热、化痰、生津润肺，对痰热郁阻于肺部的鼻咽癌有一定辅助治疗作用。

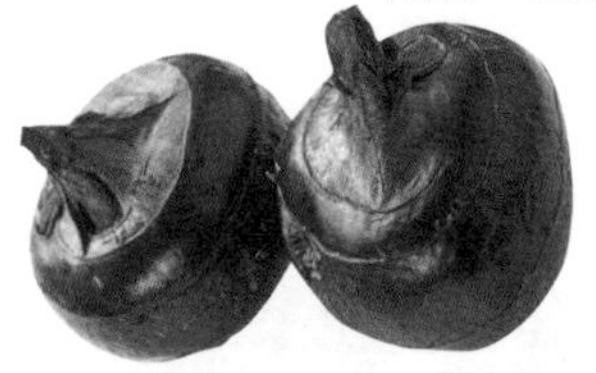

山楂，抑制癌细胞生长：山楂有助于活血化瘀，化滞消积，有一定的抑制癌细胞生长的作用。

特效食疗方

生姜茶饮

原料： 生姜200克，绿茶5克。

做法： 将生姜洗净，在冷水中浸泡30分钟，取出后切片，榨取汁液，装瓶后放冰箱备用；将绿茶放入杯中，用沸水冲泡，加盖，闷15分钟，加适量生姜汁，搅匀。

甜杏仁蜂蜜奶饮

原料： 甜杏仁30克，牛奶、蜂蜜各适量。

做法： 将甜杏仁放入干锅中炒黄，捣碎。将甜杏仁碎放入锅中，加适量清水煨煮20分钟，加入牛奶煮沸，喝时调入蜂蜜。

鼻咽癌患者的饮食原则

辛热香燥食物易动血、助热、伤津，应禁忌，同时还应禁烟酒。患病后味觉、嗅觉常减退，饮食应以鲜美为原则，同时又要清淡富含营养；放疗过程中及放疗后，患者以口干为特征，饮食上应以凉润的食物为主，且兼有芳香美味。不宜多食热性食物，如荔枝、羊肉等。

痰浊凝结 *因脾失健运，体内湿重泛滥所致*

症状表现

鼻塞流涕、头重头晕、胸闷气短、颈部瘰疬（luǒ lì），咳嗽痰稀、食欲缺乏、恶心呕吐。

调养方针

健脾化痰，软坚散结。

饮食注意

忌吃辛辣、刺激性食物，适宜吃薏米、黑木耳、海带等健脾散结的食物。

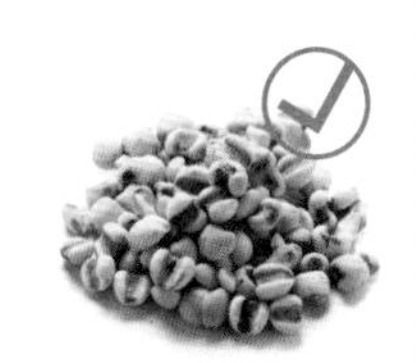

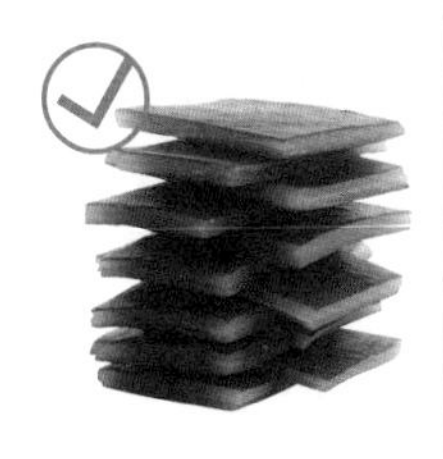

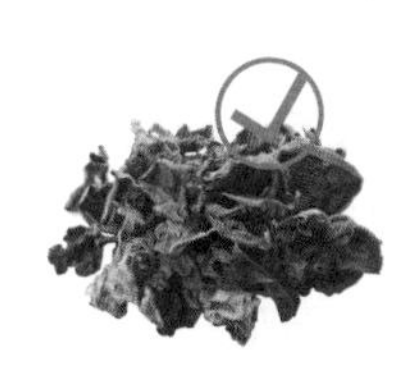

芦笋绿茶饮

原料：芦笋120克，绿茶5克。

做法：芦笋洗净，切小段；绿茶装入纱布袋。将芦笋段、纱布袋放入锅中，加适量清水，煎煮30分钟，取出纱布袋，代茶频饮。可同时嚼食芦笋。

鱼腥草茶

原料：鱼腥草20克。

做法：鱼腥草洗净，切碎，放入砂锅中，加适量清水，煎煮取汁，代茶频饮。

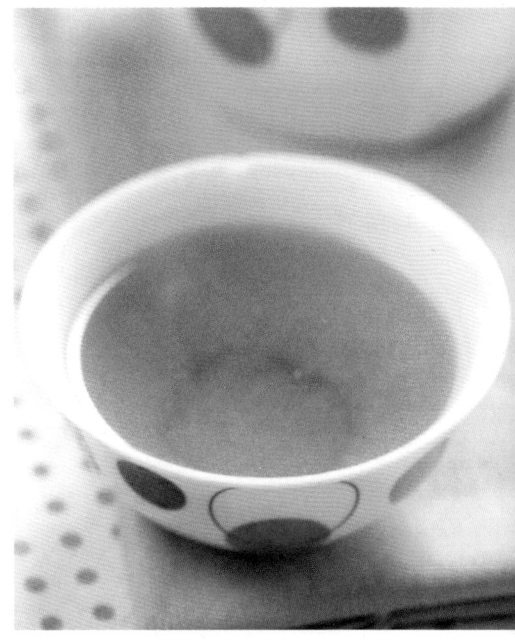

营养解读：鱼腥草可清热解毒、排脓消痈、利尿通淋、强身抗癌。

石斛生地绿豆汤

原料：石斛12克，生地黄15克，绿豆50克，冰糖适量。

做法：将石斛、生地黄放入锅中，煎煮取汁；绿豆洗净，放入锅中加水煎煮至豆烂，加入煎煮汁液、冰糖，煮沸。

荸荠豆浆饮

原料：荸荠100克，豆浆、白糖各适量。

做法：荸荠洗净，去皮，榨取汁液；将豆浆倒入锅中，小火煮沸，加入荸荠汁液煮沸，调入白糖，搅匀。

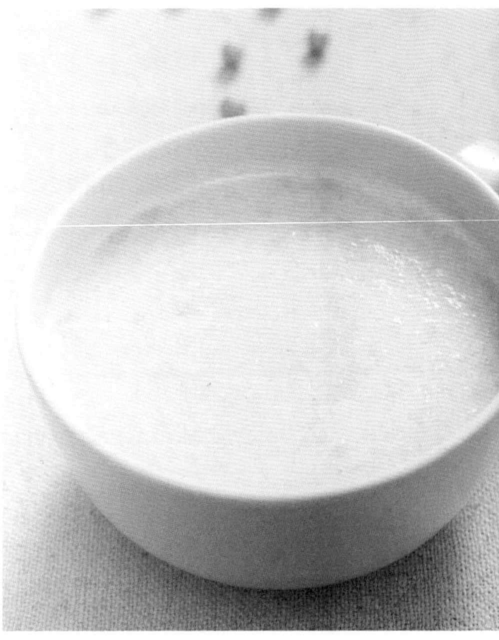

营养解读：荸荠豆浆饮清热止咳、润燥生津，更适合在秋冬季饮用。

火毒困结 鼻腔出血或有腥臭味分泌物渗出

症状表现
头痛剧烈，耳鸣耳聋，鼻出血不止、腥臭，颈部肿核大而坚硬如石，口臭，口干而苦，小便赤。

调养方针
泻火解毒。

饮食注意
积极补充水分，适度多吃泻火解毒的食材，比如黄瓜、苦瓜、薏米等。

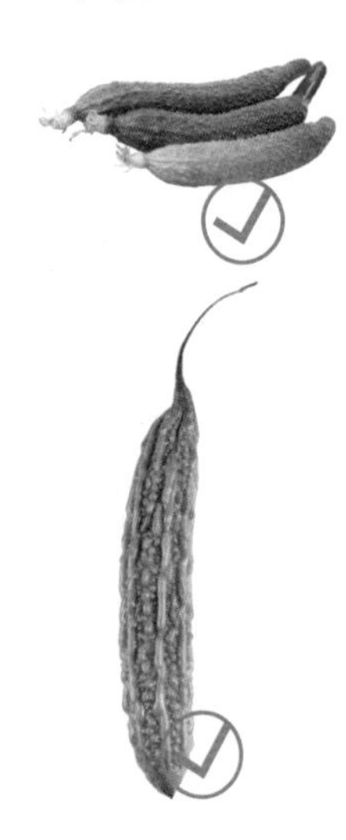

金银菊花绿豆饮

原料：金银花 15 克，白菊花 10 克，绿豆 50 克。

做法：绿豆、金银花、白菊花洗净，放入锅中，加水煮至豆烂，滤汁，代茶饮。

半边莲茶

原料：半边莲 10 克。

做法：半边莲洗净，放入杯中，沸水冲泡，加盖，闷 15 分钟，取汁饮用。

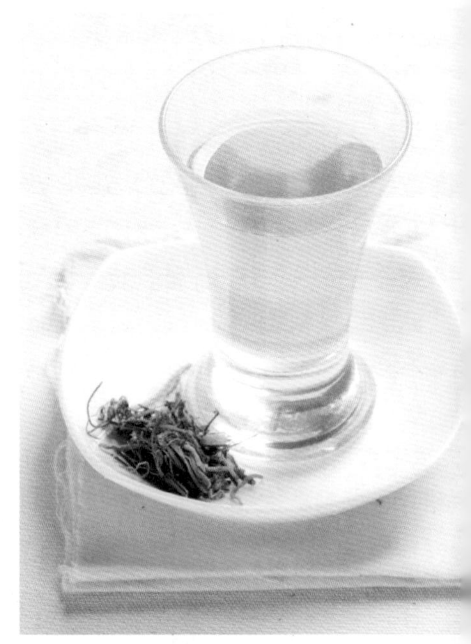

营养解读：半边莲清热解毒、利水消肿，具有抑菌、利胆，抗肿瘤等多种药理作用。

桑菊决明枸杞子茶

原料：桑叶、白菊花、枸杞子各 9 克，决明子 6 克。

做法：将全部食材洗净，放入锅中煎煮取汁。

参麦石斛茶

原料：西洋参 3 克，麦冬、石斛各 10 克。

做法：麦冬、石斛放入锅中，加清水，煎煮取汁，放西洋参，加盖，关火闷 15 分钟。

金银花蜂蜜饮

原料：金银花 15 克，蜂蜜适量。

做法：金银花放杯中，沸水冲泡，加蜂蜜，放冰箱冷藏。每次取 2 汤匙，温水冲服，每日 2 次。

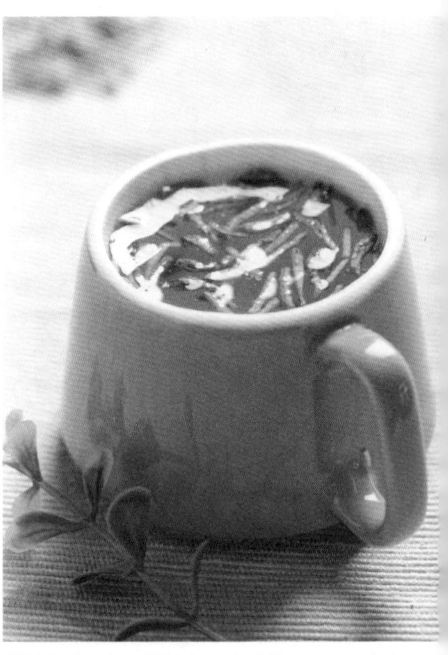

营养解读：金银花茶有一定清热解毒、和中润肺的功效。

气滞血瘀 *伴有耳部不适*

症状表现
鼻塞、呼吸不利、鼻涕带血，耳内胀闷、耳鸣耳聋，胸胁痞满，头痛眩晕。

调养方针
行气活血，散瘀化结。

饮食注意
多吃有行气、活血功能的食物，比如白萝卜、柑橘、黑木耳等。

荞麦土牛膝茶

原料： 荞麦 30 克，土牛膝 15 克。

做法： 将荞麦、土牛膝洗净，放入锅中，加入适量清水，煎煮 45 分钟。可吃荞麦、饮茶。

半枝莲蜂蜜饮

原料： 半枝莲 20 克，蜂蜜适量。

做法： 半枝莲洗净，放入锅中，加入适量清水煎煮取汁，调入蜂蜜，搅匀即饮。

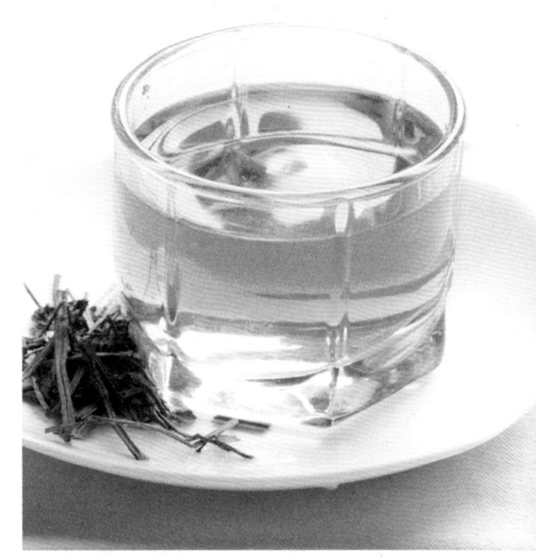

营养解读：半枝莲具有清热解毒、活血化瘀、消肿止痛等功效。

气血虚衰 *鼻咽癌晚期阶段*

症状表现
气血虚衰为鼻咽癌晚期阶段，形体瘦削、面容憔悴。

调养方针
益气补血，扶正祛邪。

饮食注意
选用容易消化、营养丰富的食材，比如罗汉果、桂圆、百合、山药、莲子。

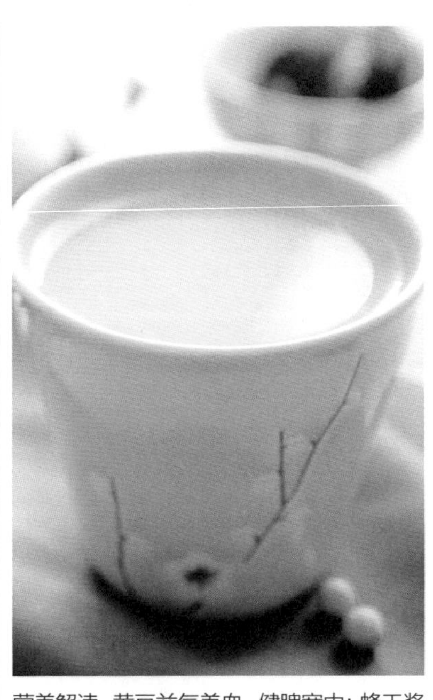

营养解读：黄豆益气养血，健脾宽中；蜂王浆滋补强壮，益肝健脾。

桂圆二参膏

原料： 桂圆肉 250 克，党参 15 克，沙参 12 克，蜂蜜适量。

做法： 桂圆肉、党参、沙参放入锅中，加清水浸泡，煮 20 分钟，取药汁 1 次，加清水再煮，取药汁。将两次药汁混合，小火煎浓稠，加蜂蜜，煮沸即关火，放凉，装瓶。沸水冲泡，顿服。

黄豆蜂王浆饮

原料： 黄豆 50 克，蜂王浆 5 克。

做法： 黄豆泡 3 小时打成豆浆，煮沸，放凉，加入蜂王浆拌匀。

肺癌

 补充蛋白质

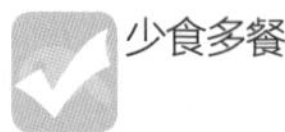 少食多餐

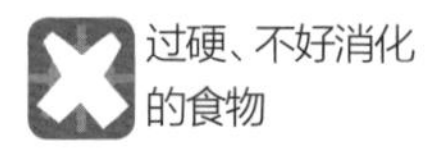 过硬、不好消化的食物

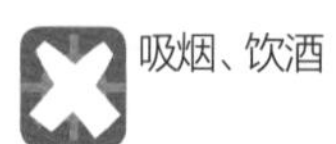 吸烟、饮酒

中医认为，肺癌主要是因正气虚损与邪毒入侵相互作用所致，肺气郁则气机不利，血行凝滞，脾虚湿蕴则聚精为痰。气滞，血瘀，痰凝，热毒聚结于肺，日久成积而为肺部肿瘤。饮食上可多吃抗肺癌的食物，比如薏米、甜杏仁、菱角、牡蛎、海蜇、黄鱼、海参、茯苓、山药等。

海蜇，防治癌症：海蜇有化痰和清热平肝的作用，对癌症的防治有一定的作用。

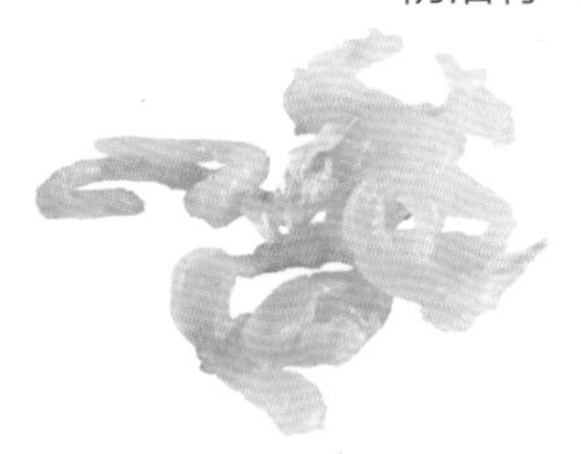

山药，辅助抑制癌细胞：山药中含有的山药多糖对肺癌细胞有一定的抑制作用，适合肺癌患者食用。

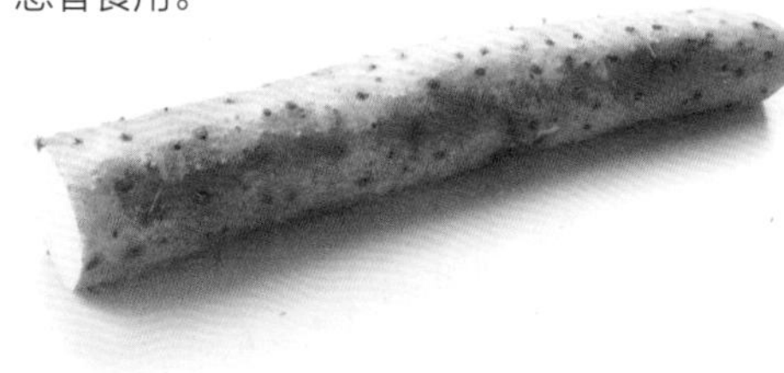

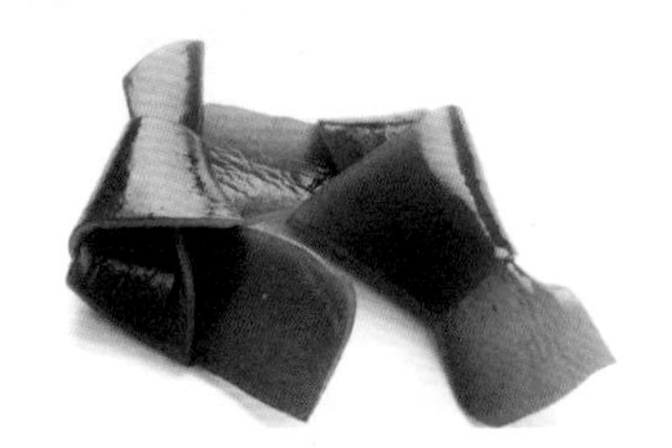

海带，促进恢复：海带富含碘、海带多糖，有助于增强患者的抵抗力，加快病情的恢复。

特效食疗方

白萝卜粳米粥

原料：白萝卜100克，粳米80克。

做法：白萝卜洗净，去皮，切小块；粳米洗净，浸泡30分钟。将白萝卜、粳米放入锅中，加适量清水，熬煮成粥。

荸荠饮

原料：荸荠50克。

做法：荸荠洗净，去皮，切块，放入榨汁机中，加水榨取汁液，煮沸，放凉后饮用。

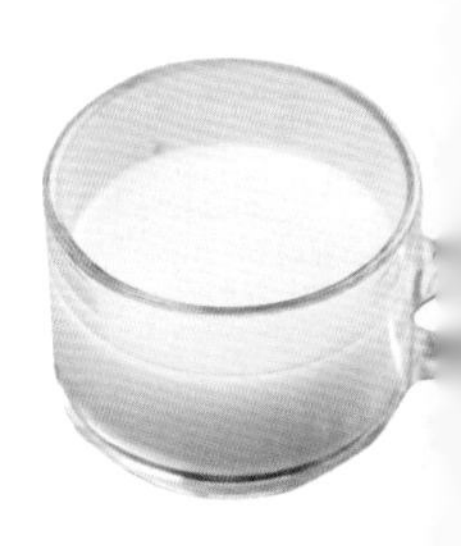

适当补充维生素C和维生素A

研究表明，维生素A和维生素C对呼吸道黏膜有一定的保护作用。吸烟者每日会耗损相当数量的维生素C，更应补充。因此，肺癌患者应该多吃富含维生素C的食物，比如新鲜蔬菜和新鲜水果；肉、蛋、鸡、鸭富含维生素A，也应常吃。

脾虚痰湿 *咳嗽且痰多*

症状表现

咳嗽痰多、清稀色白、神疲乏力、胸闷纳少、腹胀便溏。

调养方针

健脾助运，燥湿化痰。

饮食注意

宜食健脾化湿、宣肺化痰的食物，比如山药、薏米、冬瓜仁、扁豆、赤小豆等。

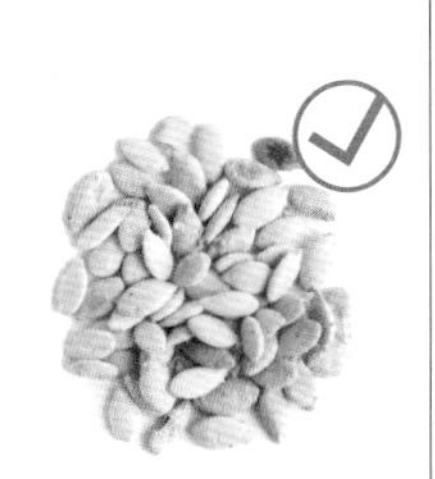

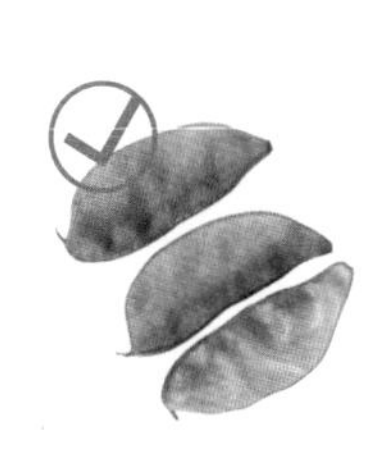

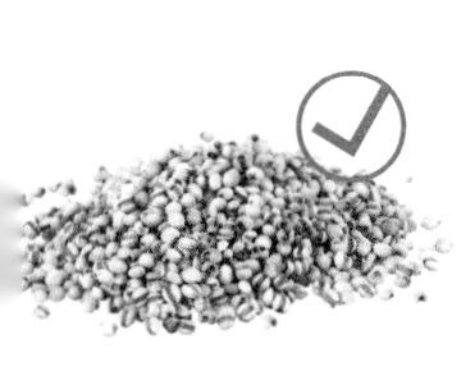

杏仁荸荠藕粉羹

原料：苦杏仁 15 克，荸荠、藕粉各 50 克，冰糖适量。

做法：苦杏仁放温水中泡发，去皮，煎煮取汁；荸荠去皮，捣烂；藕粉用温水调匀。将苦杏仁汁、荸荠放锅中，加清水，小火煮沸，慢慢加藕粉汁，煮沸后加冰糖稍煮。

白梨茯苓饮

原料：茯苓 10 克，白梨块适量。

做法：将白梨块、茯苓放入锅中，加适量清水，大火煮开，转小火煮 25 分钟，去渣取汁，即饮。

冬瓜仁白果粥

原料：冬瓜仁 25 克，白果 15 克，粳米 80 克。

做法：冬瓜仁洗净，微火炒干，研末；白果去壳，去红软膜，去胚。将白果、粳米放入锅中，加适量清水，熬煮至七成熟，加入冬瓜仁末，熬煮至熟。

杏仁陈皮饮

原料：甜杏仁 20 克，陈皮 10 克。

做法：甜杏仁洗净，去皮，切碎；陈皮洗净，切小丁。锅中放入全部食材，加适量清水，大火煮开，转小火煎煮 30 分钟。分次饮用。

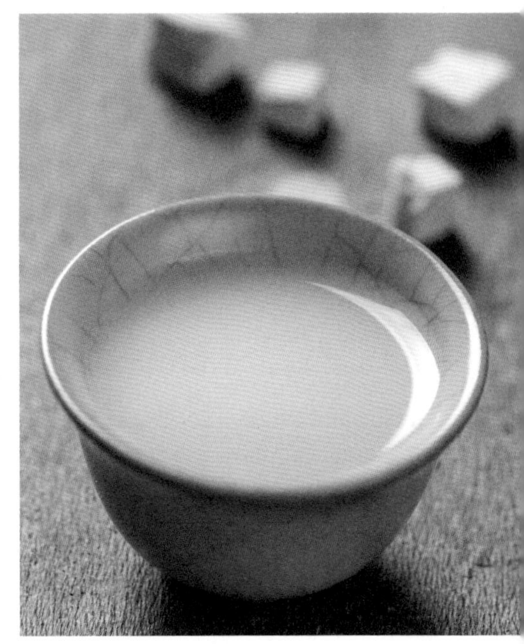

营养解读：白梨茯苓饮祛痰利湿，适用于咳嗽胸闷、痰多难咳。

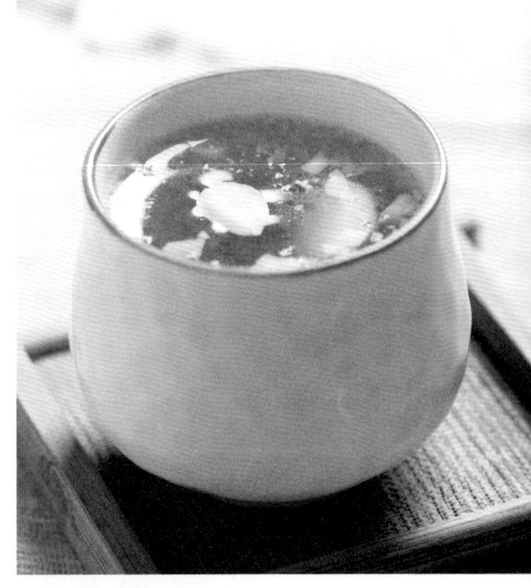

营养解读：杏仁陈皮饮能宣肺止咳、化痰，冬季咳嗽痰多时适宜饮用。

阴虚内热 易出现继发感染

症状表现

咳嗽无力、痰多黏黄、大便干结。

调养方针

养阴清热，生津润肺。

饮食注意

宜食滋阴清肺的食物，比如薏米、山药、百合、北沙参、石斛、梨、荸荠等。

仙鹤草薏米粥

原料：仙鹤草、薏米、花豆各适量。

做法：薏米、花豆洗净，浸泡，仙鹤草装入纱布袋，与薏米、花豆一起放锅中，加水熬至粥熟，取出纱布袋。

石吊兰瘦肉汤

原料：石吊兰30克，猪瘦肉片150克，姜片、盐各适量。

做法：石吊兰煎煮取汁。将猪瘦肉片、姜片放入锅中，加入煎煮汁液和适量清水，大火煮沸，转小火炖煮至熟，加盐调味。

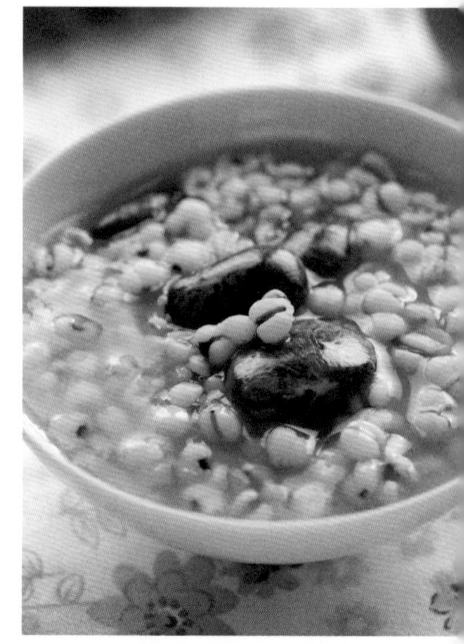

营养功效：仙鹤草败毒抗癌，凉血止血；薏米清热排脓。此粥可清热解毒，止血。

气滞血瘀 易出现痰中带血

症状表现

胸部疼痛、痛如锥刺、咳痰不爽、痰中带血。

调养方针

活血化瘀，理气止痛。

饮食注意

宜食清淡易消化的食物，少食油腻的食物，以减少痰浊生成。

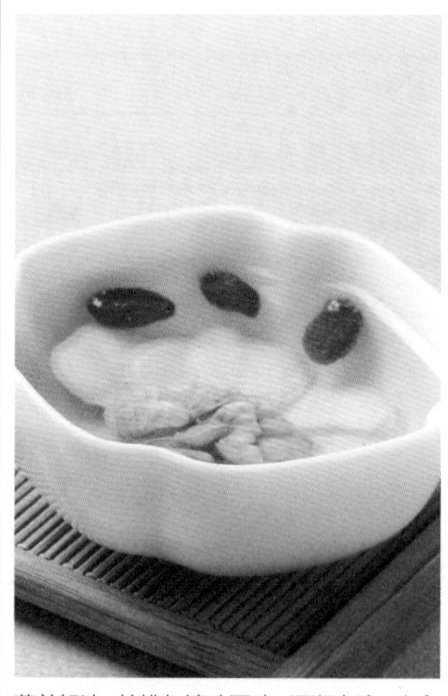

营养解读：核桃仁镇咳平喘，通润血脉；人参大补元气，补脾益肺。

核桃人参汤

原料：核桃仁20克，人参片10克，枸杞子适量。

做法：将全部食材放入锅中，加水煮沸，转小火煮25分钟。

银耳百合红糖蛋汤

原料：银耳15克，百合20克，山药片30克，红枣10个，鸡蛋2个，核桃枝梢100克，红糖适量。

做法：核桃枝梢剪小段与洗净的银耳、百合、山药片、红枣一起放入锅中，加清水，煎煮至熟，取出核桃枝梢，加蛋液、红糖稍煮。

气阴两虚 *咳嗽但少痰*

症状表现
胸背部隐隐作痛、咳声低弱、神疲乏力。

调养方针
益气养阴，扶正抗癌。

饮食注意
宜食益气养阴之品，比如甲鱼、白果、豆浆等。

白芷燕窝汤

原料：白芷9克，燕窝15克，冰糖适量。

做法：将白芷、燕窝隔水炖至极烂，过滤去渣，加入冰糖，稍炖。

川贝甲鱼汤

原料：川贝6克，甲鱼块、清汤、料酒、花椒、姜末、葱段、盐各适量。

做法：将甲鱼块放入锅中，加入川贝、料酒、花椒、姜末、葱段，倒入清汤慢炖至熟，加盐调味。

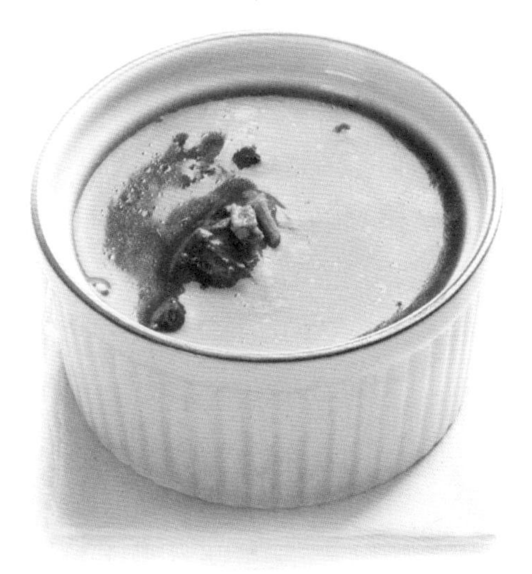

营养解读：川贝甲鱼汤养阴清热，润肺止咳。

肺气不足 *易感冒、易感染、易咳嗽、易气短*

症状表现
咳嗽无力、痰液清稀、声低神疲。

调养方针
益气补肺，强身固表。

饮食注意
日常生活中应忌食生冷、油腻、辛辣、刺激性和腌制食物，以免加重病情。

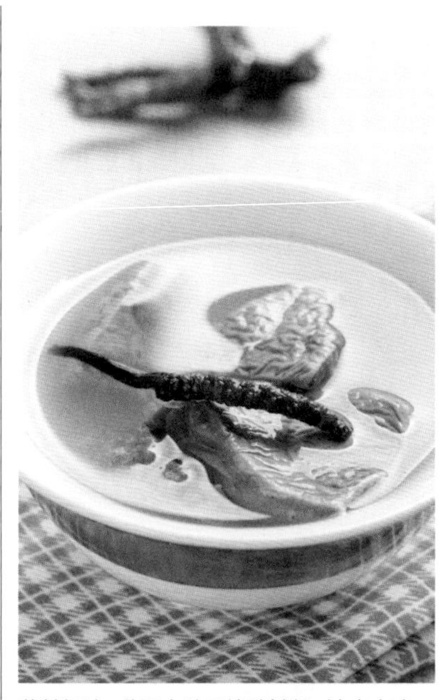

营养解读：此汤有助于补肺益肾，祛痰止咳。

虫草猪肺汤

原料：冬虫夏草2克，猪肺250克，高汤、葱段、姜片、盐、白糖、料酒、胡椒粉、香油各适量。

做法：猪肺洗净，切小块。将冬虫夏草、猪肺块、葱段、姜片放入锅中，加入高汤和适量清水，大火煮沸，转小火炖煮至熟，取出葱段、姜片，加盐、白糖、料酒，撒胡椒粉，淋香油。

胃癌

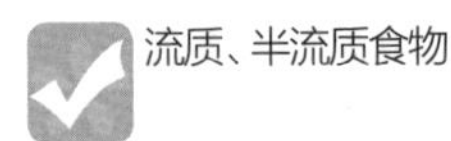
流质、半流质食物

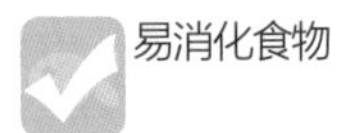
易消化食物

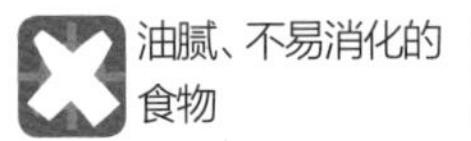
油腻、不易消化的食物

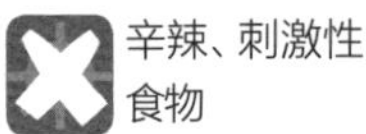
辛辣、刺激性食物

中医学上没有“胃癌”这个名称，但根据临床表现可归属于“胃脘痛、反胃”范畴，临床辩证主要分为脾虚肝旺、胃热伤阴和气血两虚。胃癌患者宜吃能增强免疫力、有抗胃癌作用的食物，推荐食材有山药、扁豆、薏米、黄花菜、香菇、葵花子、猕猴桃、无花果、苹果等。

猪肝，预防并发症：猪肝中含铁比较多，有助于缓解胃癌引起的缺铁性贫血。

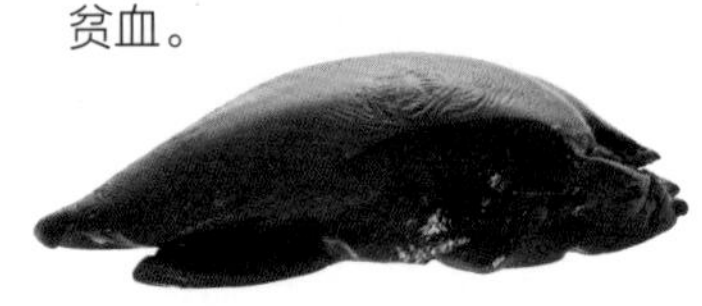

苹果，易消化、易吸收：苹果清淡易消化，且富含维生素和膳食纤维，可以为人体提供必要的营养。

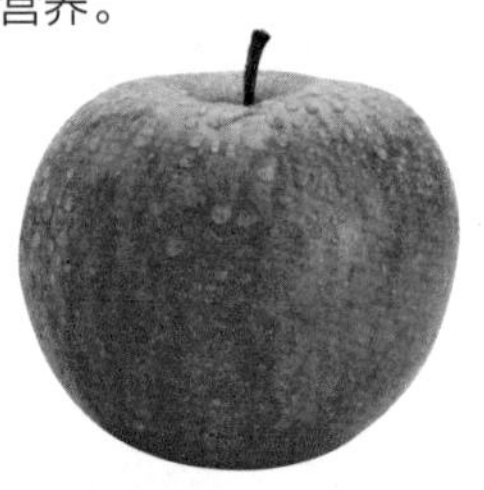

薏米，增强免疫力：薏米具有提高身体抵抗力以及抗胃癌的作用。

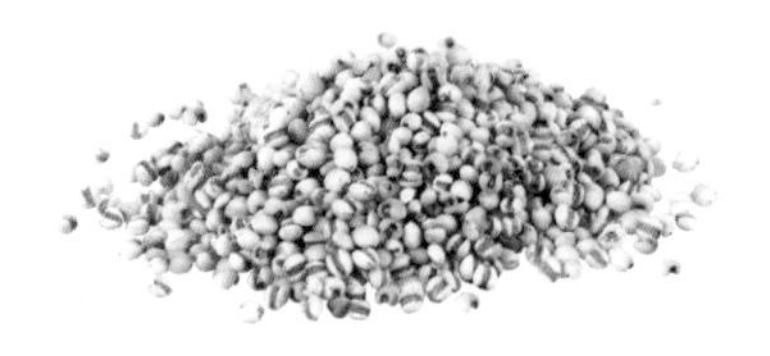

特效食疗方

向日葵梗芯汤

原料：向日葵梗芯5克。

做法：将向日葵梗芯加水煎汤饮服，每日1剂，分2次服。可经常饮用。

铁树叶红枣汤

原料：铁树叶150克，红枣10个。

做法：将上述材料混合，加水，慢火煎汤。每日1剂，分3次服，1个月为1个疗程。

豆芽炒猪肉

原料：豆芽250克，猪瘦肉150克，葱花、蚝油、盐各适量。

做法：将豆芽洗净，焯烫，切碎；猪瘦肉洗净，剁成末。油锅烧热，放猪瘦肉末炒熟，放入豆芽碎、葱花、蚝油、盐炒匀。

山药桂圆汤

原料：山药、桂圆各20克。

做法：将山药、桂圆洗净，同置锅中，加清水，大火煮开约5分钟，改小火煮20分钟，分次服用。

脾虚肝旺 *胃气上逆，易引发胃癌*

症状表现
胃脘胀满，口苦心烦，嗳气陈腐。

调养方针
疏肝理气，健脾和胃。

饮食注意
宜吃温补食物。

陈皮代代花茶

原料：陈皮20克，代代花10克。

做法：陈皮洗净晾干，代代花洗净，将陈皮、代代花同置杯中，开水冲泡，代茶饮。

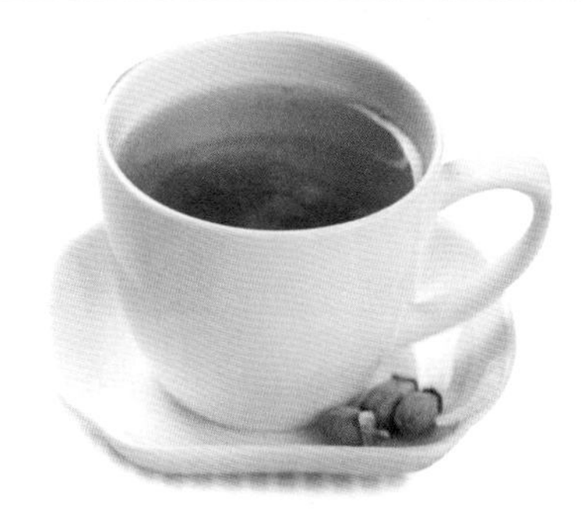

营养解读：有助于和胃降逆、理气宽胸，适合脾虚肝旺的胃癌患者。

胃热伤阴 *多伴有口气重、舌苔黄*

症状表现
胃脘刺痛，食后加剧，口干思饮。

调养方针
解毒祛瘀，清热养阴。

饮食注意
宜吃滋阴养胃的食物。

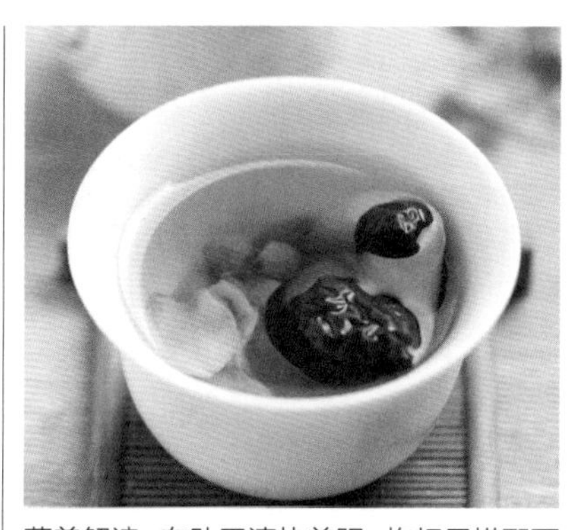

营养解读：有助于清热养阴，枸杞子搭配百合，效果更佳。

枸杞子百合饮

原料：枸杞子、百合各20克，红枣3个。

做法：枸杞子、百合、红枣分别洗净，同置锅中，加清水1 000毫升，大火煮开约3分钟，改小火煮约20分钟。分次饮用。

气血两虚 *多见于晚期胃癌*

症状表现
伴有重度贫血，畏寒身冷、全身乏力。

调养方针
补气养血，健脾补肾。

饮食注意
宜吃养气血的食物，比如山药。

乌贼骨猪肉粥

原料：乌贼骨、广陈皮各10克，猪瘦肉末50克，粳米100克，盐适量。

做法：乌贼骨、广陈皮置砂锅中，加清水煎煮，煮沸约30分钟后，取汁。粳米放锅内，加清水，再加入猪瘦肉末一并煮，先用大火烧沸，再用小火煎煮，至熟后，倒入药汁，再煮沸两次。

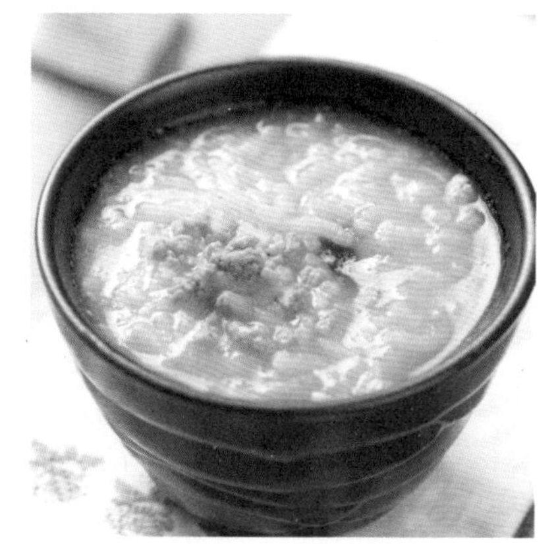

营养解读：有助于行气止痛，健脾益气，收敛止血。

肝癌

 补充钾

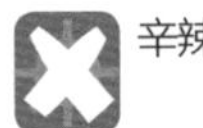 辛辣、刺激性食物

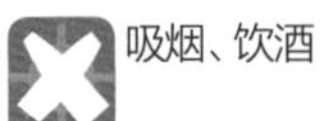 吸烟、饮酒

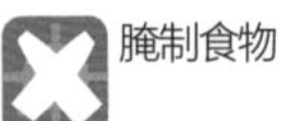 腌制食物

在肝癌的治疗上，手术切除仍然是首选方法。术后可以针对肝癌患者出现的食欲缺乏、胃肠不适等症状，制订肝癌患者的食谱，可以多吃玉米、红薯、小米、油菜、菠菜、青椒、香蕉等。

草莓，有抗癌效果：草莓有一定的抗癌效果，而且有助于改善肝癌患者易出现的消化不良情况。

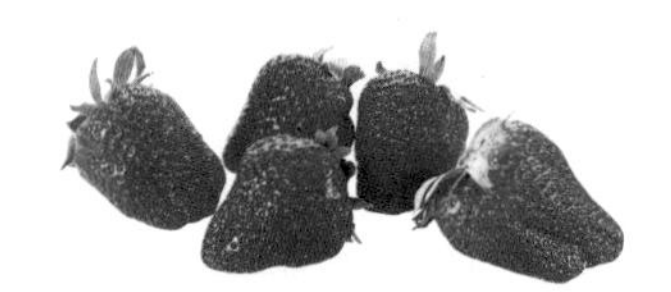

香菜，增强食欲：香菜独有的香气，有一定增强食欲的作用。

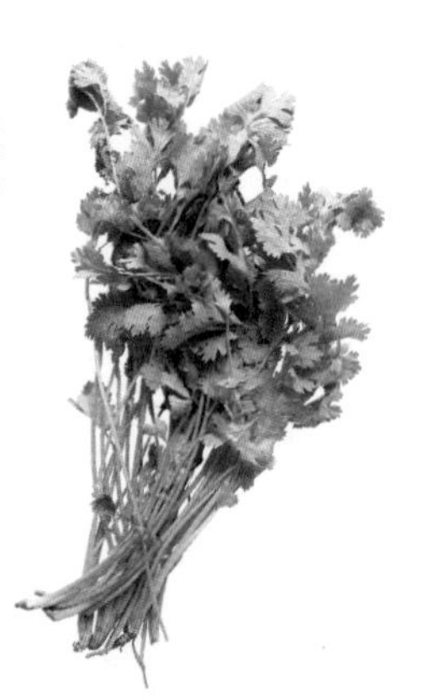

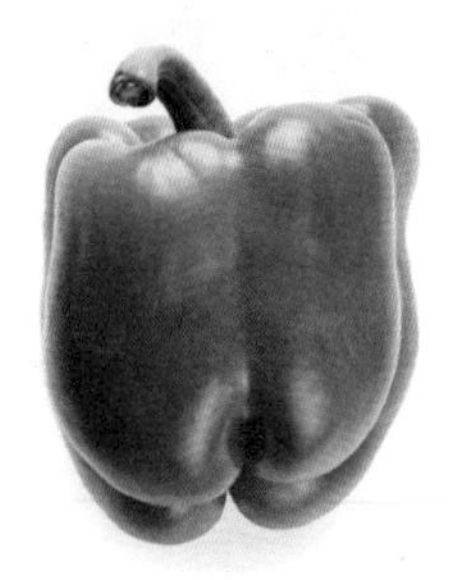

青椒，补充钾元素：青椒含钾丰富，适合经常放腹水或长期使用利尿剂的患者食用。

特效食疗方

郁金炙甘草茶

原料：绿茶2克，醋制郁金粉5~10克，炙甘草5克，蜂蜜25克。

做法：将上述材料加水1000毫升，煮沸10分钟，取汁饮用。每日1剂，少量多次饮用。

豆豉薏米饮

原料：淡豆豉、薏米各10克。

做法：将上述材料分别洗净，同置锅中，加清水500毫升，大火煮开约5分钟。改小火煮约30分钟，滤渣取汁，分次饮用。

中晚期，饮食宜高糖低脂

肝癌发展至中晚期，胆汁分泌量减少，对脂肪饮食不耐受。此时宜用高糖低脂饮食来维持机体的能量代谢，并尽量补足维生素C、B族维生素及维生素K，促进肝脏恢复。对于合并肝硬化和伴腹水者，应限制钠盐摄入。伴门静脉高压表现者，尽可能选择细软、无刺激性的流质或半流质饮食。

气滞血瘀

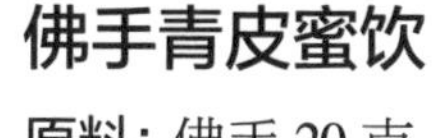

易导致胁下结块、推之不移

症状表现

胸闷腹胀、纳呆乏力，两胁牵痛或胀痛、刺痛。

调养方针

疏肝理气，活血化瘀。

饮食注意

不吃胀气食物，不吃冷饮。

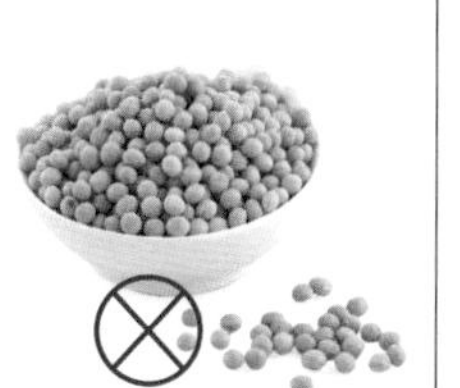

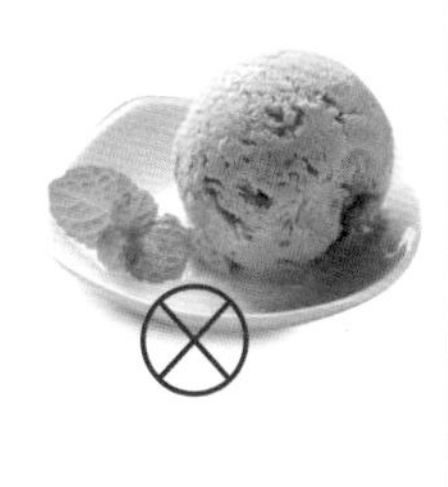

佛手青皮蜜饮

原料：佛手 20 克，青皮 15 克，郁金 10 克，蜂蜜适量。

做法：将佛手、青皮、郁金入锅，加适量水，煎煮两次，每次 20 分钟，合并滤汁，待药汁转温后调入蜂蜜搅匀。

鸡肉茯苓馄饨

原料：鸡肉 120 克，茯苓粉 60 克，面粉 180 克，豆豉 10 克，姜末、葱花、盐各适量。

做法：将鸡肉洗净，剁成肉泥，拌入茯苓粉、姜末、葱花、盐，拌匀做馅；面粉加适量水制成薄面皮，包馅后制成馄饨，汤内加豆豉，放入馄饨煮熟。

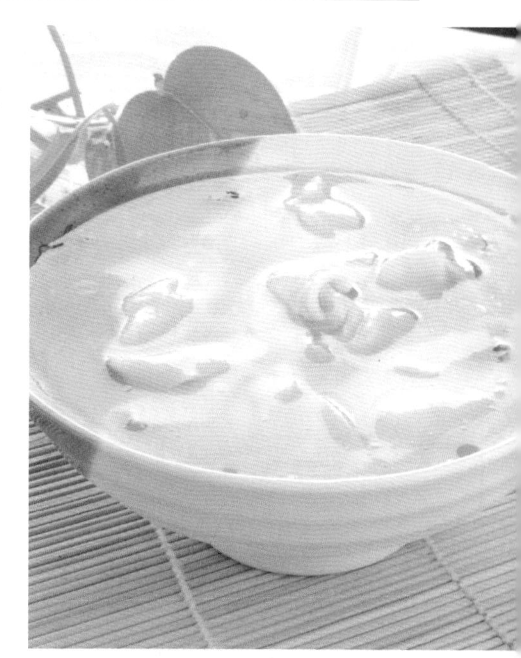

营养解读：茯苓有健脾的功效，和鸡肉一起包馄饨可补气消肿，适用于脾胃气虚型肝癌者。

佛手猪肝汤

原料：佛手片 10 克，猪肝 150 克，姜片 10 克，盐、葱段各适量。

做法：将佛手片置锅中，加清水 500 毫升，煮沸约 20 分钟；将猪肝洗净，切成片，加姜片、盐、葱段略腌片刻，锅中药汁煮沸后倒入猪肝，煮熟。

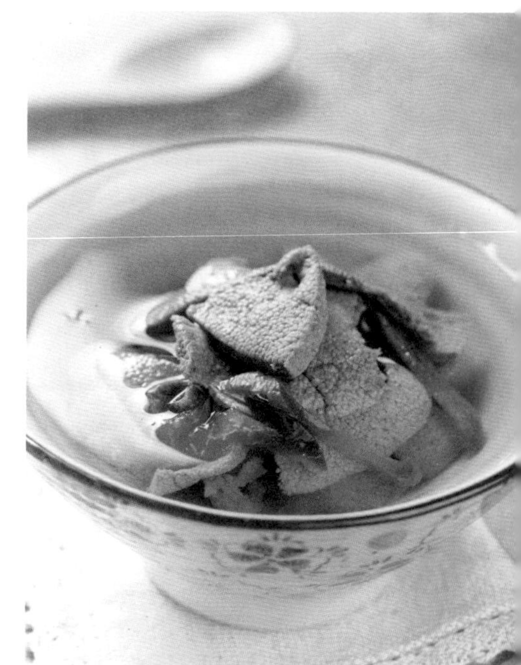

营养解读：佛手猪肝汤有助于疏肝解郁，行气止痛。适合脾胃气虚型肝癌患者食用。

肝胆湿热 会伴有口苦、恶心、呕吐

症状表现

黄疸日深、经久不退、色暗、面黝黑，发热胁痛，恶心纳差，口干苦，小便短赤。

调养方针

疏利肝胆，清泻湿热。

饮食注意

少吃辛辣、黏糯滋腻的食物，比如胡椒、桂圆肉、糯米等。

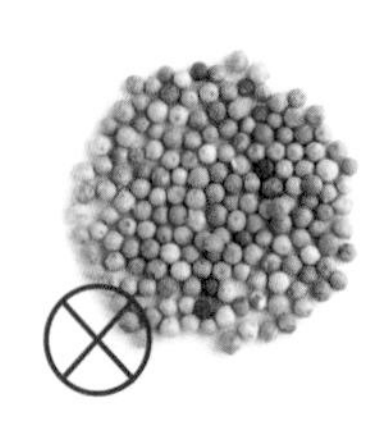

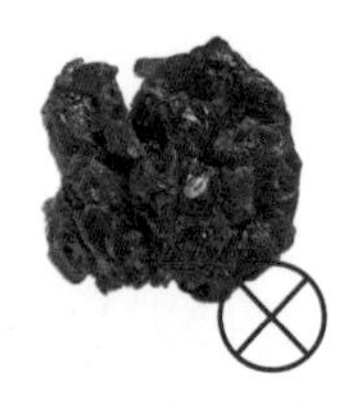

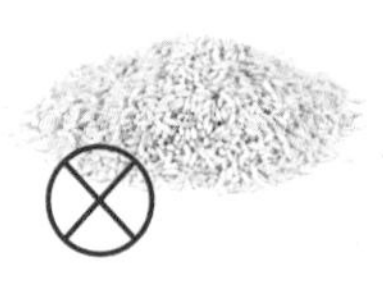

凉拌茵陈蒿

原料：茵陈蒿 100 克，盐、白糖、麻油各适量。

做法：将茵陈蒿择洗干净，入沸水锅焯透，捞出洗净，挤干水，切碎放盘中，加入盐、白糖、麻油，拌匀。每日 1 剂。

芦笋玉米须粥

原料：芦笋、薏米、粳米各 50 克，玉米须 200 克。

做法：将芦笋洗净切段，盛入碗中，备用。再将玉米须洗净，切成小段，放入双层纱布袋中，扎紧袋口，与洗净的薏米、粳米同放入砂锅，加水适量，大火煮沸后，改用小火煨煮 30 分钟，取出纱布袋，滤尽汁水，调入切段的芦笋，继续用小火煨煮至薏米熟烂。

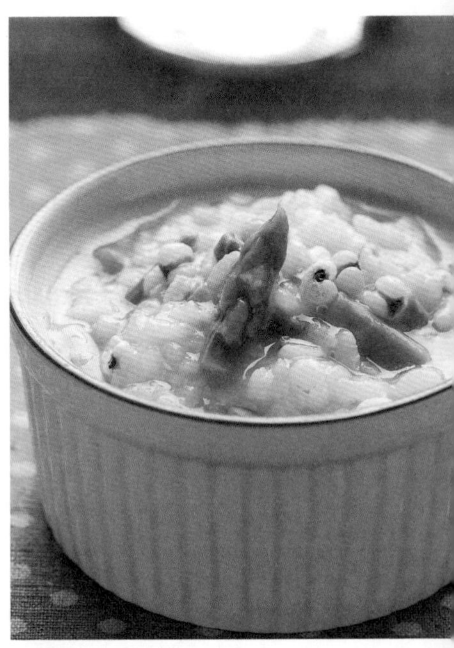

营养解读：清热利湿，抗癌退黄。主治湿热内蕴型肝癌伴发黄疸。

败酱卤鸡蛋

原料：败酱草 50 克，鸡蛋 1 个。

做法：鸡蛋带壳洗净。锅中放入败酱草、水、鸡蛋，煮至蛋熟。捞出鸡蛋剥去蛋壳，放入汤中稍煮。吃鸡蛋，喝汤，每日 1 次。

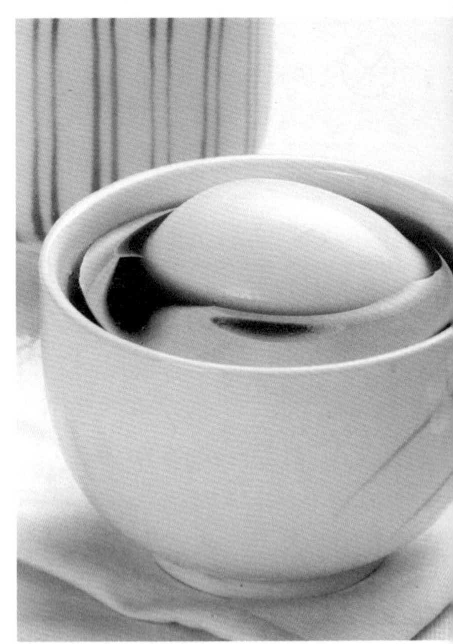

营养解读：败酱草清热解毒，湿热型肝癌患者可每日吃 1 个败酱卤鸡蛋。

脾虚湿聚 *常有腹胀之感*

症状表现

神疲乏力，纳呆消瘦、腹胀、腹泻，胁痛、四肢酸痛、足肿膨胀。

调养方针

健脾化湿，疏肝活血。

饮食注意

少吃寒凉类、油腻类、坚果类等不易消化的食物。

西洋参山药炖鸭

原料： 鸭肉块、西洋参片、山药、红枣、生姜、盐各适量。

做法： 炖盅放入全部食材，倒开水盖盖，小火炖煮至熟，加盐调味。

鸡汁薏米粥

原料： 黄母鸡 150 克，薏米 100 克，粳米 50 克，盐适量。

做法： 薏米、粳米洗净，浸泡 30 分钟。黄母鸡洗净，斩细拍碎，放入锅中，加水煮至鸡肉熟烂。取鸡汤与薏米、粳米一同放入锅中，煮至米熟，加盐调味。

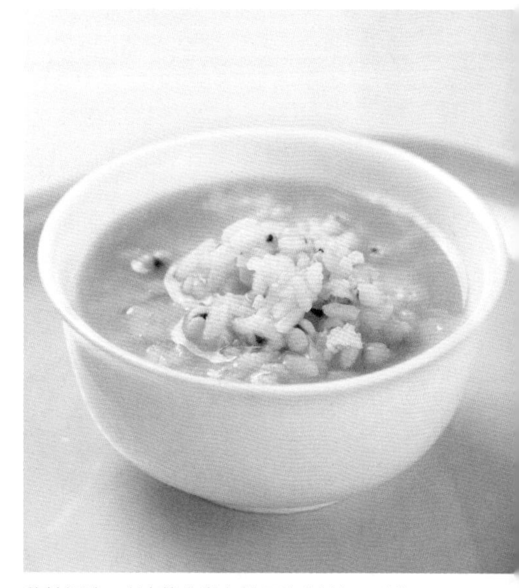

营养解读：鸡汁薏米粥有助于补中益气，利水消肿。适用于脾虚湿聚型肝癌。

肝肾阴虚 *牙齿、鼻腔易出血*

症状表现

烦热口干、低热盗汗、形体消瘦、肌肉酸痛、小便短赤、吐血及便血，或腹水久不退。

调养方针

补益肝肾，滋阴养血。

饮食注意

少吃辛辣、刺激和油腻的食物，多吃养阴的食物，比如山药等。

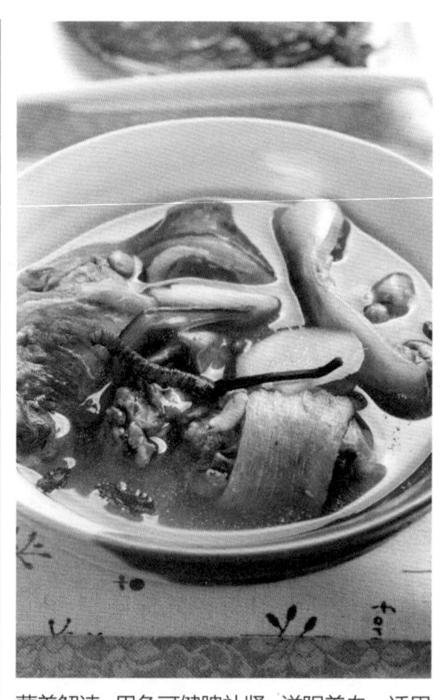

营养解读：甲鱼可健脾补肾，滋阴养血。适用于肝肾阴虚型肝癌。

虫草枸杞子炖甲鱼

原料： 甲鱼块 500 克，冬虫夏草 1 根，枸杞子、山药块、姜片、盐各适量。

做法： 炖盅放入全部食材，加开水，小火炖煮至熟，加盐调味。

金针菇蒸鳗鱼

原料： 鳗鱼 1 条，金针菇 200 克，鸡蛋 2 个，盐、黄酒各适量。

做法： 鳗鱼去内脏洗净，放入沸水锅中氽一下，捞出洗净斩成段。取炖盅一只，将鸡蛋打入，加入金针菇，上面放鳗鱼，加入黄酒、盐和水，蒸至鱼肉熟透。

乳腺癌

保持好心情

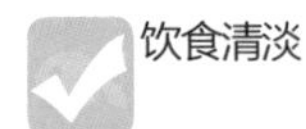

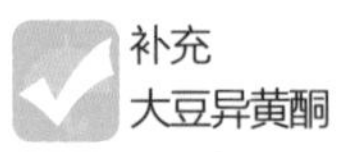

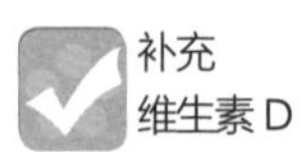

中医认为，乳腺癌的病机在于正气不足、经虚血结、七情内伤、肝气郁结、冲任失调，导致脏腑、乳腺功能紊乱而成。适合乳腺癌患者的食材有螃蟹、牡蛎、海带、猕猴桃、桂圆、薏米、山药、香菇、对虾等。

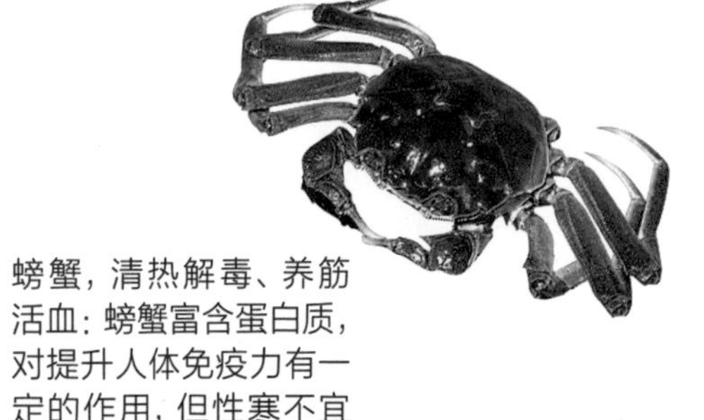

螃蟹，清热解毒、养筋活血：螃蟹富含蛋白质，对提升人体免疫力有一定的作用，但性寒不宜多吃。

猕猴桃，调中理气、生津润燥、解热除烦：猕猴桃富含多种维生素，具有增强免疫力、预防复发的作用。

桂圆，补养气血、宁心安神：桂圆有补血、滋阴的作用，对于乳腺癌患者有一定的补益作用。

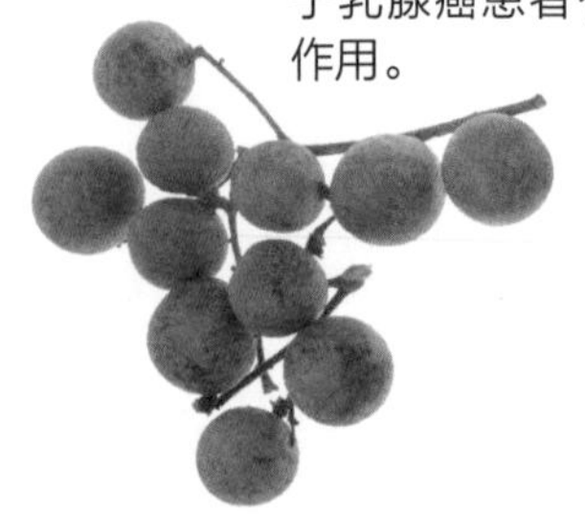

特效食疗方

茄子瘦肉汤

原料：茄子 300 克，猪瘦肉 150 克，鸡蛋 1 个，清汤、盐各适量。

做法：茄子洗净，切片；猪瘦肉洗净，切丁，汆烫。油锅烧热，放入猪肉丁翻炒，然后倒入茄子片同炒片刻，加入清汤，小火炖煮至熟，淋入鸡蛋液，加盐调味。

香菇蒸螃蟹

原料：香菇 50 克，螃蟹 1 只，盐适量。

做法：将香菇洗净，切丝；螃蟹清洗干净。将香菇、螃蟹放入盘中，加盐，隔水蒸熟。

海带萝卜糯米粥

原料：海带 15 克，白萝卜 120 克，糯米 100 克，盐适量。

做法：海带用冷水浸泡，洗净，切小片；白萝卜洗净，切丁；糯米洗净，浸泡 3 小时。将糯米放入锅中，加适量清水，大火煮沸，加入海带片、白萝卜丁，同煮至熟，加盐调味。

肝郁痰凝 *多见于情志抑郁者*

症状表现
胸闷胁胀，或伴经前期乳房胀痛。

调养方针
疏肝解郁，理气活血。

饮食注意
可适当吃薄荷、玫瑰花等。

茉莉玫瑰花茶

原料：茉莉花5克，玫瑰花6克。

做法：将茉莉花、玫瑰花放入杯中，沸水冲泡。频饮。

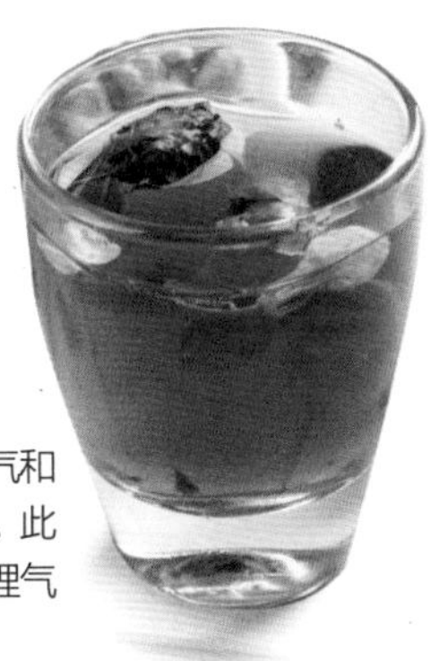

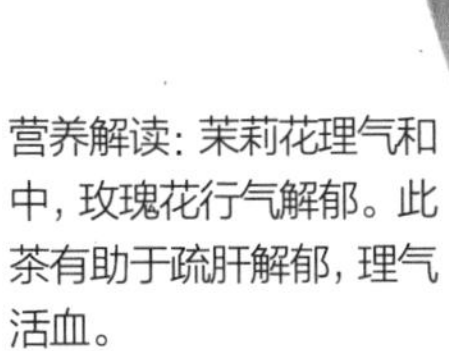

营养解读：茉莉花理气和中，玫瑰花行气解郁。此茶有助于疏肝解郁，理气活血。

正虚邪盛 *即机体免疫力低下*

症状表现
精神萎靡，面色黯淡或苍白，饮食少进。

调养方针
调补气血，扶正祛邪。

饮食注意
少吃寒凉的食物，比如海鲜等。

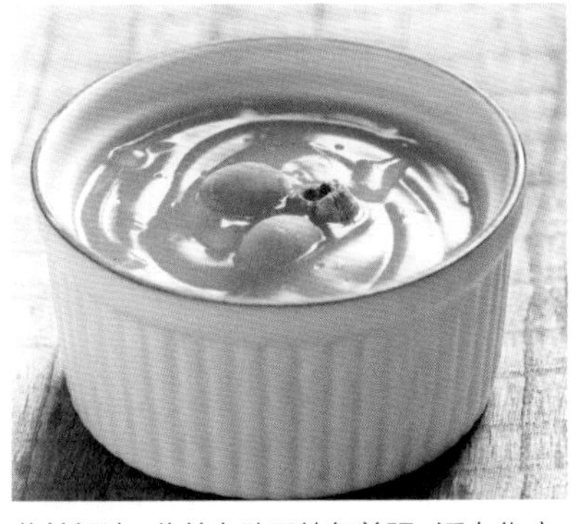

营养解读：此羹有助于补气养阴，活血化瘀，常服可扶正、防复发。

白果莲子藕粉羹

原料：白果20克，莲子30克，藕粉50克，冰糖适量。

做法：白果去壳，去红软膜，洗净；莲子去心，浸泡30分钟；藕粉用凉开水搅匀。将白果、莲子放入锅中，加适量清水，同煮约30分钟，慢慢倒入藕粉，调入冰糖，稍煮。

冲任失调 *即体内性激素分泌紊乱*

症状表现
经事紊乱、经前乳房胀痛。

调养方针
调益冲任。

饮食注意
适当多吃补益肝肾的食物，比如红枣、甲鱼、桑葚、黑木耳等。

陈皮当归黄芪鸡

原料：鸡400克，陈皮5克，当归10克，黄芪12克，姜片、料酒、盐各适量。

做法：鸡肉洗净，切块后放入锅中，加入陈皮、当归、黄芪、姜片、料酒和适量清水，炖煮至熟，加盐调味。

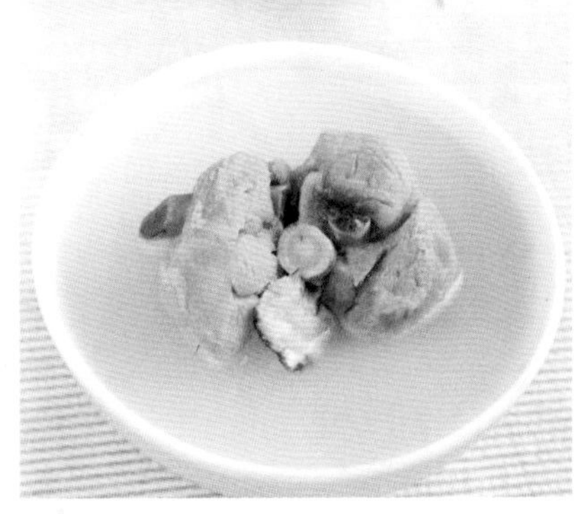

营养解读：适合乳腺癌中、晚期，症见气血亏虚或放疗化疗后血象指标下降的患者食用。

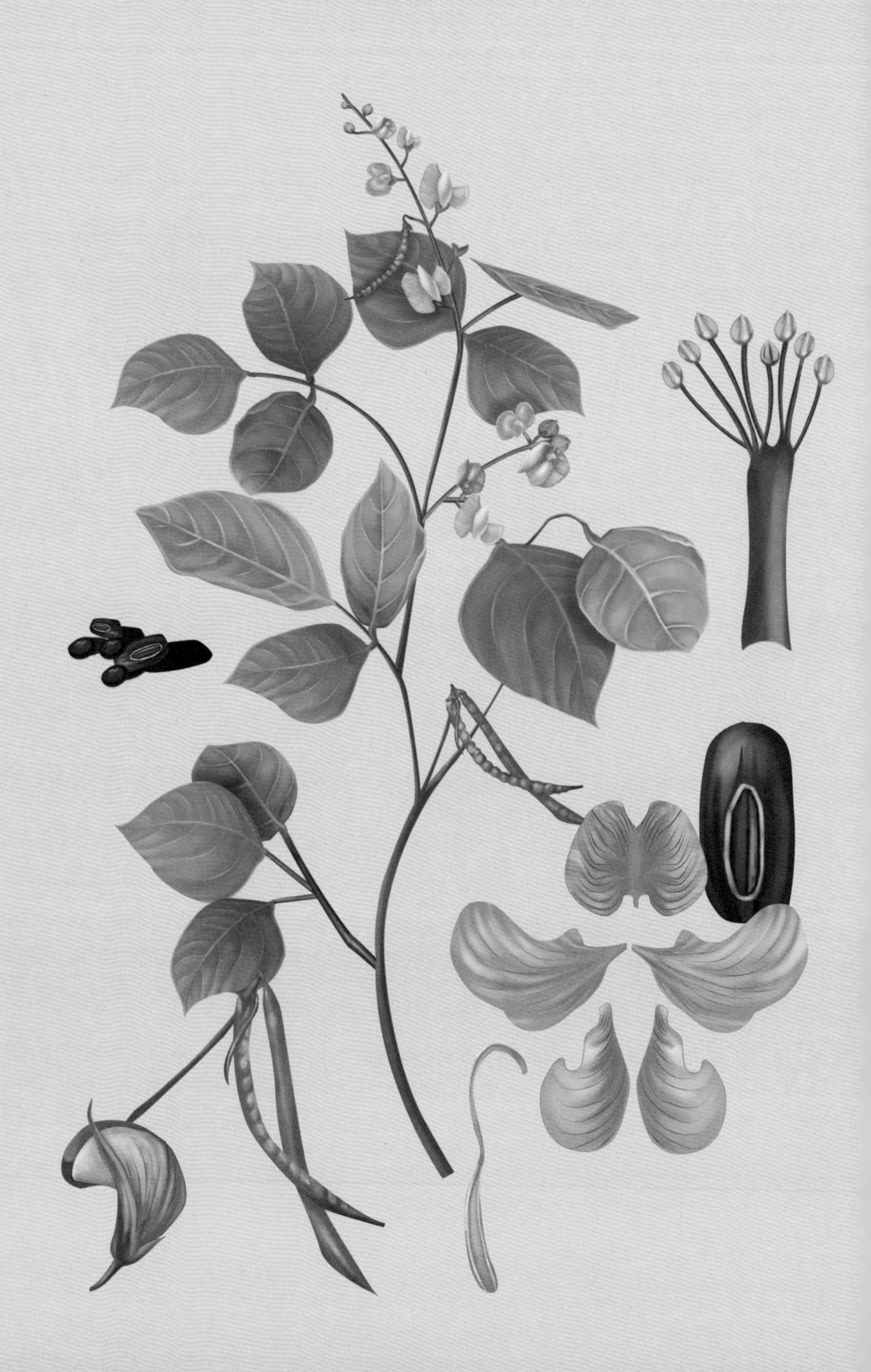

第四章
妇科、男科疾病食疗效果好

月经不调、痛经、带下病或前列腺炎是妇科或男科的常见疾病，问题可大可小，患者却常因“害羞”“不好意思”而延误治疗时机，治疗时也常因导致疾病的原因复杂，治疗不彻底，造成疾病出现反复。然而，食物是每天必须摄入的，对身体细胞所起的作用虽不能达到药物标准，但能更好地辅助药物治疗。因此，选择合适的食疗方，能让身体更健康。

月经不调

 补铁

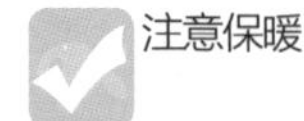 注意保暖

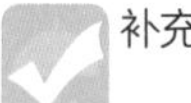 补充蛋白质

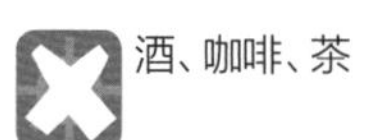 酒、咖啡、茶

月经不调多因过食辛辣寒凉食物、经期感受寒湿、郁怒忧思或多病久病等引起，导致经血不调、脏腑功能失调、冲任两脉损伤，保养应以“调经”为关键。多吃莲藕、黑豆、红糖、党参、红枣、黑芝麻、山楂、益母草等。

红枣，缓解月经不调：红枣有补气养血的作用，有助于缓解月经不调的症状。

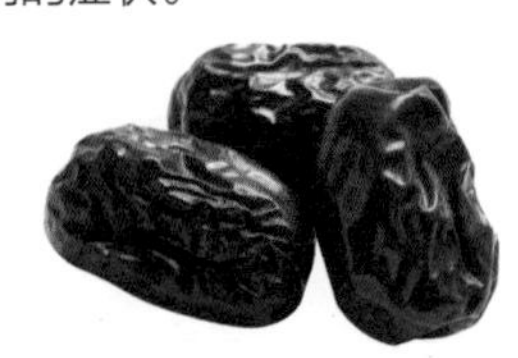

山楂，活血化瘀：山楂具有活血化瘀的作用，有助于治疗月经不调、痛经，适合血瘀者。

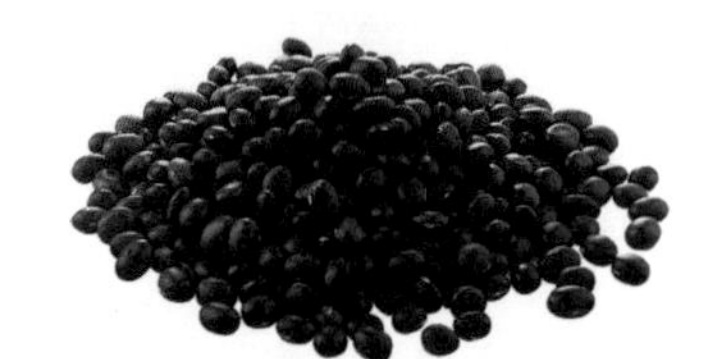

黑豆，补肾调经：黑豆可养阴补肾、健脾祛湿，适合肾虚而经血少者。

特效食疗方

芹菜胡萝卜蜂蜜饮

原料： 芹菜、胡萝卜、橘子、苹果各 100 克，蜂蜜适量。

做法： 将芹菜、胡萝卜、橘子、苹果处理后，榨取汁液，调入蜂蜜拌匀。

桂圆鸡蛋汤

原料： 桂圆 50 克，鸡蛋 1 个，红枣适量。

做法： 桂圆去壳；鸡蛋煮好剥壳；红枣洗净。将桂圆、红枣放入锅中，加水煮熟，放入鸡蛋。

桂圆可补血，具有良好的滋养补益作用。

月经不调养护注意事项

女性在经期应加强营养，多吃铁、蛋白质含量丰富的食物，禁酒、咖啡、茶等饮品。注意身体保暖，尤其是腹部和脚；用热水袋热敷腹部，泡温热的盐浴，练瑜伽等，可调理月经不调。注意调节心情，及时缓解工作压力，避免肝气郁结，影响身体健康。

血虚型 行经量少

症状表现

月经量少或点滴即净、色淡、头晕眼花、心悸无力。

调养方针

益气补血。

饮食注意

少吃生冷、油腻的食物，多吃瘦肉及新鲜蔬菜。

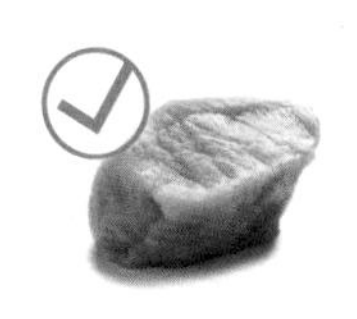

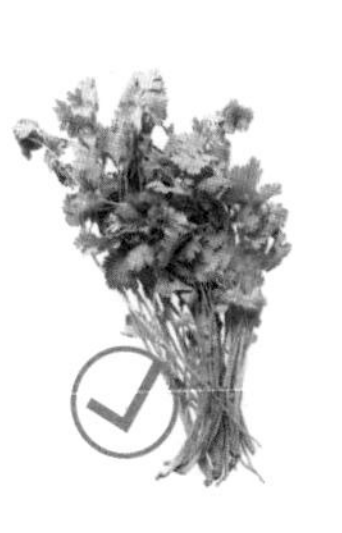

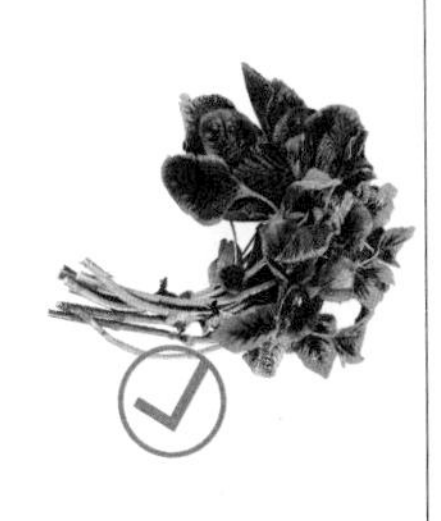

党参炙甘草乌鸡汤

原料：党参 20 克，炙甘草 10 克，当归、熟地黄、桂圆肉、白芍各 5 克，乌鸡 1 只，盐适量。

做法：乌鸡收拾干净，将党参、炙甘草、当归、熟地黄、桂圆肉、白芍装入鸡腹。将乌鸡放入锅内，加适量清水，炖煮至熟，加盐调味。月经前每日 1 剂，连用 5 日。

当归黄芪红糖粥

原料：当归 10 克，黄芪 30 克，粳米 100 克，红糖适量。

做法：将当归、黄芪洗净，放入锅中，加水煎煮取汁；粳米洗净，浸泡 30 分钟。将粳米放入锅中，加入煎煮汁液和适量清水，熬煮至六成熟时加入红糖，同煮至熟。

当归糯米粥

原料：当归、红花各 10 克，丹参 15 克，糯米 100 克。

做法：将当归、红花、丹参放入锅中，加水煎煮；糯米洗净，浸泡 3 小时。将糯米放入锅中，加入煎煮汁液和适量清水，熬煮成粥。每日 2 次，空腹食用。

红花主要用于女性的月经不调、痛经、经闭及跌打损伤引发的肿痛。

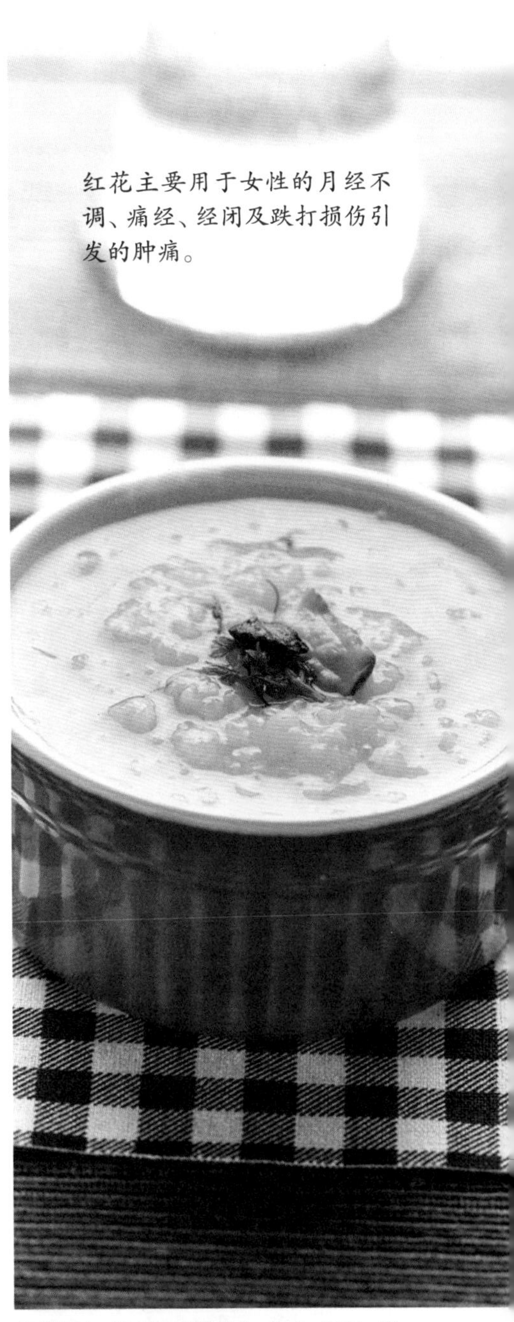

营养解读：当归糯米粥养血、活血、调经，适用于月经不调而有血虚兼血瘀者。

气虚型 *经期淋漓不尽或经期量大*

症状表现

月经提前，月经量多、色淡，伴有面色苍白或萎黄、精神疲乏。

调养方针

补气摄血。

饮食注意

少吃酸辣、生冷刺激性食物，可吃补气食物，比如牛肉、桂圆等。

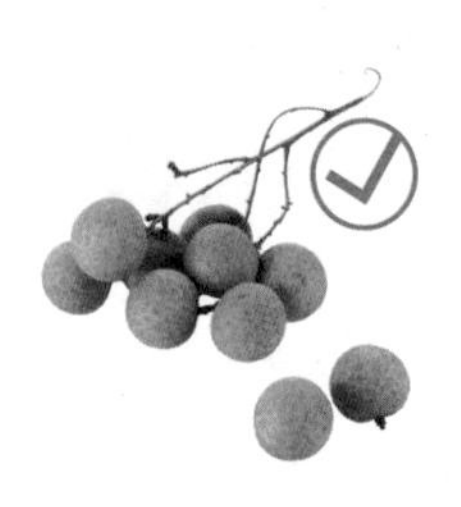

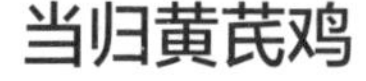

当归黄芪鸡

原料：鸡肉 250 克，黄芪 30 克，当归 20 克，盐适量。

做法：鸡肉洗净后切块，与黄芪、当归一同放入锅中，加水炖熟，加盐调味。佐餐食用，每周 3 次。

芹菜益母草鸡蛋汤

原料：芹菜 250 克，益母草 30 克，鸡蛋 2 个，盐适量。

做法：芹菜去叶留梗，洗净，切段；益母草用纱布袋包好；鸡蛋磕入碗中，搅成蛋液。将芹菜段和纱布袋加水炖煮 40 分钟，取出益母草，淋入蛋液，加盐调味。

红枣木耳茶

原料：红枣 15 个，木耳 30 克，红糖适量。

做法：将红枣洗净；木耳泡发，撕小朵。将红枣、木耳放入锅中，加适量清水，小火炖煮 30 分钟，加入红糖搅匀。

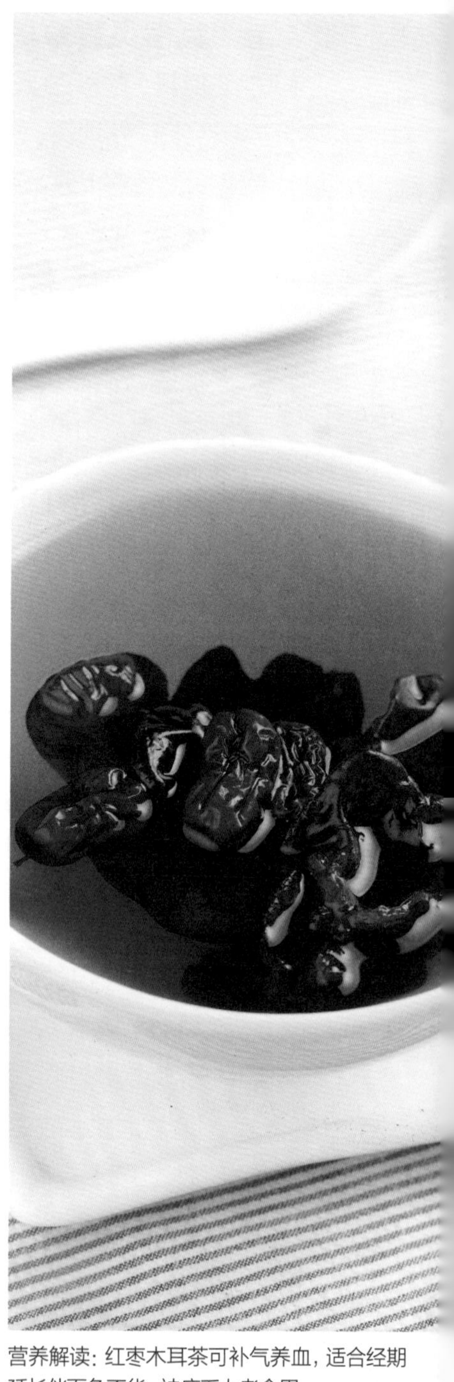

营养解读：红枣木耳茶可补气养血，适合经期延长伴面色不华、神疲乏力者食用。

虚寒型 经色黯红、有血块

症状表现
月经推后或月经周期不定，月经量少、色黯红或有血块。

调养方针
温经散寒。

饮食注意
少吃寒凉蔬果、少吃生食、多喝温水。

黑芝麻红糖米酒

原料：黑芝麻 50 克，红糖、米酒各适量。

做法：将黑芝麻炒熟，趁热冲入米酒，调入红糖拌匀。每日 1 剂，连服 7 日。

艾叶蛋黄汤

原料：艾叶 6 克，鸡蛋（取蛋黄）2 个。

做法：将艾叶加水煎煮，趁热加入蛋黄，稍煮即可。每日 1 剂，分 2 次，饭前服食。

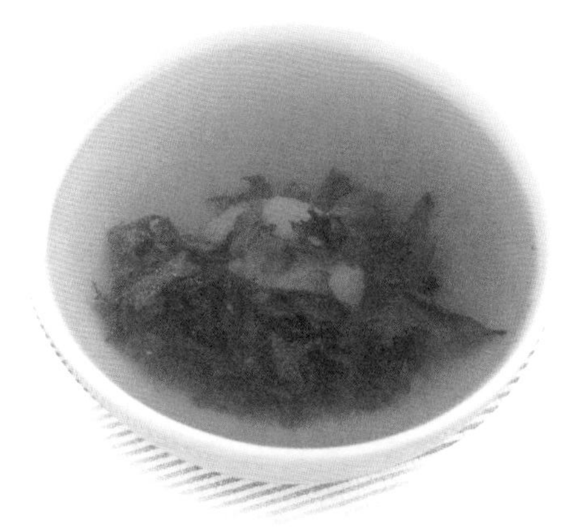

营养解读：艾叶蛋黄汤温养气血，适用于经期推后伴肢倦乏力、小腹冷痛等症。

血热型 经血鲜红、量少

症状表现
月经提前，月经量多、色深红或紫红、血质黏稠、伴有血块，常伴心烦口渴、尿黄、大便干结。

调养方针
滋阴清热，凉血调经。

饮食注意
少吃辛辣刺激、燥热性食物，比如辣椒、桂皮、羊肉等。

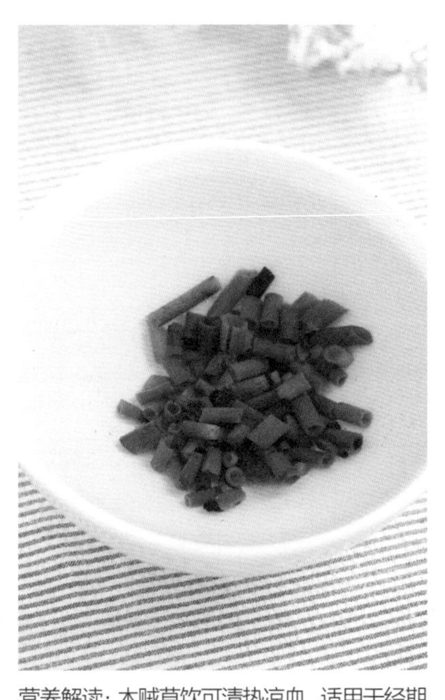

营养解读：木贼草饮可清热凉血，适用于经期延长、色红、质稠等症。

芡实薏米老鸭汤

原料：芡实 30 克，薏米 50 克，老鸭 1 只，盐适量。

做法：薏米洗净，浸泡 3 小时；老鸭去毛及内脏，洗净，将芡实、薏米放入鸭腹内。将老鸭放入煲内，加适量清水，小火炖煮 2 小时，加盐调味。

木贼草饮

原料：木贼草 10 克。

做法：将木贼草放入锅中，加适量清水，大火烧沸，转小火煎煮，取汁饮用。每日 1 剂，顿服。

痛经

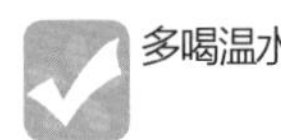
多喝温水

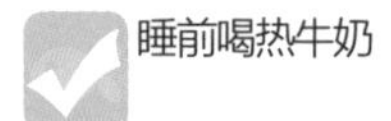
睡前喝热牛奶

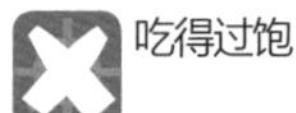
吃得过饱

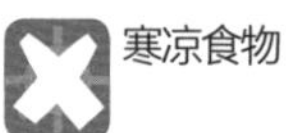
寒凉食物

痛经是指经期前后或行经期间，由于精神、神经、内分泌等因素引起的子宫痉挛性收缩导致的周期性腹痛。日常饮食中注意多吃有理气活血、温经散寒作用的蔬果，比如荔枝、橘子、山楂、丝瓜、桃仁、葡萄、油菜、茴香、生姜、干姜、羊肉、鹿肉等。

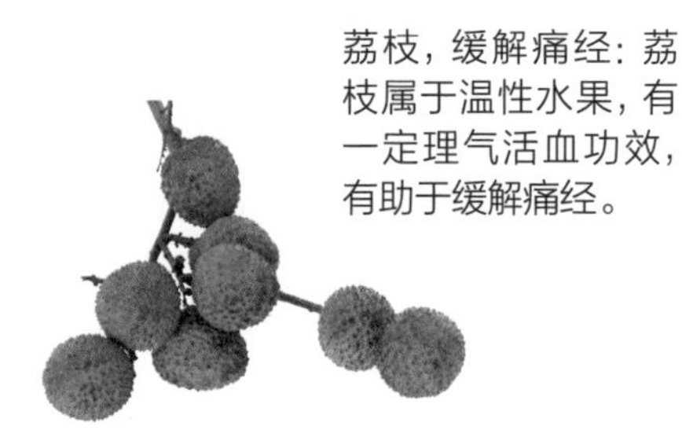
荔枝，缓解痛经：荔枝属于温性水果，有一定理气活血功效，有助于缓解痛经。

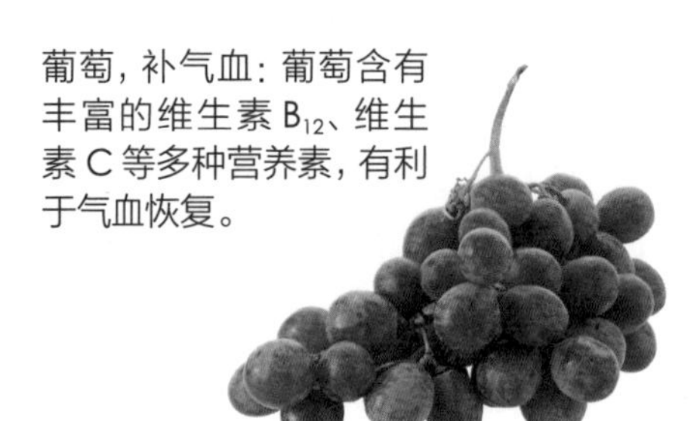
葡萄，补气血：葡萄含有丰富的维生素 B_{12}、维生素 C 等多种营养素，有利于气血恢复。

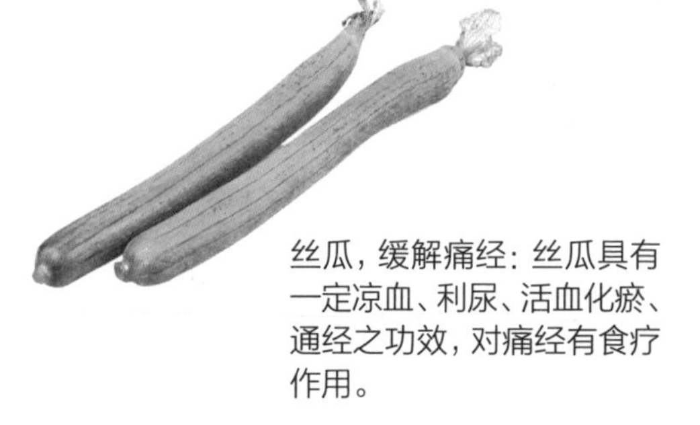
丝瓜，缓解痛经：丝瓜具有一定凉血、利尿、活血化瘀、通经之功效，对痛经有食疗作用。

特效食疗方

丝瓜红糖饮

原料：丝瓜 50 克，红糖适量。

做法：丝瓜洗净，去皮、瓤，切块，放入锅中加水煎煮，调入红糖拌匀。经后 3 日始服，经前停服。

姜枣红糖饮

原料：干姜、红糖各 30 克，红枣 15 个。

做法：红枣洗净，去核；干姜洗净，切片。将红枣、干姜放入锅中，加适量清水，小火炖煮 30 分钟，加红糖稍煮。

缓解痛经的方法

1. 洗热水澡或用加热垫、热水袋等热敷腹部有助于缓解痛经。
2. 膳食补充剂。大量的研究表明，维生素 E、维生素 B_6 能有效地减轻痛经。
3. 戒烟酒。
4. 减轻压力。心理压力可能会增加痛经的概率和严重程度。

气滞血瘀 *月经量少而不畅*

症状表现
经前或经期小腹拒按并伴有胸胁胀痛，月经量少而不畅，经血色黑有血块，血块流出后疼痛减轻，四肢欠温，大便不实等。

调养方针
行气活血，散瘀止痛。

饮食注意
吃温热的食物，避免寒凉食物。

马鞭草炖猪蹄

原料：马鞭草 30 克，猪蹄块、料酒、盐各适量。

做法：马鞭草装入纱布袋。油锅烧热，放入猪蹄块，烹入料酒、盐翻炒，加清水，大火烧沸，放入纱布袋，小火炖煮至熟，去药包。

当归益母草鸡蛋汤

原料：当归 10 克，益母草 30 克，鸡蛋 3 个。

做法：鸡蛋带壳洗净，与当归、益母草同放锅中，加水煎煮至蛋熟，将鸡蛋去壳后放锅中稍煮，喝汤吃鸡蛋。

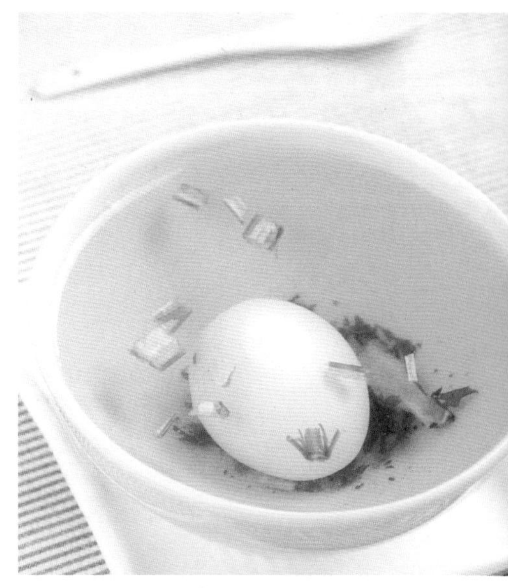

营养解读：益母草可活血破血，此汤适合气滞血瘀型痛经、经血紫暗有块者食用。

气血虚弱 *行经过后才逐渐缓解*

症状表现
轻者下腹部疼痛，行经过后才逐渐缓解；严重者则小腹疼痛难忍、面色苍白、形体消瘦、语音低微，甚至伴有昏厥等症状。

调养方针
益气养血，调经止痛。

饮食注意
痛时可喝红糖姜水，缓解症状。

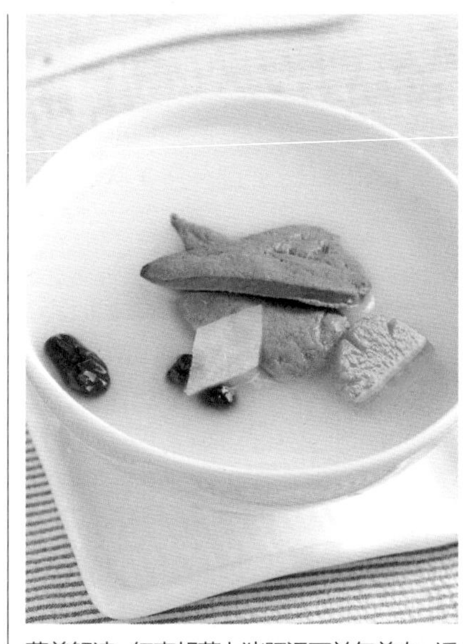

营养解读：红枣胡萝卜猪肝汤可益气养血，适用于气血虚弱型痛经。

红枣胡萝卜猪肝汤

原料：猪肝 200 克，红枣 6 个，胡萝卜 1 根，料酒、姜片、盐各适量。

做法：红枣洗净，去核；胡萝卜洗净，切块；猪肝洗净，切片，用料酒和部分姜片先腌制 30 分钟。锅中放入红枣、胡萝卜和姜片，加水，大火煮沸再放入腌制好的猪肝，待猪肝熟透，加盐调味。

闭经

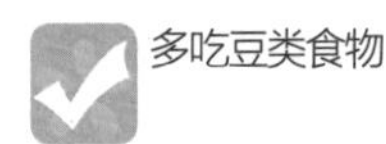
多吃豆类食物

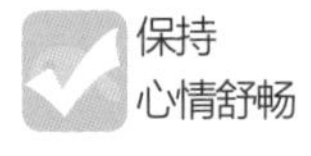
保持心情舒畅

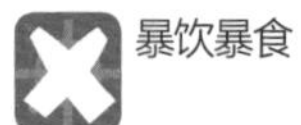
暴饮暴食

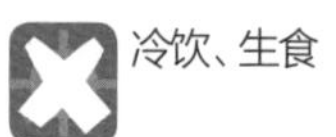
冷饮、生食

女孩儿年过 16 岁月经尚未来潮，或曾来而又中断 6 个月以上者，称为闭经。一般由精神压力、营养不良、贫血、结核、内分泌功能紊乱等原因所引发。中医认为，闭经多因肝肾不足、气滞血瘀等原因所致，可用乌鸡、枸杞子、山药、黑豆、红花、月季花、当归等调养。

乌鸡，适用于肝肾不足型闭经：乌鸡可以补气血，适合肝肾不足所致的月经量少、体质虚弱者食用。

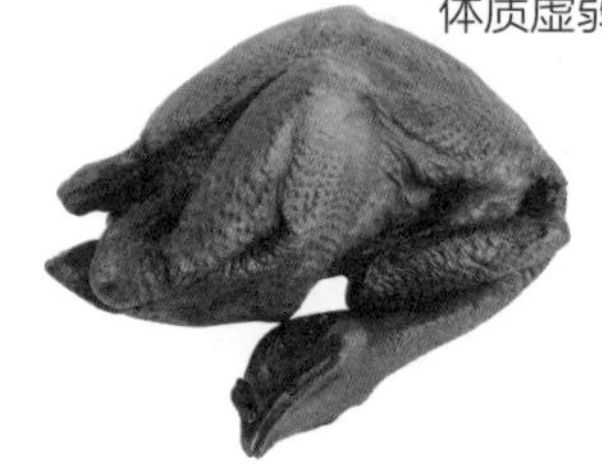

枸杞子，有助于缓解闭经：枸杞子对缓解闭经有很好的疗效。

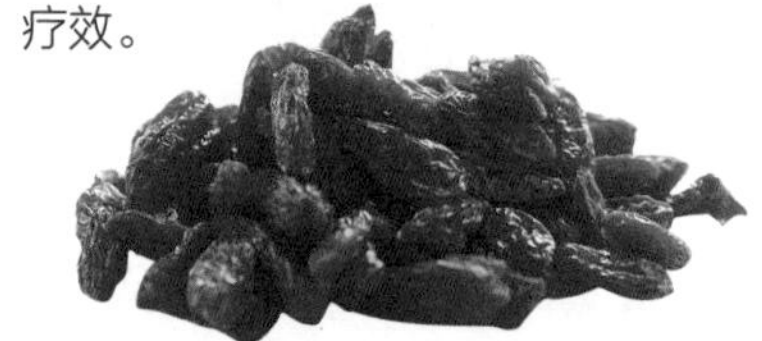

红花，改善气滞血瘀型闭经：红花可活血通经，适合月经数月不行、烦躁易怒、胸胁胀满者食用。

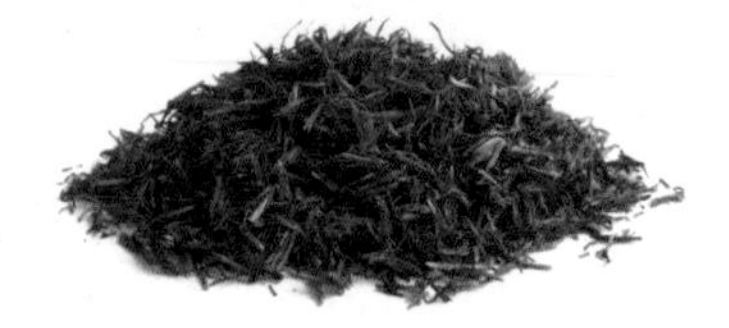

特效食疗方

姜丝炒乌贼

原料：生姜 50 克，乌贼 400 克，盐适量。

做法：生姜洗净，切丝；乌贼洗净，去骨，切片。油锅烧热，放入姜丝、乌贼同炒至熟，加盐调味。

绿豆猪肝汤

原料：绿豆 150 克，猪肝 200 克。

做法：绿豆洗净，浸泡 30 分钟；猪肝洗净，汆烫，剁碎。将绿豆放入锅中，加适量清水，炖煮至烂，加入猪肝，煮沸约 5 分钟。每日 1 剂，分 3 次服完。

闭经的治疗方法

中医治疗法主要是从闭经病因辨证施治，可以从根本上调补各脏腑，使之趋于协调，这样才能使闭经病情得以彻底痊愈，月经恢复正常。子宫机能恢复正常，睡眠质量也可以有一定提高，从而消除阵热潮热、烘热出汗等症状。中医治疗对于这类闭经是有效的，但是闭经的原因复杂，所以一旦出现闭经应该尽快去医院查找病因，针对具体病因进行治疗。

肝肾不足 *初潮未来或初潮后闭经*

症状表现

16岁尚无月经来潮，或经行后又出现闭经，面色晦暗、腰膝酸软、头晕耳鸣、舌淡红苔少、脉沉弱。

调养方针

补肝肾，益气血。

饮食注意

饮食清淡、少盐少油腻。

当归红枣粳米粥

原料：当归15克，粳米100克，红枣10个，红糖适量。

做法：当归煎煮取汁。粳米、红枣放入锅中，倒入汁液和清水，熬煮成粥，调入红糖。

鹿茸炖乌鸡

原料：鹿茸10克，乌鸡1只，葱段、姜片、盐各适量。

做法：乌鸡处理干净，切块，放入锅中，加入鹿茸和适量清水，小火炖煮3小时，加入葱段、姜片，加盐调味。

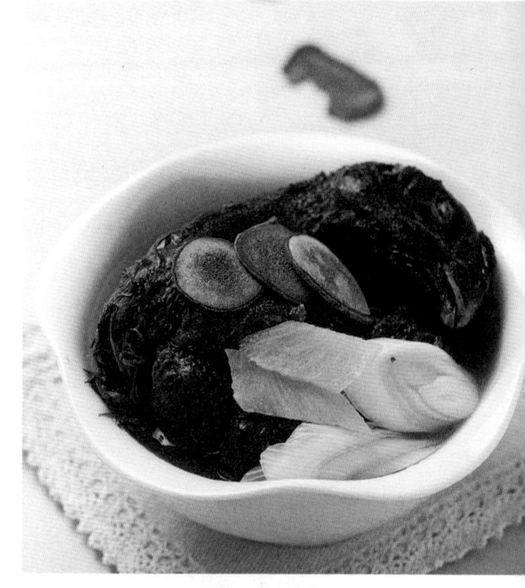

营养解读：乌鸡可食可药，能补虚健脾，是调补身体的佳品；鹿茸有助于缓解宫寒不育、月经不调等症。

气滞血瘀 *伴有胸胁、乳房、小腹胀痛*

症状表现

月经数月不行，胸胁、乳房、小腹胀痛，烦躁易怒，舌质紫黯，边有瘀点，脉沉涩或沉弦。

调养方针

疏肝理气，活血通经。

饮食注意

宜吃活血化瘀温经通脉的食物，比如，韭菜、大蒜等。

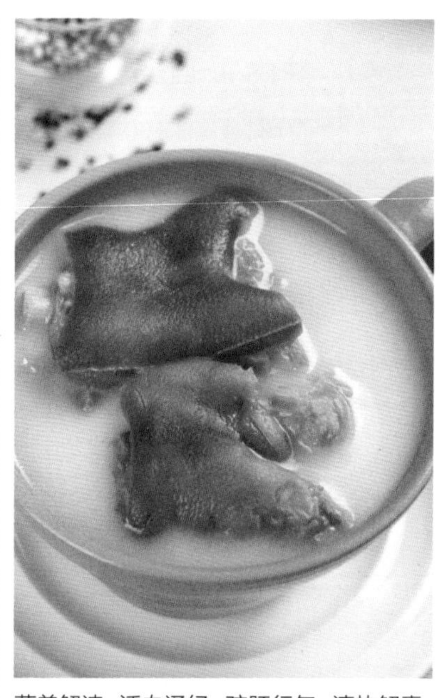

营养解读：活血通经，疏肝行气，清热解毒。适用于因气血不畅引起的闭经。

王不留行炖猪蹄

原料：王不留行10克，猪蹄250克，茜草根、牛膝各15克，盐适量。

做法：将王不留行、茜草根、牛膝放入锅中，煎煮取汁。将处理干净的猪蹄放入锅中，加入煎煮汁液、清水，炖至熟烂，加盐调味。

藏红花糯米粥

原料：藏红花、当归各10克，丹参15克，糯米100克。

做法：将所有药材煎煮取汁；糯米泡3小时，加入煎煮汁液熬至粥熟。

带下病

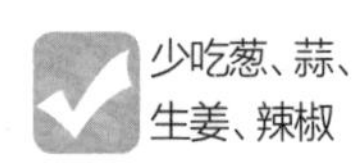
少吃葱、蒜、生姜、辣椒

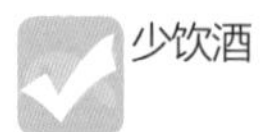
少饮酒

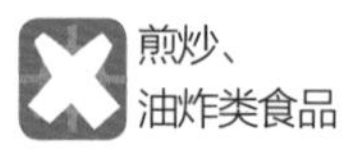
煎炒、油炸类食品

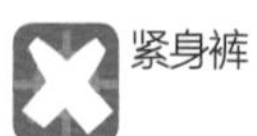
紧身裤

如果带下量多，黏稠如脓，或清稀如水，或杂见五色，有腥臭气味，伴有局部或全身症状者，称为带下病。脾虚型患者适合食用黄芪、山药、胡椒、猪蹄等食材，肾虚型患者可食用莲子、芡实、枸杞子等食材。

山药，可健脾祛湿：山药有健脾祛湿的作用，适合脾虚型带下病患者调养身体。

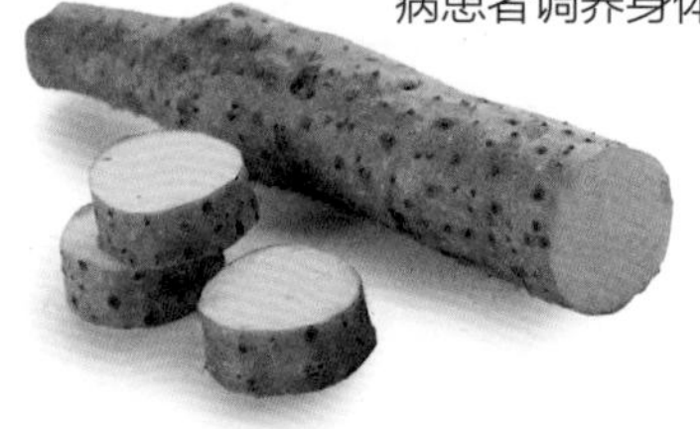

黄芪，可补中益气：黄芪有补中益气的作用，对带下病有一定补益作用。

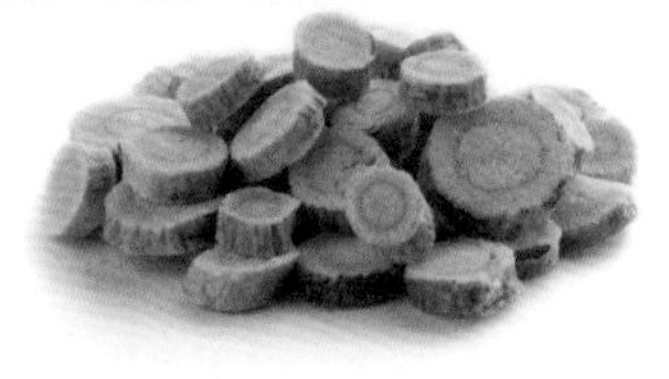

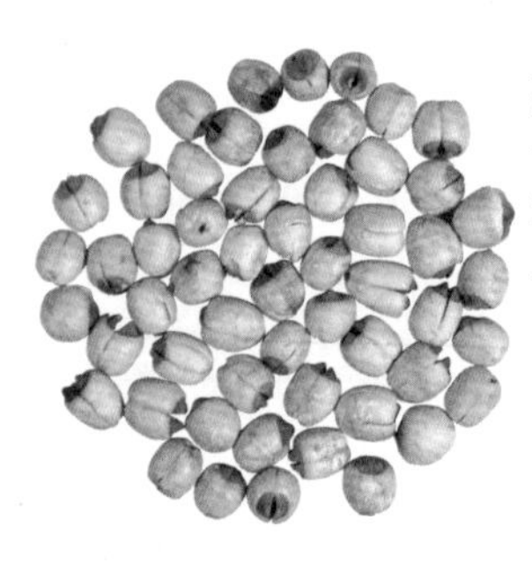

莲子，可补脾益肾：莲子入脾、肾经，可补脾益气，有助于带下病患者调养身体。

特效食疗方

荞麦蛋清甘草丸

原料：荞麦粉400克，鸡蛋（取蛋清）10个，甘草60克。

做法：将荞麦粉炒黄；甘草研成细末。用蛋清调和荞麦粉、甘草末，加适量温开水，做成10克左右的药丸。早晚温水送服，每次3粒。

蚌肉米酒汤

原料：蚌肉150克，米酒、姜汁、盐各适量。

做法：蚌肉洗净，油锅烧至七成热，放入蚌肉，调入米酒、姜汁，加适量清水同煮至熟，加盐调味。吃蚌肉喝汤。

带下病护理方法

带下病也称为阴道炎，阴道炎是病原体侵入阴道，使阴道黏膜及黏膜下结缔组织产生的炎症。平时注意不吃糖分高的食物，霉菌性阴道炎治愈后也要少吃，不宜食用辛辣刺激性食物。霉菌性阴道炎患者应尽量穿棉质内裤，尽量不穿连裤袜。

脾虚型 *带下色白或淡黄*

症状表现

带下色白或淡黄、面色苍白或萎黄、四肢不温、精神疲倦、纳少便溏，双足水肿。

调养方针

益气健脾，除湿止带。

饮食注意

少吃甜食、油腻食物。

白果鸡蛋羹

原料：白果15克，鸡蛋1个。

做法：白果去壳；鸡蛋打散成蛋液，将白果放入蛋液中。将白果蛋液放入蒸锅，隔水蒸熟。

扁豆山药红糖饮

原料：白扁豆30克，山药50克，红糖适量。

做法：白扁豆洗净，浸泡30分钟；山药去皮，洗净，切条。将白扁豆、山药放入锅中，加水熬煮至豆烂，加红糖稍煮。

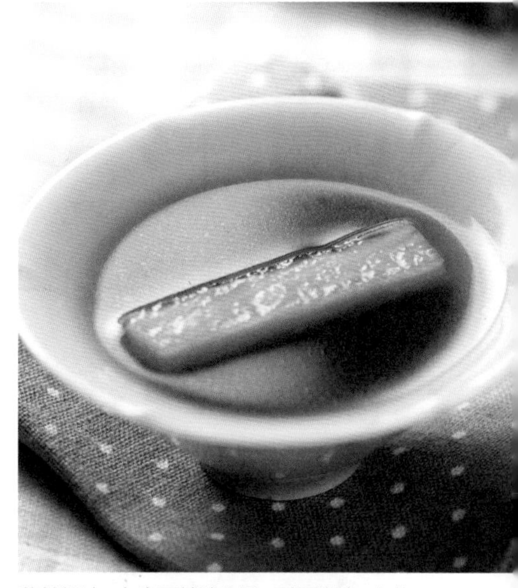

营养解读：白扁豆健脾化湿、利尿消肿；山药滋肾益精。此饮有助于健脾、化湿止带。

肾虚型 *白带清冷或赤白*

症状表现

肾阳虚者见白带清冷、量多、质稀薄、终日淋漓不断，小便清长、大便溏薄；肾阴虚者见带下赤白、质稍黏无臭，头昏目眩，或面部烘热。

调养方针

补肾止带。

饮食注意

清淡饮食、少吃刺激性食物。

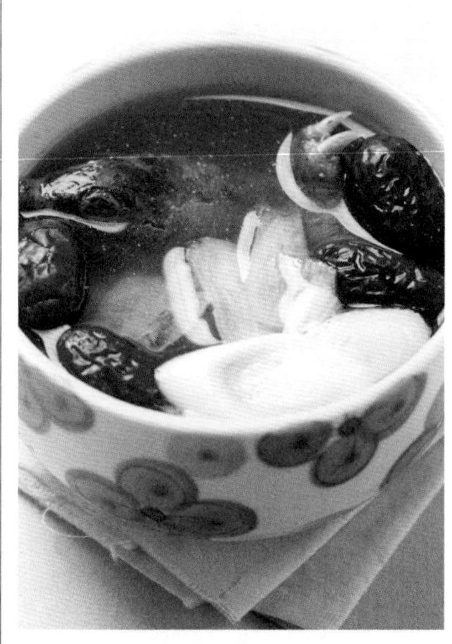

营养解读：甲鱼搭配红枣能够促进气血畅通，调养经络，还能增强人体免疫力。

甲鱼虫草红枣汤

原料：甲鱼1只，冬虫夏草2克，红枣10个，清汤、料酒、姜片、葱段、盐各适量。

做法：甲鱼处理干净，切块，汆烫。将甲鱼放入汤碗中，放冬虫夏草、红枣、料酒、盐、葱段、姜片和清汤，隔水蒸2小时。

制何首乌鸡蛋汤

原料：制何首乌50克，鸡蛋2个。

做法：鸡蛋洗净蛋壳，与制何首乌加水同煮，鸡蛋煮熟后去蛋壳，再煮片刻，吃蛋饮汤。

子宫肌瘤

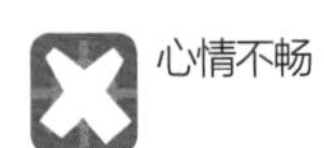
心情不畅

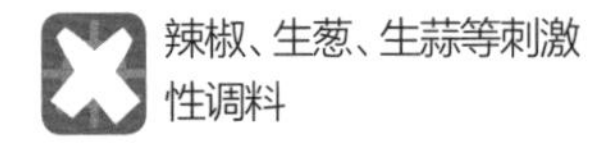
辣椒、生葱、生蒜等刺激性调料

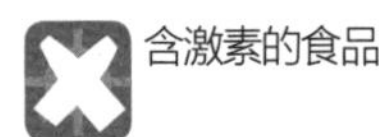
含激素的食品

子宫肌瘤是女性群体中常见的一种良性肿瘤，目前认为与雌激素的过度刺激有关。中医认为，子宫肌瘤因七情内伤、脏腑功能失调、气滞血瘀痰凝而致。推荐多食猪瘦肉、鸡肉、鸡蛋、鹌鹑蛋、鲫鱼、甲鱼、白鱼、白菜、黄瓜、冬瓜、香菇、豆腐、海带、紫菜、茄子等。

鹌鹑蛋，促进恢复：鹌鹑蛋富含多种氨基酸，有助于提高人体的免疫力，可促进患者身体恢复。

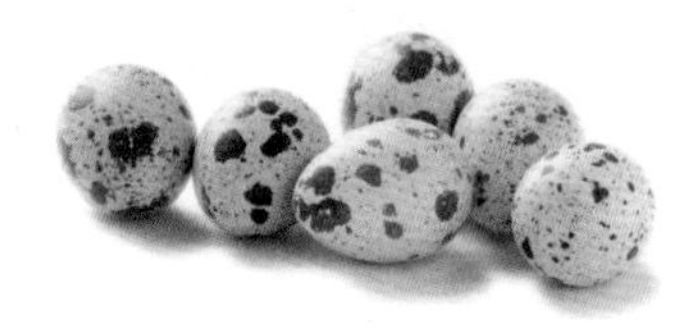

猪瘦肉，促进恢复：猪瘦肉中的蛋白质含有人体必需的 8 种氨基酸，且十分接近人体所需比值，有助于促进身体恢复。

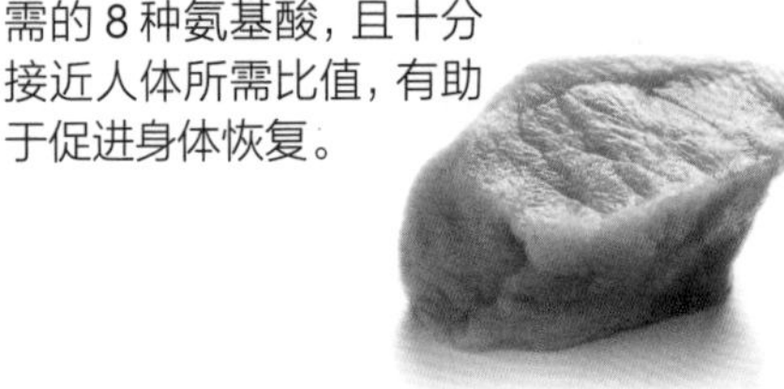

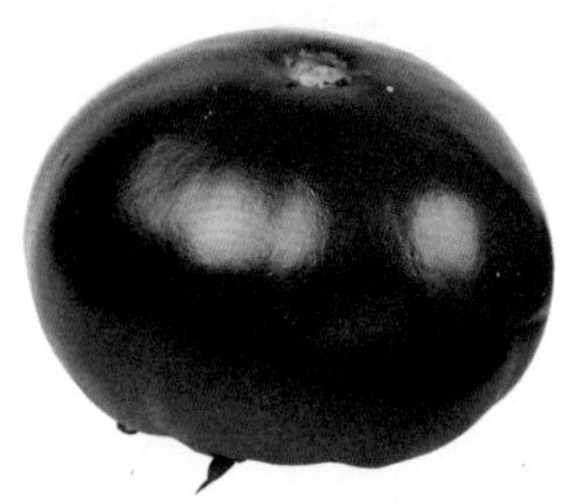

茄子，可预防贫血：茄子可补充铁和蛋白质，预防子宫肌瘤导致的缺铁性贫血。

特效食疗方

茴香焖肉

原料： 猪瘦肉 300 克，葱段 50 克，料酒、蒜片、姜末、花椒粉、盐、酱油、茴香、肉桂各适量。

做法： 猪瘦肉洗净，切片，用料酒、葱段、蒜片、姜末、花椒粉、盐、酱油腌制。油锅烧热，放入猪肉片、茴香、肉桂爆炒，待肉变色后加盖，小火焖 5 分钟。

核桃仁鳖甲粉

原料： 核桃仁 120 克，鳖甲 350 克，蜂蜜适量。

做法： 核桃仁烘干，鳖甲炒干，均研为细末，混合均匀后装入密封瓶中备用。每次取适量，温开水调和蜂蜜后送服，每日 2 次。

子宫肌瘤的常见疗法

中医治疗子宫肌瘤能改善增生子宫内膜的血液循环，从而起到调经、止血、恢复卵巢功能的治疗作用，能有效地控制子宫肌瘤瘤体生长，使瘤体逐渐软化缩小。

肝郁脾虚 *子宫肌瘤的主要原因*

症状表现
月经正常或推迟，量多如崩或漏，少而淋漓不尽，小腹有下坠感，大便溏泻，经后带下量多清稀。

调养方针
疏肝健脾，软坚化瘀。

饮食注意
少吃油炸的食物。

白茅根莲藕汤

原料：莲藕片 120 克，鲜白茅根碎 100 克。

做法：以上食材放入锅中，加适量清水，大火煮沸，转小火慢煮 30 分钟，然后去渣取汁。代茶饮。

陈皮木香瘦肉汤

原料：陈皮、木香各 3 克，猪瘦肉块 300 克，盐适量。

做法：陈皮、木香烘干。将猪瘦肉块、陈皮、木香加水炖煮至熟，加盐调味。

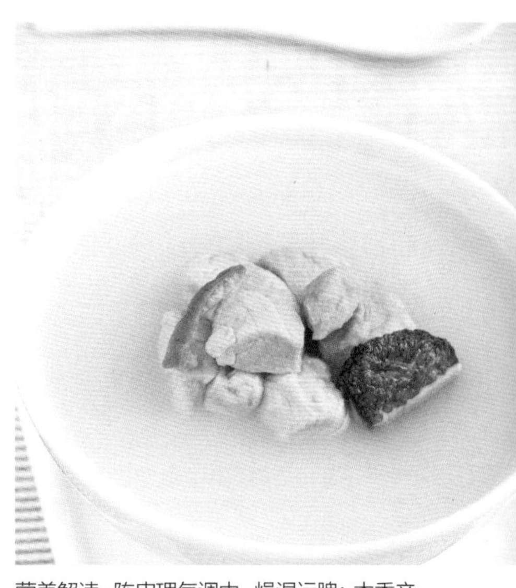

营养解读：陈皮理气调中、燥湿运脾；木香辛温香散，能升能降，通理三焦之气，尤其善行胃肠之气而止痛，兼有健脾消食之功。

气滞血瘀 *常伴有行经异常*

症状表现
轻者月经正常，重者经行血崩或漏下不止，乳房胀痛、小腹胀或隐痛、肛门有下坠感。

调养方针
行气，活血，化瘀。

饮食注意
忌吃刺激性食物、少吃发物。

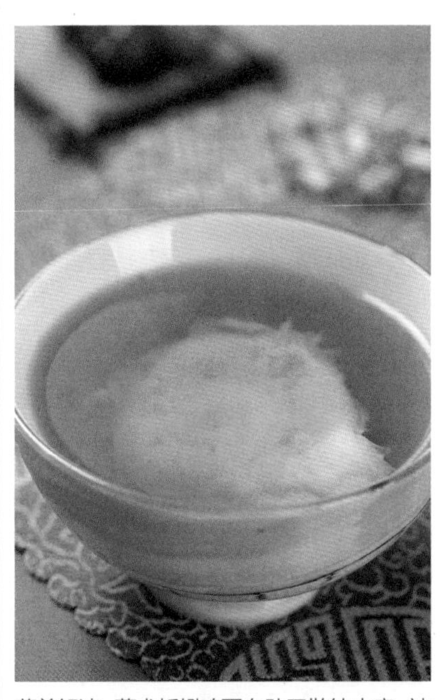

营养解读：莪术蚯蚓鸡蛋有助于散结止痛、祛风定惊，适用于气滞血淤型子宫肌瘤。

王不留行夏枯草汤

原料：王不留行 100 克，夏枯草、生牡蛎各 30 克，紫苏子 25 克，红糖适量。

做法：将以上食材煎煮取汁，调入红糖。每日或隔日 1 剂，分 2 次饮，30 剂为 1 个疗程。

莪术蚯蚓鸡蛋

原料：鸡蛋 1 个，莪术 5 克，蚯蚓 2 条。

做法：将莪术、蚯蚓放锅中，加水煮，水将沸前，打入鸡蛋，不搅拌，待蛋熟，取出莪术、蚯蚓，吃鸡蛋。每晚服 1 次。

更年期综合征

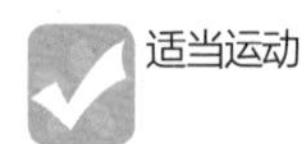
适当运动

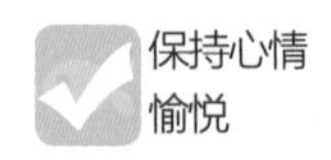
保持心情愉悦

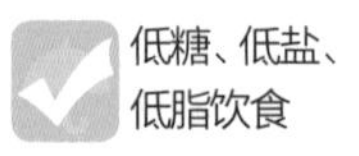
低糖、低盐、低脂饮食

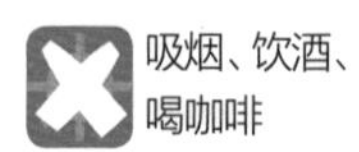
吸烟、饮酒、喝咖啡

更年期女性由于雌激素水平下降，垂体功能亢进，会分泌过多的促性腺激素，引起自主神经和内分泌功能紊乱，从而出现一系列程度不同的症状。中医认为，主要是因为绝经前后肾气渐衰，生殖功能降低或消失引起。饮食上可以吃些调理月经的食材，比如木耳、银耳、燕窝、百合、红枣；滋阴养肾的食材，比如莲藕、枸杞子、桑葚、甲鱼、鸭肉、淡菜、牡蛎等。

红枣，预防骨质疏松、贫血：红枣中富含钙和铁，可有效预防更年期女性的骨质疏松和贫血等症。

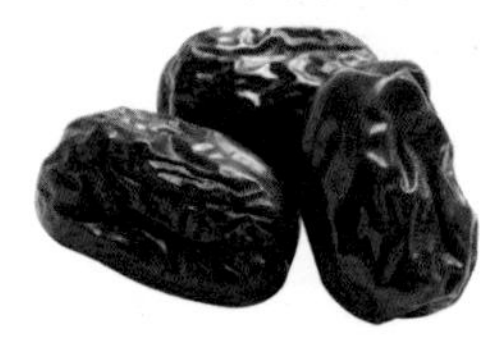

银耳，有助于调理月经：银耳有滋阴润肺的功效，有助于调理女性皮肤、月经，适合更年期女性食用。

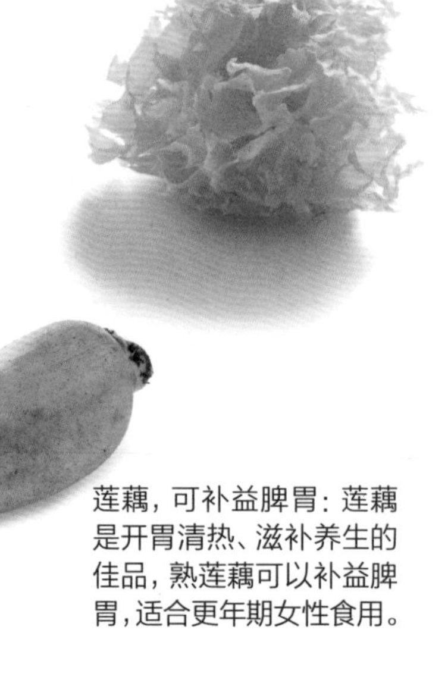

莲藕，可补益脾胃：莲藕是开胃清热、滋补养生的佳品，熟莲藕可以补益脾胃，适合更年期女性食用。

特效食疗方

枸杞子百合蛋黄羹

原料：枸杞子 30 克，鲜百合 80 克，鸡蛋（取蛋黄）2 个，冰糖适量。

做法：百合撕瓣，洗净；蛋黄搅匀。将枸杞子、百合放入锅中，加水小火煎煮 30 分钟后，倒入蛋黄液煮熟，加冰糖调味。

阿胶黑芝麻核桃羹

原料：阿胶、料酒、黑芝麻、核桃仁各适量。

做法：黑芝麻、核桃仁炒熟，研末；阿胶加入等量料酒加热，使阿胶溶化，加入黑芝麻末、核桃仁，冷后切块即食。

了解更年期

更年期女性会有一系列程度不同的症状：泌尿系统感染、阴道干燥或阴道炎、子宫脱垂、心血管疾病，以及阵发潮热、烦躁、心理异常等一系列的不适感。

肝肾阴亏 *多见心悸易怒*

症状表现
月经紊乱、经量时多时少、经色鲜红、头晕耳鸣、烘热汗出、五心烦热、腰膝酸痛、心悸失眠、口燥便结、皮肤干涩。

调养方针
滋补肝肾，调益冲任。

饮食注意
可吃一些动物肝脏以及枸杞子，以补肝肾。

枸杞子山药炖猪肉
原料：枸杞子15克，山药12克，熟地黄10克，猪瘦肉250克，姜片、葱段、盐各适量。

做法：猪瘦肉洗净，切块；枸杞子、山药、熟地黄装入纱布袋包好扎紧。把猪肉块、纱布袋、姜片、葱段放入砂锅内，加适量清水，先用大火煮沸，之后改小火慢炖，肉烂熟后去药包，调入盐。

甘草大麦粳米粥
原料：甘草15克，大麦50克，粳米80克。

做法：甘草煮汁。大麦、粳米放锅中，加入甘草汁和清水，熬至粥熟。

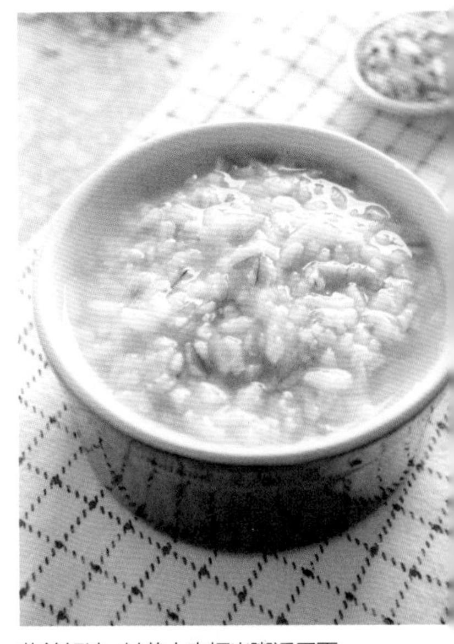

营养解读：甘草大麦粳米粥适用更年期情绪不稳、失眠盗汗者。

肾阳虚衰 *多见精神萎靡*

症状表现
腰膝酸软、精神萎靡、形寒肢冷、腹胀食少、大便溏薄、月经量多色淡、带下清稀。

调养方针
益气壮阳，填补肾精。

饮食注意
可吃羊肉、韭菜、桂圆等温性食材。

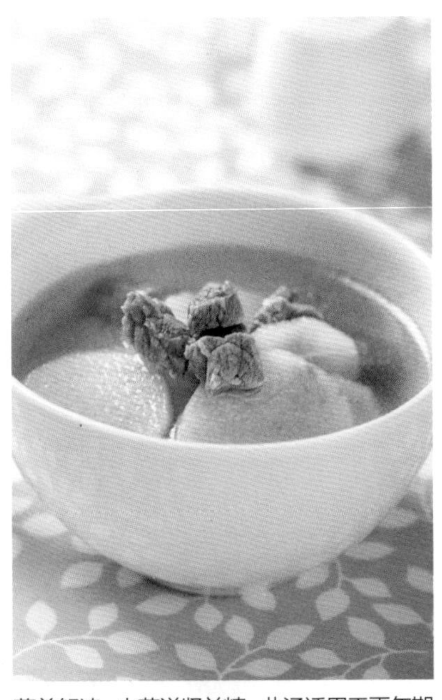

营养解读：山药滋肾益精，此汤适用于更年期头晕目眩、厌食乏力等症。

当归羊肉汤
原料：当归50克，羊肉400克，盐适量。

做法：羊肉洗净，切块，汆水后放入锅内，加入当归和适量清水，小火炖煮至熟，加盐调味。

山药瘦肉汤
原料：山药50克，猪瘦肉150克，盐、香油各适量。

做法：山药去皮，洗净，切片；猪瘦肉洗净，切丁。将山药和猪肉丁加水炖煮至熟，加盐、香油调味。

前列腺炎

饮食清淡

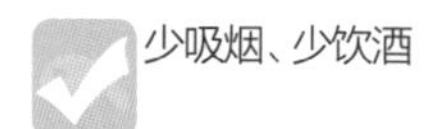
少吸烟、少饮酒

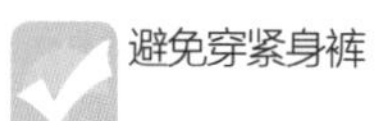
避免穿紧身裤

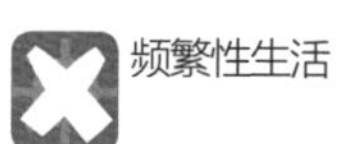
频繁性生活

前列腺炎是成年男性泌尿生殖系统的常见疾病。引起前列腺炎的病因较多，常见的有由尿道炎引起的上行性感染，酗酒、骑车、骑马或久坐、纵欲过度等使前列腺充血的因素。适宜食材包括：猪肉、牛肉、兔肉、草鱼、鲫鱼，及豆类、谷类、蔬菜、水果等。

油菜花粉，抗衰老、抗氧化：油菜花粉含黄酮类化合物，对缓解前列腺炎、前列腺增生有一定的效果。

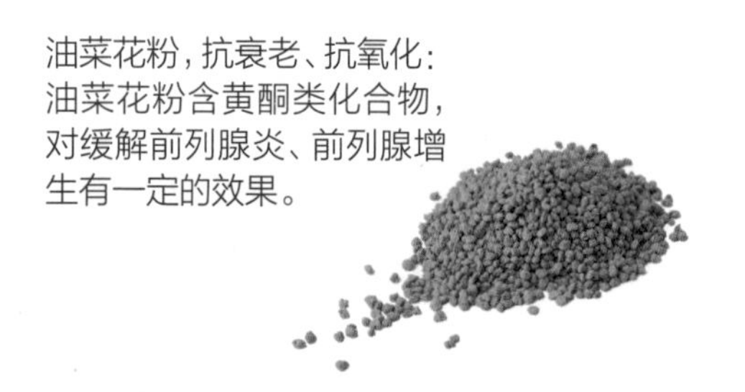

牛肉，促进排尿：前列腺炎患者食用牛肉能促进排尿，增强身体的免疫力。

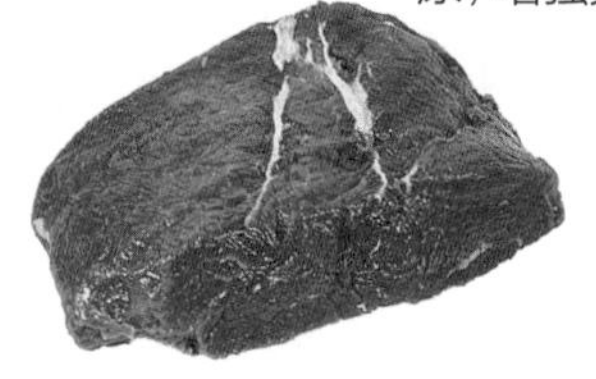

草鱼，减少尿急尿痛：吃鱼可以利水消肿，能够降低炎症的刺激，减少患者尿急尿痛。

特效食疗方

冬瓜海带薏米汤

原料：冬瓜 250 克，薏米 80 克，海带 100 克，盐适量。

做法：冬瓜洗净，去皮、瓤；薏米洗净，浸泡 3 小时；海带洗净，切丝。将薏米、海带放入锅中，加适量清水，炖煮至六成熟时加入冬瓜，煮熟后加盐调味。

西红柿炒鸡蛋

原料：西红柿 2 个，鸡蛋 3 个，白糖、盐各适量。

做法：鸡蛋打入碗中搅匀；西红柿洗净切块。锅中加油，待油热后倒入鸡蛋液，用铲子压碎后盛出。西红柿下油锅翻炒，加盐，将西红柿翻炒至熟。倒入鸡蛋，西红柿和鸡蛋拌匀后，加白糖调味。

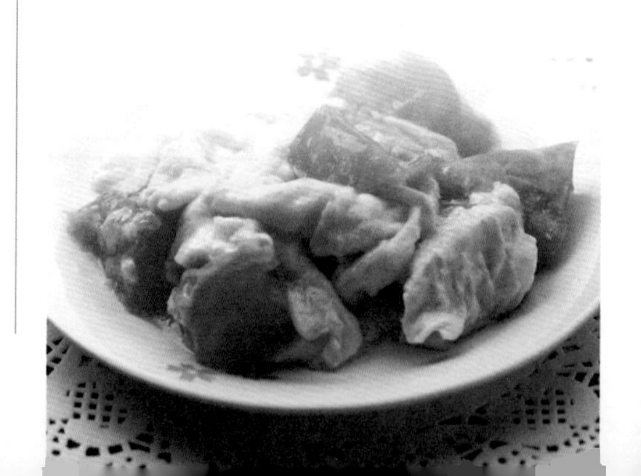

血瘀型 容易反复发作

症状表现

小腹及会阴部有下坠痛、小便频数、淋漓不尽、尿道涩痛、病程迁延、反复发作、难愈。

调养方针

活血化瘀，行气通络。

饮食注意

不吃生冷、辛辣的食物，不饮酒。

车前子田螺汤

原料：车前子 30 克，红枣 10 个，田螺 400 克。

做法：车前子装入纱布袋；红枣洗净。田螺放水中养两三天，使其排尽废物，淘洗干净后放锅中，放入车前子、红枣，加适量清水，煎煮至熟透。

爵床草红枣汤

原料：鲜爵床草 100 克，红枣 10 个。

做法：红枣洗净。爵床草、红枣放入锅中，加清水，小火煎煮 40 分钟，饮药汁吃枣。

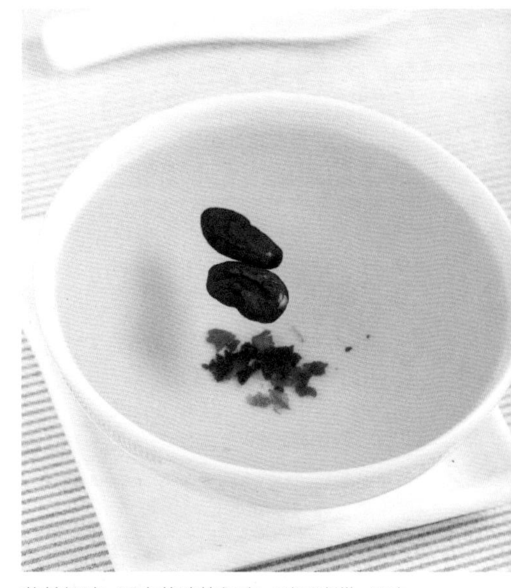

营养解读：爵床草清热解毒，利湿消滞，活血止痛；红枣补气养血。

肾虚型 常伴有失眠、健忘

症状表现

小便淋漓不尽，尿后常有白色分泌物流出，小腹肿胀并有冷感、腰背酸痛、性欲减低，多数人还伴有失眠、健忘、疲乏、气短等症状。

调养方针

温肾壮阳，化气利水。

饮食注意

清淡饮食，补充维生素 C。

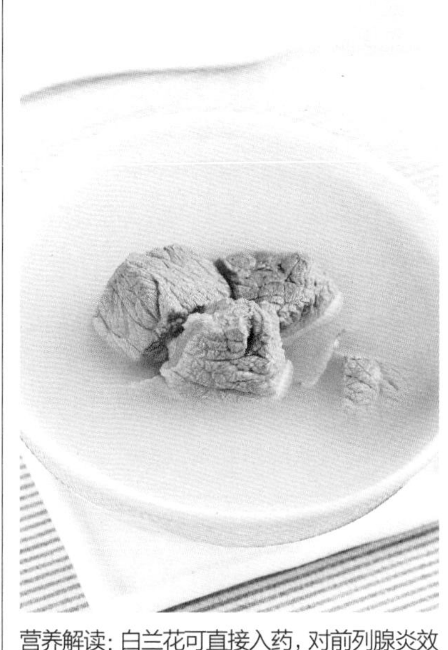

营养解读：白兰花可直接入药，对前列腺炎效果很好。此汤补肾滋阴，行气化浊。

栗子炖乌鸡

原料：乌鸡 1 只，海马 2 只，栗子 50 克，盐适量。

做法：栗子去壳取仁；乌鸡去毛，去肠杂，切块；海马洗净，除去内脏、皮膜。将栗子、乌鸡、海马加水炖煮至熟，加盐调味。

白兰花猪肉汤

原料：猪瘦肉 200 克，鲜白兰花 30 克，盐适量。

做法：将猪瘦肉洗净，切小块，与白兰花一起放入锅中，加适量清水，炖煮至熟，加盐调味。

阳痿

控制体重 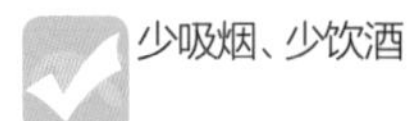少吸烟、少饮酒 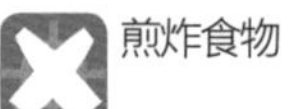煎炸食物 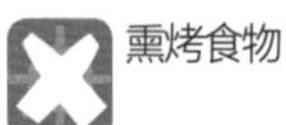熏烤食物

阳痿是中老年男性易患的一种性功能障碍疾病。情志不畅、神经系统病变、内分泌病变、泌尿生殖器官病变、药物影响等均可引起阳痿。阳痿患者宜进食壮阳补肾的食物，比如鸡肉、虾、羊肾、甲鱼、泥鳅、鹌鹑蛋、海参、韭菜、葡萄、木瓜等。

海参，补肾益精、除湿壮阳：海参是高蛋白食物，还有一定的壮阳功效，能够在一定程度缓解阳痿症状。

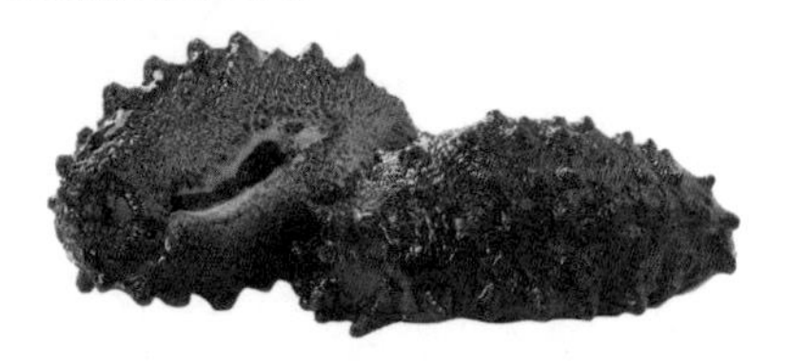

鹌鹑蛋，补益气血、强筋健骨：鹌鹑蛋有一定的壮阳补肾作用，与韭菜同炒，有助于治疗肾虚阳痿。

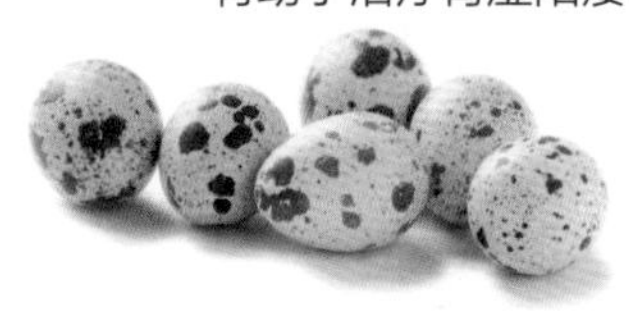

木瓜，补肾壮阳、固精强腰：木瓜含有多种维生素、氨基酸、蛋白酶等，具有健脾消食、提高抗病能力的作用，也具有治疗和预防阳痿的作用。

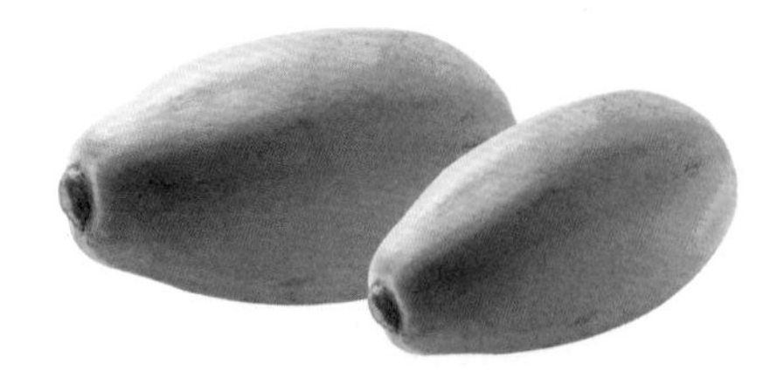

特效食疗方

羊肾韭菜粥

原料： 羊肾1对，韭菜150克，枸杞子30克，粳米100克，盐适量。

做法： 将羊肾对半切开，去白色筋膜和臊腺，洗净，切丁；韭菜洗净，切碎。羊肾、枸杞子、粳米放锅内，加水熬至七成熟时，加入韭菜，煮熟，加盐搅匀。

鲜虾炖豆腐

原料： 鲜虾100克，豆腐块80克，清汤、料酒、葱白、姜片、盐各适量。

做法： 鲜虾洗净，去虾线。热油锅放葱白、姜片爆香，加入鲜虾爆炒，烹入料酒，加清汤，放豆腐块，炖煮至熟，加盐调味。

甲鱼炖鸡

原料： 甲鱼1只，母鸡1只，料酒、葱段、姜片、盐各适量。

做法： 甲鱼处理干净，切成小块；母鸡去毛及内脏，洗净，切块。甲鱼块、鸡块同置锅中，加适量清水，加料酒、葱段、姜片、盐，隔水清炖约1小时至熟。

命门火衰 *伴有腰膝酸痛*

症状表现

阳痿势重、阴茎痿而不起、腰膝酸痛、眩晕、耳鸣、肢冷畏寒、小便清长、夜尿频多。

调养方针

温补命门。

饮食注意

多吃滋阴壮阳、温经散寒的食物，比如羊肉、韭菜、海参。

肉苁蓉羊肉粥

原料：肉苁蓉30克，羊肉200克，粳米100克，枸杞子、香菜、盐各适量。

做法：肉苁蓉煎煮取汁；羊肉洗净，切丝；粳米洗净。将羊肉丝、粳米放入锅中，加入煎煮汁液和适量清水，熬煮成粥，加入枸杞子、香菜略煮，加盐调味。

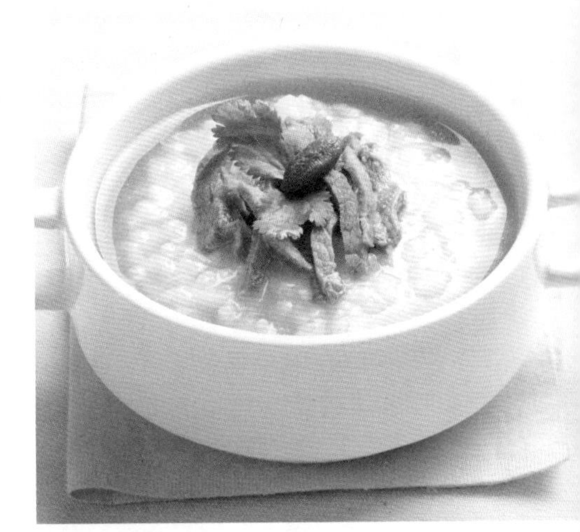

营养解读：温肾壮阳，补肾益精。适用于腰膝冷痛、阳痿遗精、肾虚导致的面色晦暗等症。

心脾两虚 *伴有睡眠不好、饮食不佳*

症状表现

阳事不举、饮食欠佳、精神不振、夜寐不安、面色无华、少气自汗等。

调养方针

补益心脾。

饮食注意

多吃一些健脾养心、补气益血食物，比如莲子、山药、红枣等。

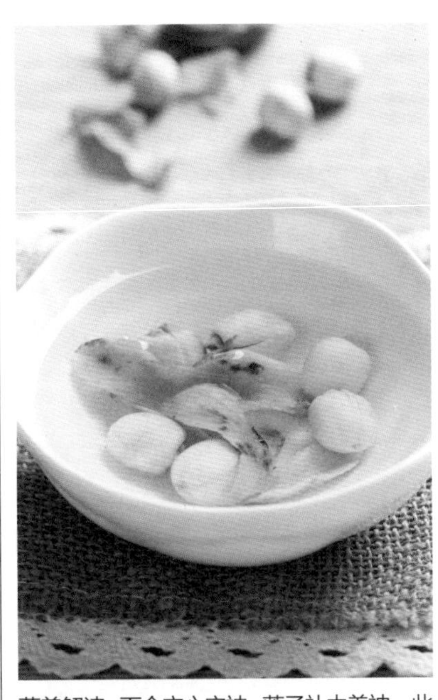

营养解读：百合宁心安神，莲子补中养神。此汤健脾益气，养心安神。

山药葱花糊

原料：山药100克，面粉150克，葱花、姜末、红糖各适量。

做法：山药洗净，捣烂；面粉加水搅成糊状。山药加水煮沸，调入面糊，将熟时加葱花、姜末和红糖稍煮。

百合莲子汤

原料：百合30克，莲子20克，冰糖适量。

做法：百合用温水浸泡；莲子洗净。将百合、莲子放入锅中，加水炖煮30分钟，加入冰糖稍煮。

遗精

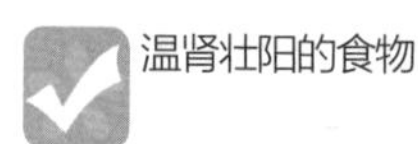
温肾壮阳的食物

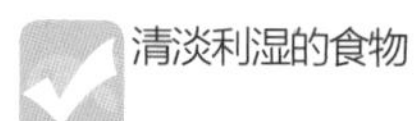
清淡利湿的食物

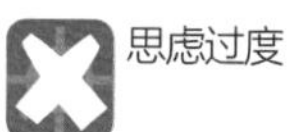
思虑过度

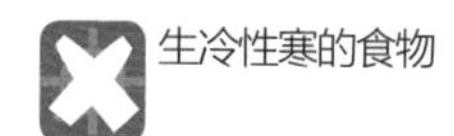
生冷性寒的食物

中医认为，遗精多由肾气不固、肾精不足而致肾虚不藏，或由劳心过度、妄想不遂造成相火偏亢。可以多吃补中益气、固精止泄、健脾养血功效的食物，比如山药、核桃仁、莲子心、荷叶、猪肚、鸡肉、海参、冬虫夏草、肉苁蓉、何首乌、白茯苓、莲子、芡实、红枣等。

山药，可补肾益精止遗泄：山药有健脾、补肺、固肾、益精之功，适合肾气不固而遗精早泄者食用。

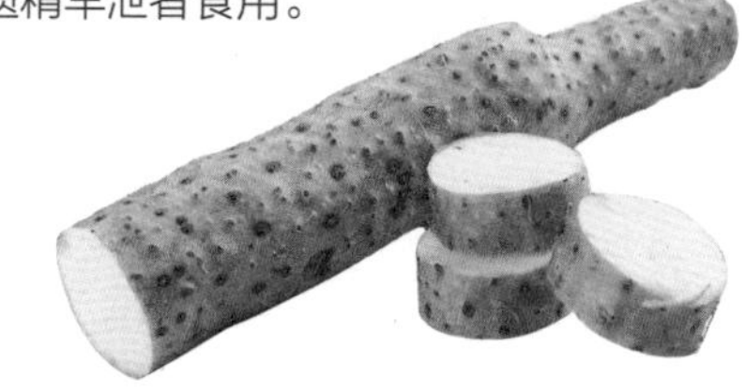

肉苁蓉，补肾阳：可用于治疗遗精症状，现代临床的作用主要有提高机体免疫、抗疲劳、延缓机体衰老、抗氧化、抗肿瘤等。

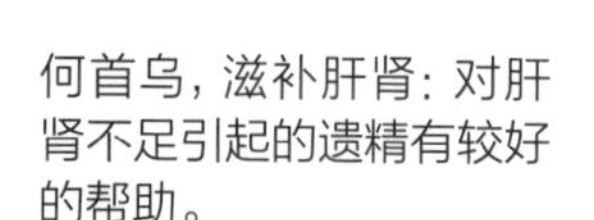

何首乌，滋补肝肾：对肝肾不足引起的遗精有较好的帮助。

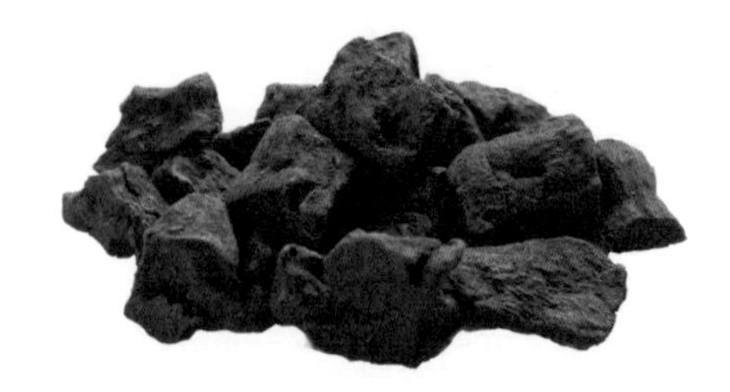

特效食疗方

山药炖鸡

原料：山药250克，母鸡1只，盐适量。

做法：山药去皮，洗净，切块；母鸡处理干净，切块，放入砂锅内。加适量清水，大火煮至六成熟，加入山药，同煮至熟，加盐调味。

莲子百合煲猪肉

原料：莲子、百合各30克，猪瘦肉200克，盐适量。

做法：莲子、百合均洗净；猪瘦肉洗净，切片。将猪肉片、莲子、百合放入锅中，加适量清水，小火煲熟，加盐调味。

了解遗精

进入青春期的男孩，随着性功能的发育，在睡眠状态下从尿道排出乳白色的液体叫遗精，它是青春期开始后出现的一种特殊生理现象。第一次遗精大都发生在14岁左右。健康未婚男子，每月有一两次遗精，符合正常生理规律；如果未婚男子遗精次数过多，或婚后有了性生活，仍然多次遗精，应视作是性功能方面的一种疾病。

脾肾亏虚 *伴有腰部酸软*

症状表现

遗精频作，甚至滑精；头晕目眩、耳鸣腰酸、面白少华、精血亏耗、机体瘦弱、食欲减退。

调养方针

健脾补肾，固精止遗。

饮食注意

吃温补脾肾的食物，比如芡实、山药、红枣等。

芡实红枣汤

原料：芡实 30 克，红枣 6 个。

做法：红枣去核；芡实洗净，浸泡 1 小时。将芡实、红枣放锅中，加清水，大火烧沸，然后转小火炖煮 30 分钟。

芡实核桃黑芝麻糊

原料：芡实 30 克，核桃仁、黑芝麻、红枣、红糖各适量。

做法：把黑芝麻、芡实研末，加凉开水调成糊。将红枣、核桃仁放锅中煮 30 分钟，调入芡实黑芝麻糊同煮，加红糖稍煮。

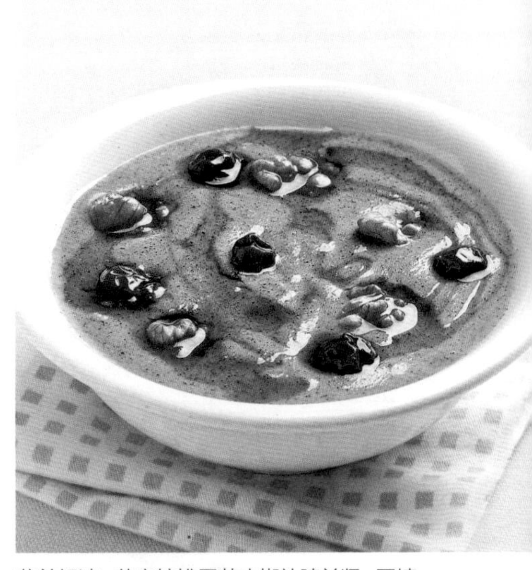

营养解读：芡实核桃黑芝麻糊补脾益肾，固精止遗，适用于脾肾亏虚型遗精。

阴虚火旺 *伴有小便短赤*

症状表现

性欲旺盛、少寐多梦、梦中遗精、伴有心中烦热、头晕目眩、精神不振、倦怠乏力、心悸不宁、健忘、口干、小便短赤。

调养方针

滋阴降火。

饮食注意

可吃滋阴祛火的食物，比如百合、莲子、银耳、西洋参等。

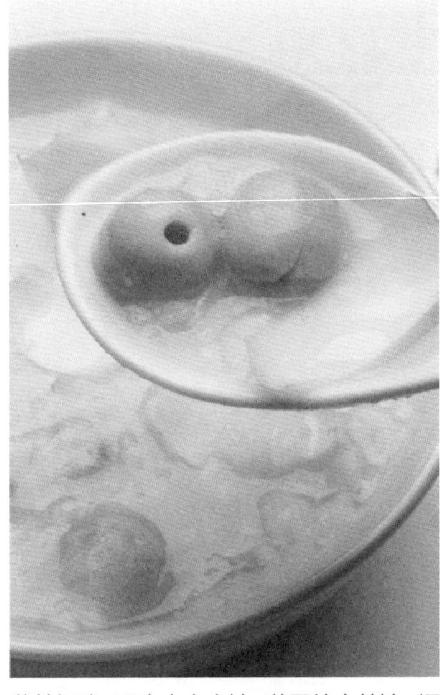

营养解读：百合宁心安神，莲子补中养神，粳米益气补益。

桂圆洋参饮

原料：桂圆肉、生地黄各 30 克，西洋参 10 克，白糖适量。

做法：将生地黄、西洋参放入锅中，加水煎煮取汁，然后放入桂圆肉，小火煮 20 分钟，调入白糖。

莲子百合粥

原料：莲子 20 克，百合 20 克，粳米 50 克。

做法：莲子切开，去心，洗净；与洗净的百合、粳米放入锅中，加清水，大火烧沸后小火炖煮 30 分钟。

早泄

均衡饮食

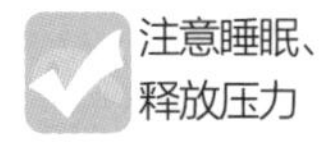

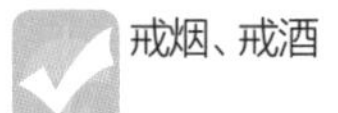

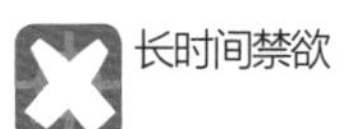

早泄是指性交时间极短，且不能自我控制。早泄是一种较常见的性功能障碍，分为心理性早泄和器质性早泄。中医认为，早泄与肾、心、脾虚损有关。饮食上多吃壮阳益精食物，比如韭菜、核桃、牡蛎、羊肉、羊肾、牛鞭等。

韭菜，强壮肾阳，改善性功能：韭菜可温肾壮阳，故对肾阳不足型阳痿和肝气郁结型阳痿有益处。

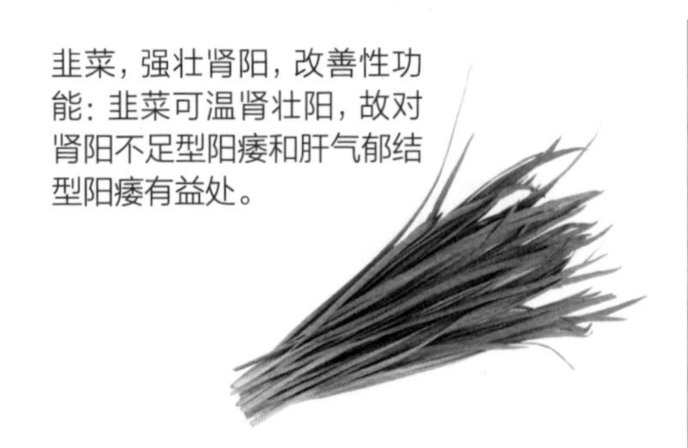

核桃，补养身体：核桃营养丰富，对于壮阳有一定作用，是男性补养身体的好食材。

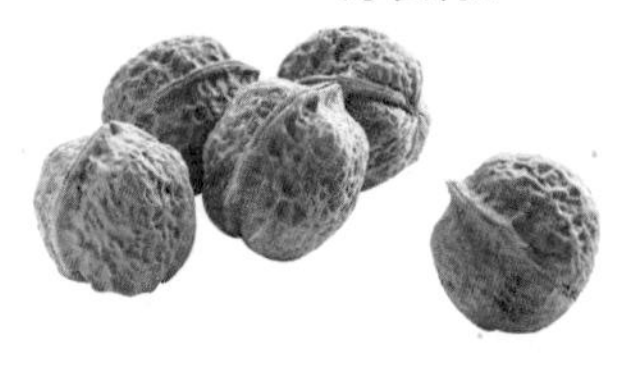

牡蛎，补充阳气：牡蛎可辅助治疗阳痿、遗精等，也可以补充人体内的阳气，有一定的壮阳作用。

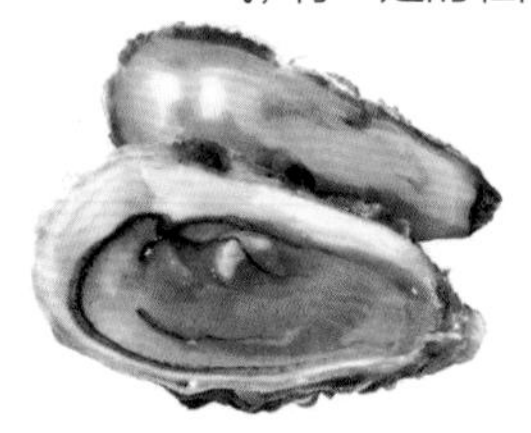

特效食疗方

椰子鸡肉糯米饭

原料：椰子肉块、鸡肉丁各 50 克，糯米 80 克，盐适量。

做法：糯米洗净泡 3 小时。将椰子肉块、鸡肉丁、糯米放入蒸锅内，加适量盐，隔水蒸熟。

黄花菜炒猪腰

原料：猪腰 400 克，黄花菜 50 克，水淀粉、姜片、葱段、蒜瓣、盐、白糖各适量。

做法：将猪腰洗净，切成腰花。油锅烧热，放入姜片、葱段、蒜瓣煸炒，然后放猪腰，炒至变色熟透，放黄花菜、白糖煸炒，加水淀粉、盐炒匀。

山药羊肉羹

原料：山药丝 50 克，羊腿肉 50 克，料酒、姜末、葱花、盐、菱粉（或淀粉）各适量。

做法：羊腿肉洗净，开水浸泡约 2 小时，去浮沫，切丝。山药丝、羊肉丝同置锅中，加料酒、姜末、葱花、盐，大火煮沸约 10 分钟至熟，加菱粉调成羹。

肾气不固 *伴有阴茎勃起不坚*

症状表现

伴阴茎勃起不坚；性欲减退、头晕、疲乏无力、腰酸、嗜睡。

调养方针

补肾益气，固涩精液。

饮食注意

多吃温阳补肾的食物，比如韭菜、枸杞子、牡蛎等。

腐皮白果粥

原料：白果 10 克，豆腐皮 50 克，粳米 100 克。

做法：将白果去壳和心，豆腐皮切条。将粳米、白果放入锅中，加水熬煮至七成熟时，加入豆腐皮，同煮至熟。

黄芪枸杞子炖乳鸽

原料：黄芪、枸杞子各 30 克，乳鸽 1 只，盐适量。

做法：乳鸽处理干净，同黄芪、枸杞子一起放入锅中，加清水，煮至熟，加盐调味。

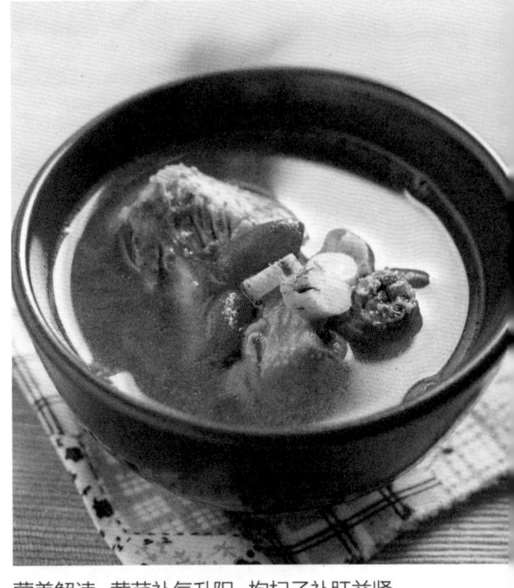

营养解读：黄芪补气升阳，枸杞子补肝益肾，鸽肉滋肾益气，适用于肾气不固型早泄。

心脾两虚 *适用于心理性早泄*

症状表现

体倦神疲、心烦、失眠、心悸、盗汗、纳少、面色晦暗。

调养方针

养心健脾，益气固精。

饮食注意

少吃高脂肪、高热量食物，多吃补心血、健脾胃食物，比如茯苓、牛肉等。

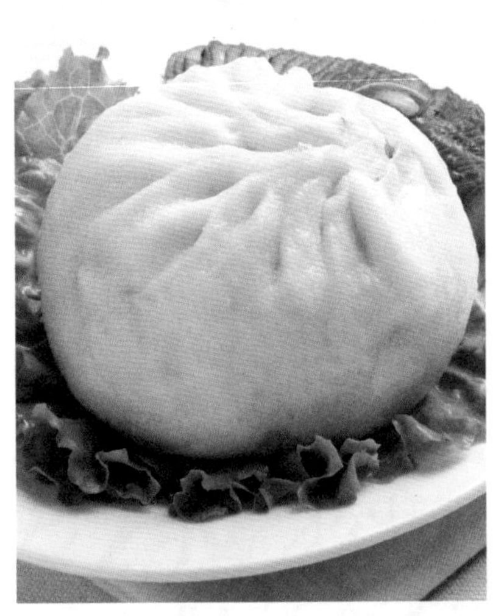

营养解读：茯苓可淡渗利湿，湿祛则脾得健运，是小便不利、脾虚泄泻者的常用食材。

山药茯苓包子

原料：山药粉、茯苓粉各 50 克，面粉 200 克，白糖、果脯各适量。

做法：将山药粉、茯苓粉加清水搅成糊状，蒸 20 分钟后与面粉调和好，发酵成软面；用白糖、果脯调成馅，包成包子，蒸熟。

牛肉枸杞子汤

原料：牛肉片 300 克，胡萝卜块、土豆块各 80 克，枸杞子 20 克，料酒、盐各适量。

做法：将料酒腌制后的牛肉片加水炖 20 分钟，下胡萝卜块、土豆块、枸杞子，煮至熟，加盐调味。

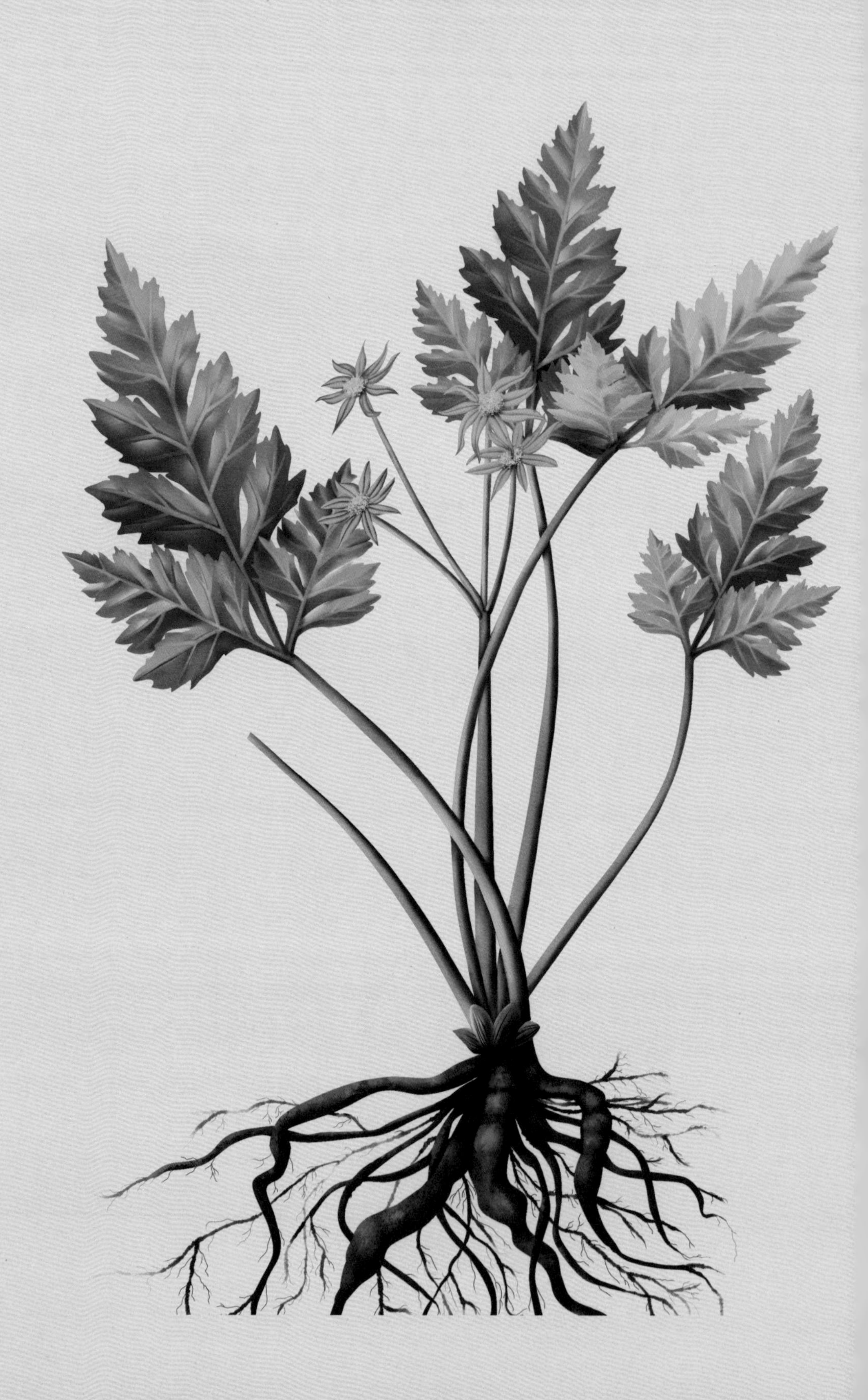

第五章 小儿常见不适食疗方

俗语说“药补不如食补”，而且宝宝生病后，因药物味道、口感等因素，多不愿意吃药，有时甚至会出现吃药后呕吐的情况。在宝宝不肯吃药的情况下，食疗方能够为宝宝补充营养，有助于身体恢复健康。当然，食疗不等于药物，如果小儿病症明显，且有加重的趋势，还宜及时就医，以服用药物为主，食疗可作为辅助治疗方式。

小儿感冒

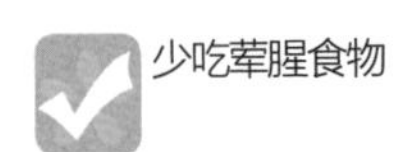
少吃荤腥食物

多喝水

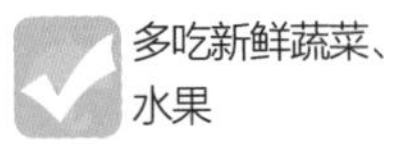
多吃新鲜蔬菜、水果

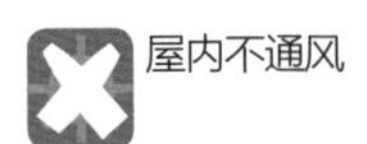
屋内不通风

病毒是小儿感冒的主要病原体，细菌感染常发于病毒感染后。营养不良、佝偻病、贫血的宝宝由于抗病能力低下，更易感染发病。中医辨证分为风寒感冒、风热感冒两类。风寒感冒可多吃生姜、葱白、香菜等；风热感冒宜多吃油菜、苋菜、菠菜等。

苋菜，促进恢复：苋菜可清热解毒、凉血散瘀、增强免疫力健康，促进宝宝恢复健康。

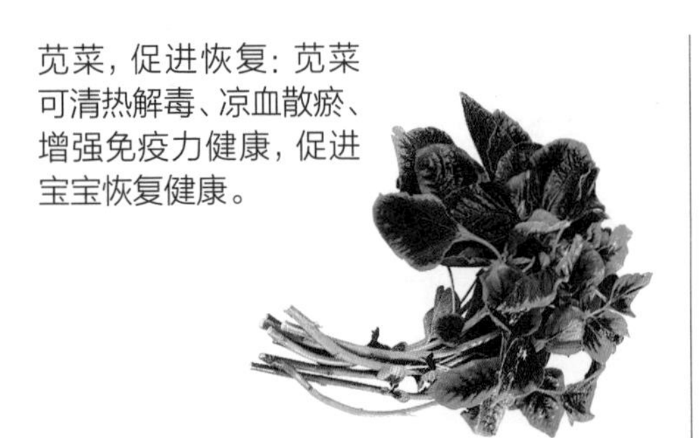

生姜，适合风寒感冒宝宝：生姜有驱除寒邪、温热解表的作用。可以用生姜片外敷于风寒感冒宝宝的足底。

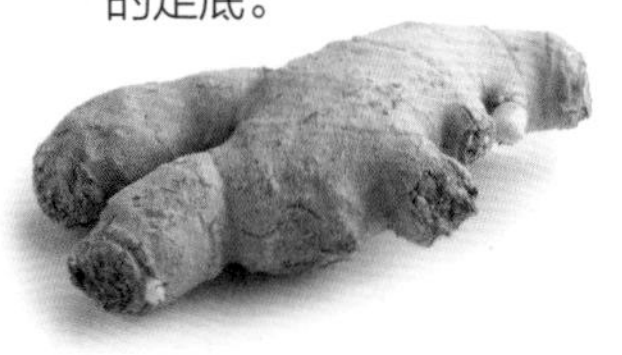

油菜，适合风热感冒宝宝：油菜具有清热解毒的功效，适合风热感冒宝宝吃。

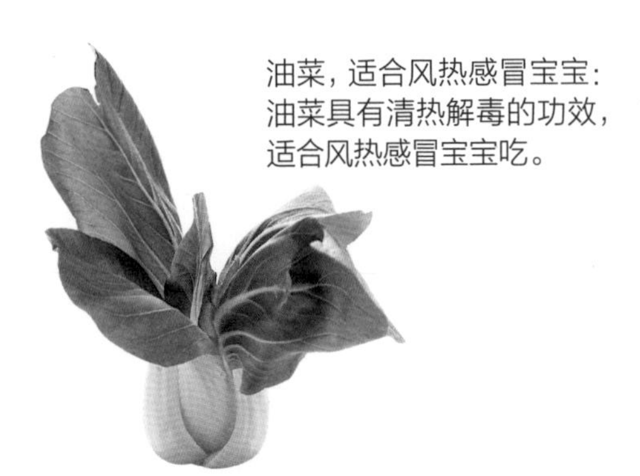

特效食疗方

白萝卜红糖饮

原料：白萝卜 250 克，红糖适量。

做法：将白萝卜洗净，切片，放入锅中，加适量清水，小火煎煮 15 分钟左右，调入红糖搅匀。

葱白粳米粥

原料：葱白 5 根，粳米 50 克，米醋适量。

做法：葱白洗净，切小段；粳米洗净。将粳米放入锅中，加适量清水，大火煮沸，加入葱段熬煮至熟，加米醋搅拌均匀。

香菜黄豆汤

原料：香菜 30 克，黄豆 10 克，

做法：香菜洗净，切碎；黄豆洗净，放入锅内，加适量水，煎煮至熟。再加入香菜碎同煮 5 分钟。去渣喝汤，一次或分次喝完，喝时可加入少量盐调味。

风寒感冒 多为喷嚏连连、流清涕

症状表现

发热恶寒、无汗头痛、鼻塞流涕、咳嗽喷嚏、口干不渴、咽不红。

调养方针

散寒解表。

饮食注意

多吃辛温食物，比如葱、生姜等。

葱豉豆腐汤

原料：淡豆豉10克，豆腐150克，葱白段、盐各适量。

做法：豆腐切块。热油锅放入豆腐略煎，再放入淡豆豉、葱白段，加适量清水，煮沸后加盐调味。

葱白麦芽奶

原料：葱白5根，麦芽15克，牛奶适量。

做法：葱白洗净，切开；麦芽清洗干净。将葱白、麦芽放入锅中，加水煎煮至熟，去麦芽、葱白，倒入牛奶稍煮。

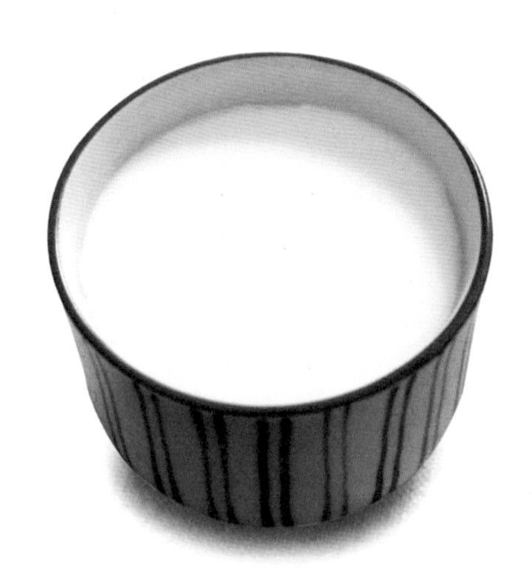

营养解读：麦芽能行气消食、健脾开胃。此饮可解表开胃，适用于小儿风寒感冒。

风热感冒 多为浊涕或黄涕

症状表现

发热重、恶寒轻、有汗或无汗、头痛、鼻塞、流稠涕、咳嗽咽红，或目赤流泪、烦热口渴。

调养方针

疏风清热。

饮食注意

吃凉性食物，比如苦瓜、金银花、西瓜等。

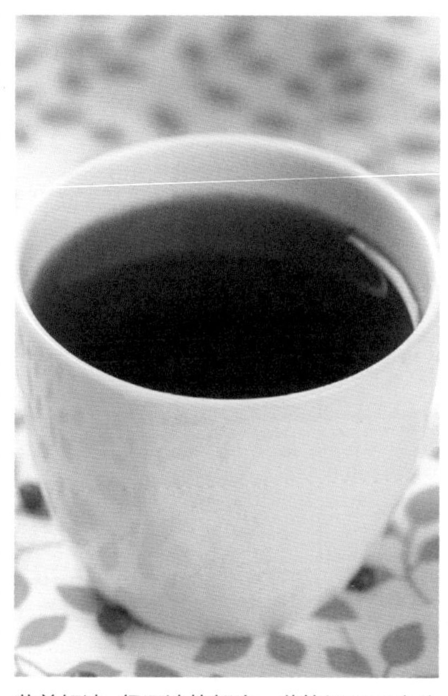

营养解读：绿豆清热解毒。此饮适用于小儿风热感冒。

马兰头金银花饮

原料：马兰头、金银花各50克，甘草10克。

做法：将以上食材放入锅中，加适量清水，煎煮取汁饮用。

绿豆茶叶红糖饮

原料：绿豆30克，茶叶10克，红糖适量。

做法：绿豆洗净，浸泡3小时，捣碎；茶叶装入纱布袋。将绿豆、茶叶放入锅中，加适量清水，小火煎煮30分钟，取出纱布袋，调入红糖搅匀。

小儿百日咳

注意排痰

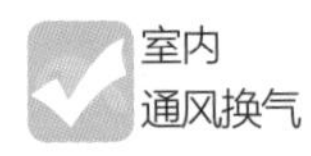
室内
通风换气

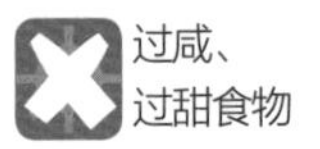
过咸、
过甜食物

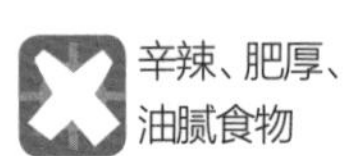
辛辣、肥厚、
油腻食物

百日咳是百日咳杆菌所致，病菌可随着患儿的唾沫通过空气传播，多见于冬春季节。百日咳患儿可能因营养不良、抗病力下降，并发肺炎、脑炎等疾病。患病期间应多食具有祛痰、健脾、补肾、养肺作用的食物，比如白萝卜、山药、柿饼、核桃仁、甘蔗、枇杷、梨、莲子、百合、红枣等。

白萝卜，止咳：白萝卜具有化痰热、止咳功效，榨汁给宝宝饮用有助于止咳。

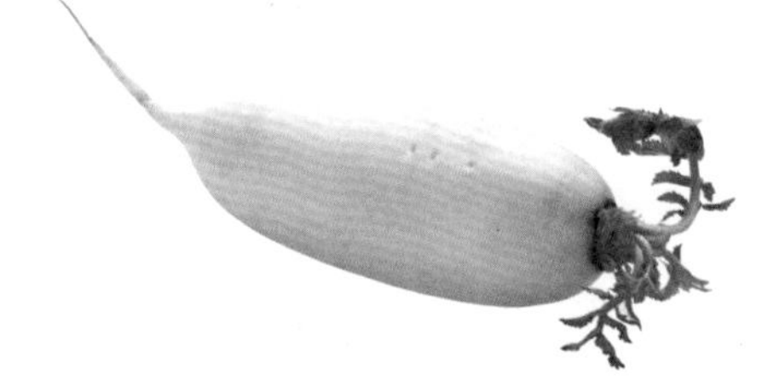

山药，缓解咳嗽：山药可以补脾胃，对宝宝的咳嗽有一定的缓解作用。

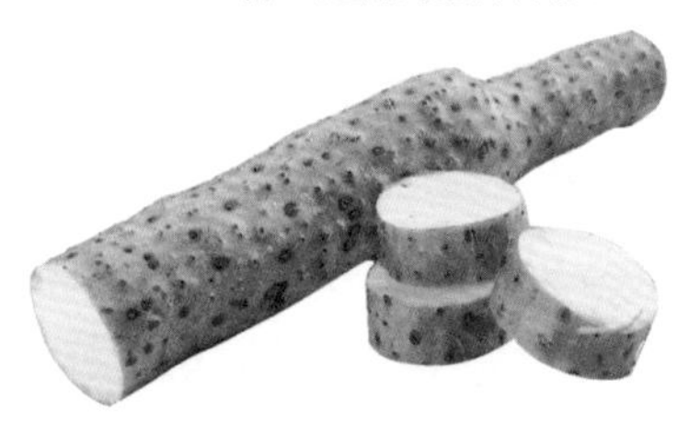

梨，止咳化痰：梨有清热祛痰、润肺止咳功效，榨汁饮用有助于止咳、化痰、平喘。

特效食疗方

柿饼罗汉果汤

原料：柿饼 30 克，罗汉果 1 个，冰糖适量。

做法：将罗汉果和柿饼放入锅中，加水煎煮 30 分钟，调入冰糖，溶化后搅匀，待温后服用。

白萝卜饮

原料：白萝卜 400 克。

做法：白萝卜洗净，捣烂取汁。1 次服完，每日 1~2 次。

小儿百日咳护理方法

得病的宝宝通常胃口不佳，所以应该选择营养高、易消化、较黏稠的食物，少量多次地让宝宝进食，以保证营养的摄取。如果宝宝进食时由于咳嗽而吐食，等吐完后，要漱口以保持口腔清洁。由于患百日咳的宝宝咳嗽剧烈，因此父母在给宝宝喂饭时要特别小心，避免造成宝宝窒息。

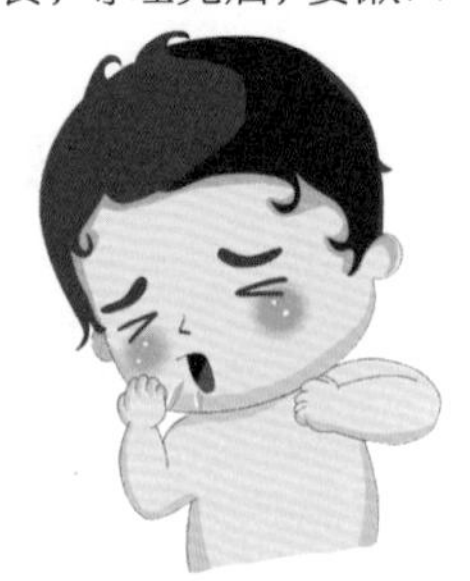

风邪袭表 *咳嗽声多重浊，痰液清稀*

症状表现
咳嗽初期表现为喷嚏、流涕、低热等。上呼吸道症状明显，三四天后低热消失，咳嗽加剧，逐渐发展至阵发性痉挛期。

调养方针
疏风散寒，宣肺化痰。

饮食注意
易消化的食物比如粥类、面片汤、菜泥等。

川贝杏仁汤

原料：川贝 25 克，杏仁 15 克，冰糖适量。

做法：杏仁洗净，去皮。将川贝、杏仁放锅中，加清水，小火煎煮 40 分钟，放冰糖稍煮。

川贝雪梨猪肺汤

原料：川贝 10 克，雪梨 150 克，猪肺 40 克，冰糖适量。

做法：川贝洗净；雪梨洗净，切小块；猪肺洗净，切块。将川贝、猪肺块放入锅中，加适量清水，大火煮沸，加入雪梨块，转小火炖煮 40 分钟，加入冰糖稍煮。

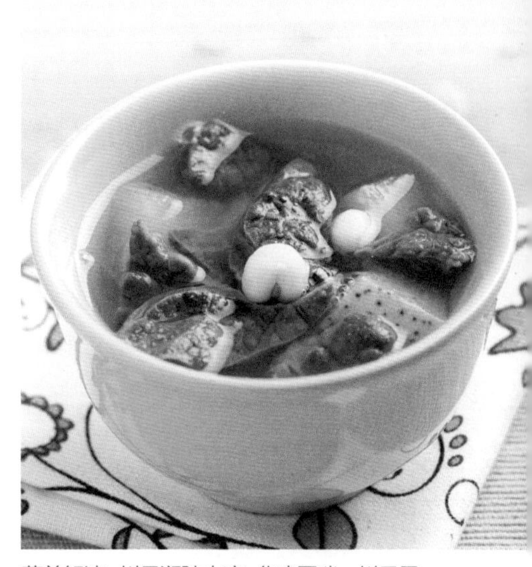

营养解读：川贝润肺止咳，化痰平喘。川贝雪梨猪肺汤适用于小儿干咳且痰少、手足心热。

肺热壅盛 *咳声粗亢、痰多色黄*

症状表现
表现为反复阵发性、痉挛性咳嗽，晚上加剧，痰多且黏，常伴有发热出汗、胸痛、呕吐、口干口渴。

调养方针
清热宣肺，化痰止咳。

饮食注意
勿食用寒凉及辛辣刺激性食物，比如冷饮、油腻肥甘饮食。

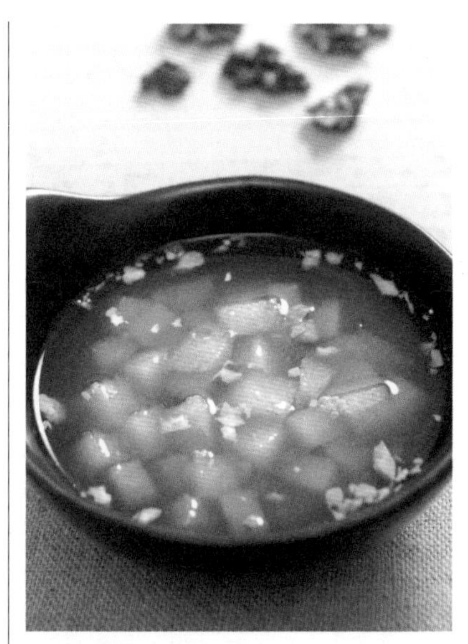

营养解读：核桃梨汤可润肺、止咳。适用于小儿百日咳。

鸡胆白糖汁

原料：公鸡胆 1 个，白糖适量。

做法：将鸡胆洗净，剖开后取汁，兑入白糖，调匀后服食。

核桃梨汤

原料：核桃仁 30 克，梨 150 克，冰糖适量。

做法：核桃仁捣碎；梨洗净，去皮，去核，切块。将核桃碎、梨块放入锅中，加水煎煮 30 分钟，调入冰糖稍煮。

小儿厌食症

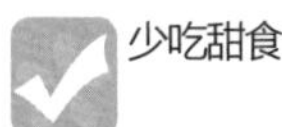
少吃甜食、零食

运动

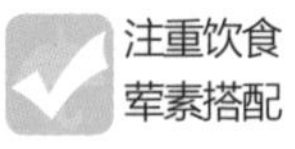
注重饮食荤素搭配

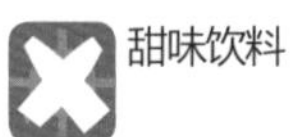
甜味饮料

小儿厌食属中医“纳呆”“恶食”范畴，是指因消化功能障碍引起的一种脾胃病症，表现在吃饭方面没有规律性，对食物的兴趣容易变化，爱挑食。临床辩证主要分为脾失健运、胃阴不足等证型。常食麦片、谷芽、麦芽、莲藕、酸牛奶、山楂等食物有助于改善厌食情况。

麦片，促进消化：麦片中膳食纤维含量较高，能促进消化，可以改善因为积食导致的厌食情况。

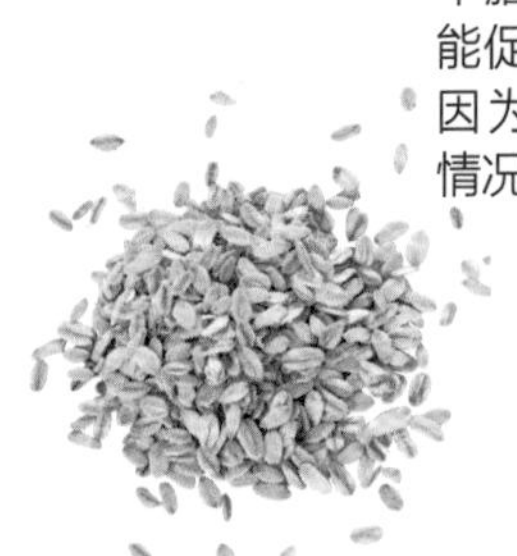

莲藕，可健脾开胃：莲藕有健脾开胃的功效，且能促进胃肠蠕动。

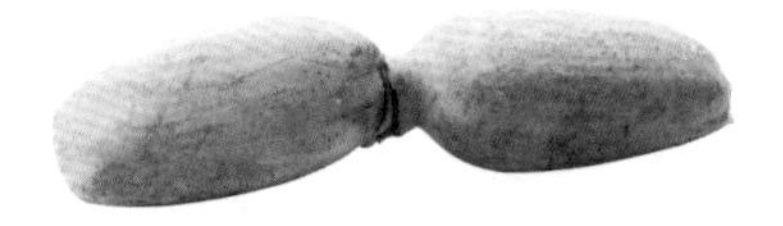

山楂，提高食欲：山楂有开胃消食的效果，能够促进宝宝食欲。另外，食用山楂后注意清洁口腔，以免损伤牙齿。

特效食疗方

白萝卜炖带鱼

原料：带鱼250克，白萝卜300克，生姜丝50克，盐适量。

做法：带鱼洗净，切段；白萝卜洗净，切块。将带鱼段、白萝卜块、生姜丝放入锅中，加适量清水，炖煮至熟，加盐调味。

山楂白糖膏

原料：山楂300克，白糖100克。

做法：将山楂洗净，切碎，放入锅中加适量清水，小火煎煮1小时左右至汁液黏稠，加白糖调匀，待白糖溶化成透明状时停火，趁热倒在撒有一层白糖的盘中。冷却后在上面再撒一层白糖，切块即食。

让厌食宝宝爱吃饭

对于宝宝不爱吃的食物，烹饪时应注意色彩、口感的调配，比如胡萝卜泥蒸嫩蛋、蛋黄玉米糊、葱油蒸肝片、果汁豆奶、柠檬汁牛奶等，这些食物能激起厌食宝宝的食欲；宜食用易于消化及富有营养的食物，忌食用生冷、坚硬、肥腻等难消化的食物；纠正偏食挑食的习惯，保证必需的营养。

脾失健运 *脘腹胀满、不想吃饭*

症状表现
面色萎黄、体形消瘦、缺乏食欲或饮食无味，甚至拒绝进食，而精神状态一般无特殊异常，舌苔薄白或薄腻。

调养方针
健脾开胃。

饮食注意
多吃补脾食物，比如糯米、陈皮、鸡内金等。

陈皮红枣茶

原料： 陈皮 10 克，红枣 8 个。

做法： 红枣洗净，去核；将陈皮、红枣放入锅中，同炒至焦，取出。另起锅，放入陈皮、红枣，加适量清水煎煮取汁，代茶饮。

鸡内金粳米粥

原料： 鸡内金粉 10 克，粳米 60 克，白糖适量。

做法： 粳米洗净，浸泡 30 分钟，放入锅中，加适量清水，熬煮成粥，加入白糖、鸡内金粉稍煮。

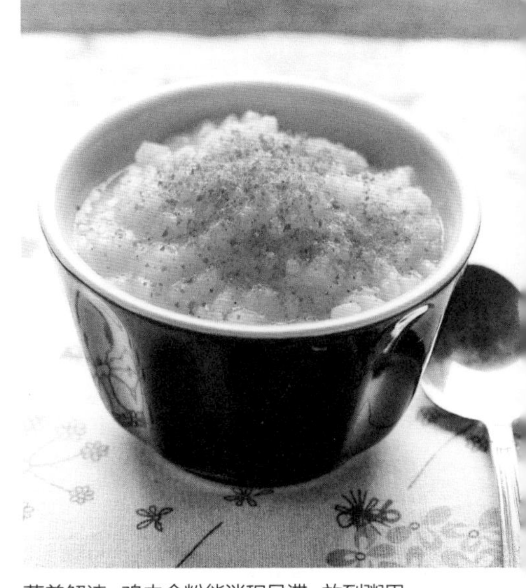

营养解读：鸡内金粉能消积导滞，放到粥里，更易被小儿接受。

胃阴不足 *多见大便秘结*

症状表现
口干多饮而不喜食，皮肤干燥、缺乏光泽，大便多干结，舌苔多见光剥，亦有舌光红少津者。

调养方针
养胃生津。

饮食注意
避免给宝宝吃油腻的食物。

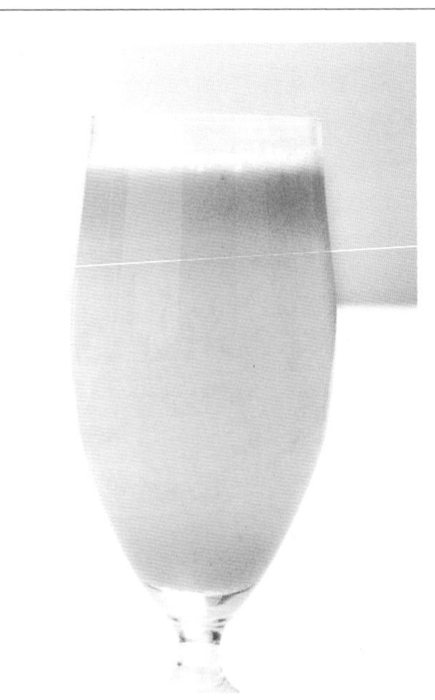

营养解读：菠萝补脾胃，固元气。餐后喝菠萝汁能开胃顺气，帮助消化。

麦芽粳米粥

原料： 麦芽 40 克，粳米 50 克。

做法： 麦芽除去杂质，加水煎煮取汁；粳米洗净，浸泡 30 分钟。将粳米放入锅中，加入麦芽汁液和适量清水，熬煮成粥。

菠萝汁

原料： 菠萝 200 克。

做法： 菠萝去皮，切块，用盐水浸泡 30 分钟，捞出，放入榨汁机中，加适量的水，榨取汁液。

小儿疳积

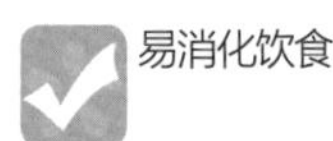
易消化饮食

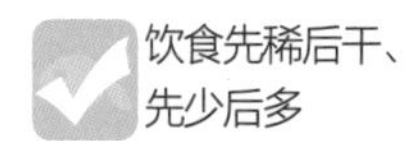
饮食先稀后干、先少后多

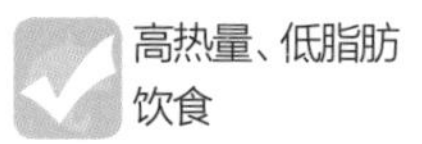
高热量、低脂肪饮食

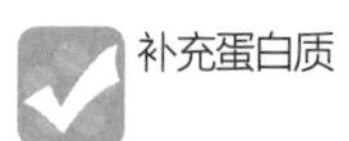
补充蛋白质

小儿疳积是一种脾胃消化功能障碍引起的慢性营养性疾病，多由进食不规律导致，造成脏腑失养、饮食减少、形体消瘦。中医采用调治脾胃等方法来治疗。适宜食材有麦芽、荞麦、白萝卜、油菜、白菜、芹菜、梨、苹果、金橘、山药、玉米粉以及党参、太子参、白术、茯苓等。

芹菜，富含膳食纤维：芹菜可促进胃肠蠕动，对调理脾胃有一定作用。

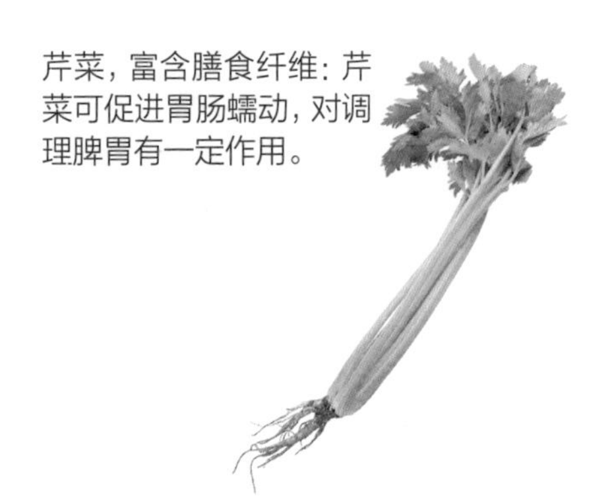

金橘，辅助治疗小儿疳积：金橘可辅助治疗胃纳减少、恶心呕吐、消化不良、烦躁哭闹等症。

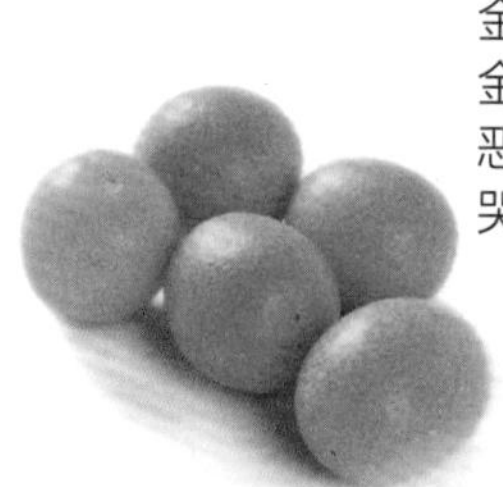

太子参，可健脾：太子参有助于健脾，适合脾胃虚弱的宝宝食用。

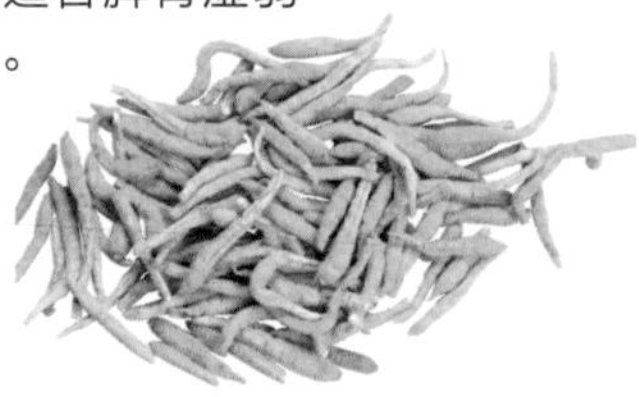

特效食疗方

山楂鸡内金饼

原料：山楂10个，鸡内金粉10克，山药粉、面粉各50克，冰糖适量。

做法：山楂去核、蒂，取果肉与冰糖一起放锅中熬软，取出压成泥；将鸡内金粉、山药粉、面粉倒入山楂冰糖泥中，加清水揉成面团，制作成饼，放入油锅中煎熟。

鳝鱼薏米粥

原料：鳝鱼100克，粳米50克，薏米30克，山药20克，姜末、桂皮末、盐各适量。

做法：鳝鱼处理干净，切段；粳米、薏米，洗净，浸泡3小时；山药去皮，洗净，切块。锅中放所有食材，加水煮成粥，加盐调味。

荔枝莲子山药粥

原料：荔枝50克，山药60克，莲子20克，粳米80克。

做法：荔枝去皮，去核；山药洗净，去皮，切小块；莲子去心，洗净；粳米洗净，浸泡30分钟。将荔枝、山药块、莲子、粳米放入锅中，加适量清水，熬煮成粥。

脾胃虚弱 *伴有磨牙、大便泄泻*

症状表现
面色萎黄、形体消瘦、大便完谷不化。

调养方针
益气醒脾。

饮食注意
多吃开胃食物。

山药柿饼薏米粥

原料：山药60克，薏米80克，柿饼30克。

做法：山药去皮，洗净，捣烂；薏米洗净，泡3小时；柿饼切小块。将山药泥、薏米放入锅中，加水，熬煮至熟，加入柿饼块，稍煮。

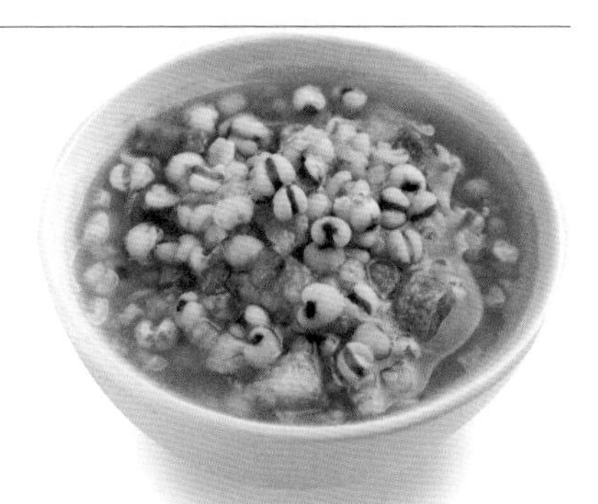

营养解读：山药健脾补肺、固肾益精。此粥可健脾养胃、补肺去内热。

乳食壅滞 *多因乳食摄入过多引起*

症状表现
精神烦躁、夜寐不安、腹胀形瘦、腹痛、大便泄秽、小便浑浊。

调养方针
消积导滞，调理脾胃。

饮食注意
不吃辛辣食物。

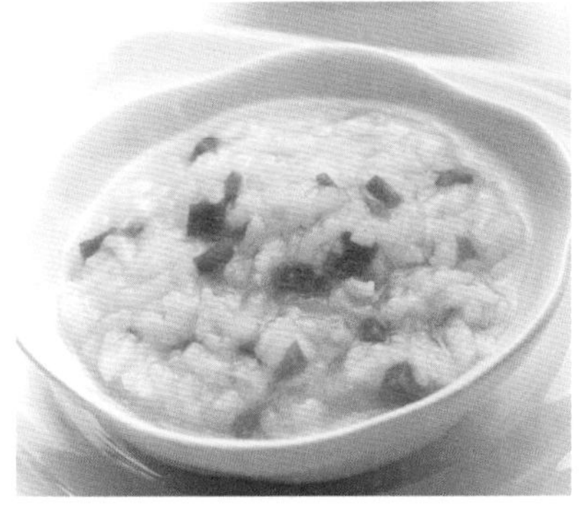

营养解读：宽中下气、消积导滞。适用于因乳食摄入过多引起的小儿疳积。

胡萝卜粳米粥

原料：胡萝卜100克，粳米80克。

做法：将胡萝卜洗净，切丁；粳米洗净，浸泡30分钟。将粳米、胡萝卜放入锅中，加适量清水，熬煮成粥。

气血两亏 *伴有口舌生疮、睡眠不安等情况*

症状表现
精神萎靡、食欲缺乏、便秘或泄泻、完谷不化。

调养方针
补气养血，温中健脾。

饮食注意
以稀软、少渣、少油食物为佳。

公丁香姜汁牛奶

原料：公丁香2粒，姜汁、牛奶各适量。

做法：公丁香煎煮取汁，将煎煮汁液、姜汁、牛奶放入锅中，小火煮沸。

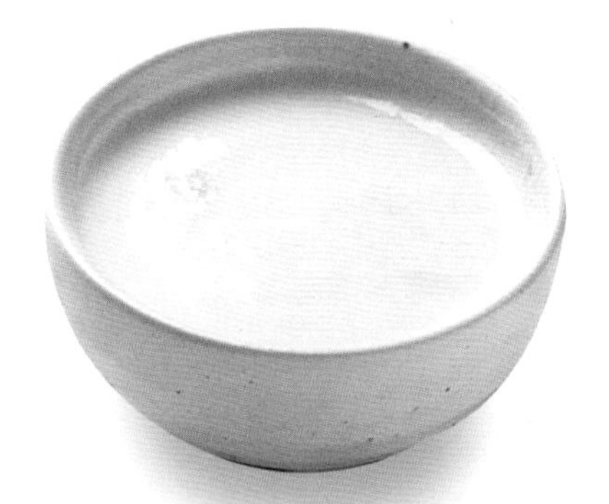

营养解读：益气养血、降逆气、止呕吐，适用于疳积瘦弱、食之即吐等症。

小儿夜啼

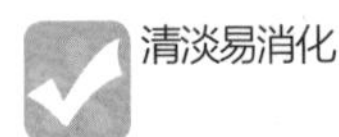
清淡易消化

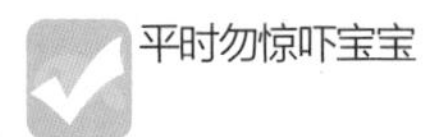
平时勿惊吓宝宝

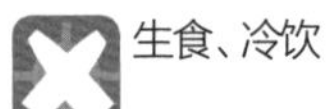
生食、冷饮

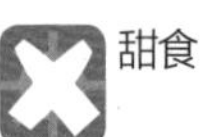
甜食

小儿夜啼指每到夜间即高声啼哭，呈间歇发作，甚至通宵达旦啼哭不休，白天却安静不哭，多见于半岁以下婴儿。中医认为，本病多为脾寒、心热等引起。推荐食材有钩藤、灯芯草、莲子、蚕蛹、百合等。

钩藤，可镇静安神：钩藤有清热平肝、镇静安神的功效，可改善小儿夜啼、小儿惊风。

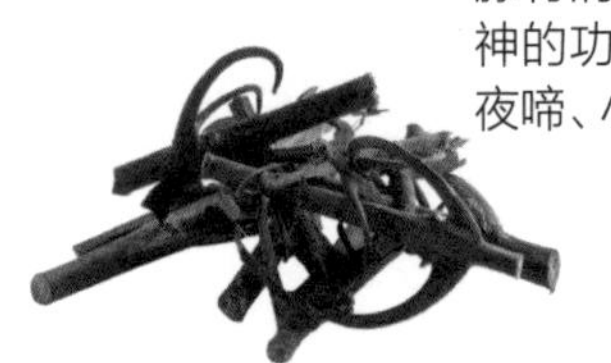

莲子，适合脾胃虚寒型夜啼宝宝：可补脾益气、养心安神，适用于脾胃虚寒所致的夜啼。

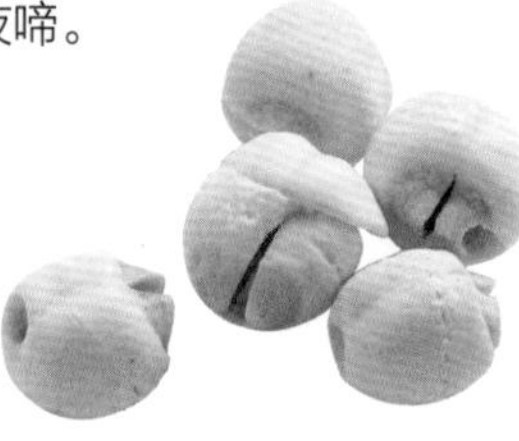

百合，适合心热内扰型夜啼宝宝：百合可养阴、清热、安神，有助于治疗心阴不足、心热内扰型夜啼。

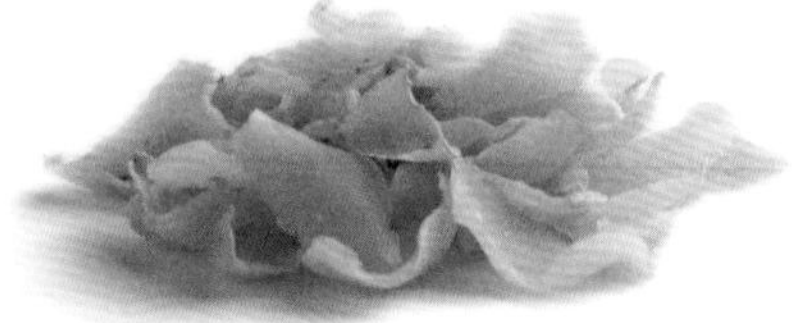

特效食疗方

竹叶灯芯乳

原料：竹叶卷心 6 克，灯芯草 3 克，乳汁适量。

做法：将竹叶卷心、灯芯草煎煮汁液；将煎煮汁液兑入乳汁中调匀。

钩藤乳

原料：钩藤 6 克，乳汁适量。

做法：将钩藤放入锅中，加适量清水煎煮取汁；将煎煮汁液兑入乳汁调匀。

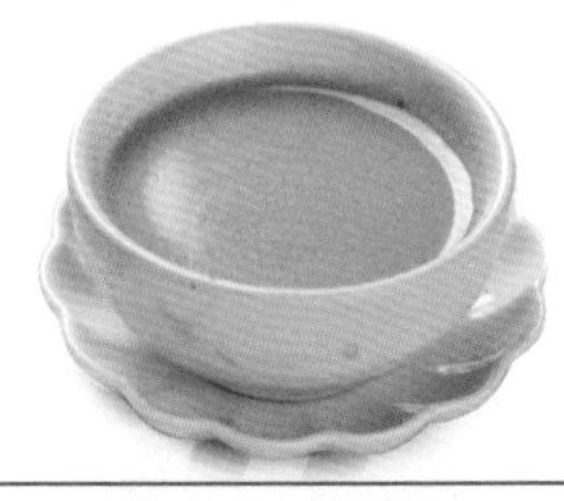

给宝宝建立昼夜节律

夜啼是情感交流的需要。晚上大人睡着了，孩子的一举一动再也没有人理会，就只好高声啼哭，以唤起父母对他的注意。孩子分不清黑夜和白天，还没有建立起正常的昼夜节律。所以防治孩子夜啼的关键是促进孩子大脑发育，让孩子尽快建立起昼夜节律。

脾胃虚寒 *抚按腹部啼哭可暂止*

症状表现
每夜啼哭、哭声不高、啼哭时喜四肢蜷曲，抚按腹部啼哭可暂止，并见乳食不振、四肢欠温、面色无华、大便有乳块等。

调养方针
健脾温中。

饮食注意
饮食上应偏于温热滋补。

干姜粳米粥

原料：干姜 3 克，高良姜 5 克，粳米 30 克。

做法：将干姜、高良姜放入锅中，加水煎煮取汁。加入粳米、煎煮汁液，熬煮成粥。早晚各服 1 次。

豆蔻生姜乳

原料：白豆蔻、生姜各 3 克，乳汁适量。

做法：将白豆蔻、生姜放入锅中，煎煮取汁；将煎煮汁液放入乳汁中调匀。分数次饮完。

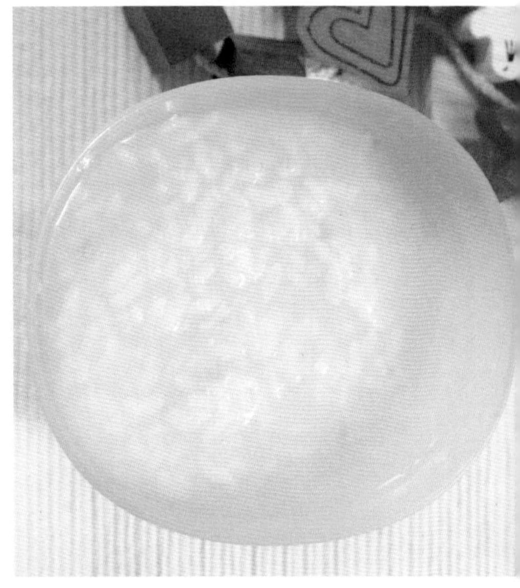

营养解读：干姜粳米粥可以缓解脾胃虚寒，改善脾胃的消化功能。

心火郁积 *多见面赤唇红*

症状表现
入夜啼哭不安、啼声洪亮、烦躁不安、小便短赤、大便秘结、面赤唇红、舌尖红。

调养方针
清心泻火。

饮食注意
多选用凉性食材，但不要给孩子吃冷饮、冷食。

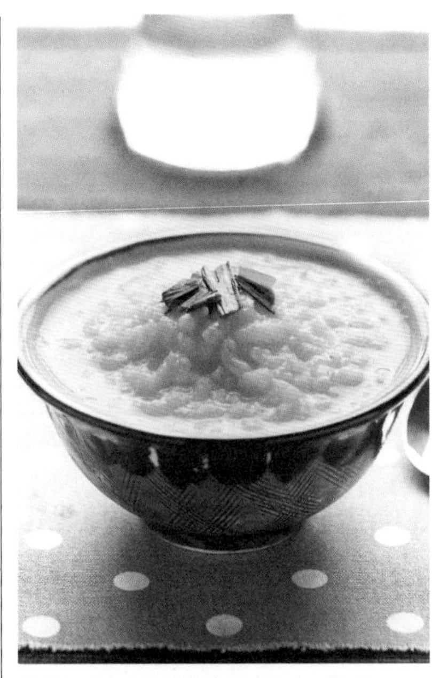

营养解读：淡竹叶有助于降心火，此粥适用于心火郁积引起的夜啼。

莲子心甘草茶

原料：莲子心 6 克，生甘草 9 克。

做法：将莲子心、甘草放入锅中，加水煎煮取汁，即饮。

淡竹叶粳米粥

原料：淡竹叶 10 克，粳米 80 克，白糖适量。

做法：粳米洗净；淡竹叶洗净，放入锅中加适量清水，煮 10 分钟。放入粳米，熬煮成粥，加适量白糖搅匀。

小儿遗尿

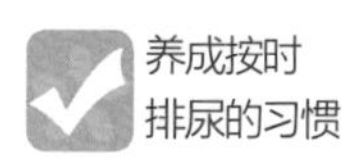
养成按时排尿的习惯

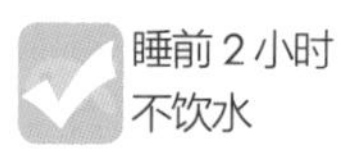
睡前 2 小时不饮水

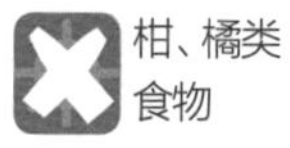
柑、橘类食物

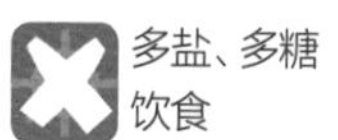
多盐、多糖饮食

中医学认为，本病多因小儿肾气不足，下元虚冷，不能温养膀胱，膀胱气化失调，闭藏失职，不能制约水道；或肝经湿热，火热内迫膀胱而成。可多吃温补固涩食物，比如糯米、山药、莲子、黑芝麻、桂圆等，以及清补食物，比如粳米、薏米、绿豆、鸭肉等。

黑芝麻，可补肾固肾：黑芝麻具有补肾固肾的功效，适用于肾气不足型遗尿。

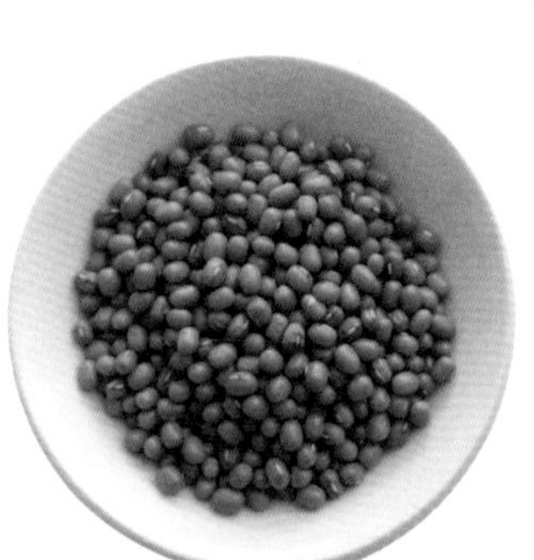
绿豆，预防遗尿：绿豆微凉，可改善肝胆湿热情况，有助于预防遗尿。

薏米，改善湿热：薏米可利湿清热，适合肝胆湿热的宝宝食用。

特效食疗方

黑豆糯米饭

原料：黑豆 30 克，糯米 100 克，红糖 20 克。

做法：黑豆洗净，浸泡 4 小时；糯米洗净，沥干。油锅烧热，将糯米炒至有黏性，将黑豆倒入，加适量水，小火焖熟。出锅前加入红糖拌匀。可当每日晚餐主食吃，连吃 10 日。

芡实核桃山药粥

原料：粳米 50 克，山药 30 克，芡实、核桃各 20 克。

做法：粳米洗净；芡实洗净，浸泡 1 小时；山药洗净，去皮，切成块。所有食材一同放入锅中，加水煮成粥。

家庭护理方法

平日让宝宝养成睡前排尿的习惯。白天多带宝宝活动，夜间睡眠好时肾脏浓缩功能正常，减少尿液排出；半夜时，定时唤醒宝宝起床排尿。宝宝不尿床时，给予鼓励和奖励。

肾气不足 *遗尿次数多*

症状表现
经常遗尿，多则一夜数次，小便清长、畏寒怕冷。

调养方针
补肾益气。

饮食注意
多吃补肾益气的食物，比如红枣、黑豆、薏米等。

白果炖猪膀胱

原料： 猪膀胱1个，白果15克，薏米10克，莲子10克，白胡椒、盐各适量。

做法： 猪膀胱切开洗净，装入白果、薏米、莲子，撒上白胡椒、盐，加水煮熟。分次食用。

黑豆汤

原料： 黑豆20克，盐适量。

做法： 黑豆洗净，浸泡3小时。将黑豆放入锅中，加适量清水，炖煮至熟，加盐调味。

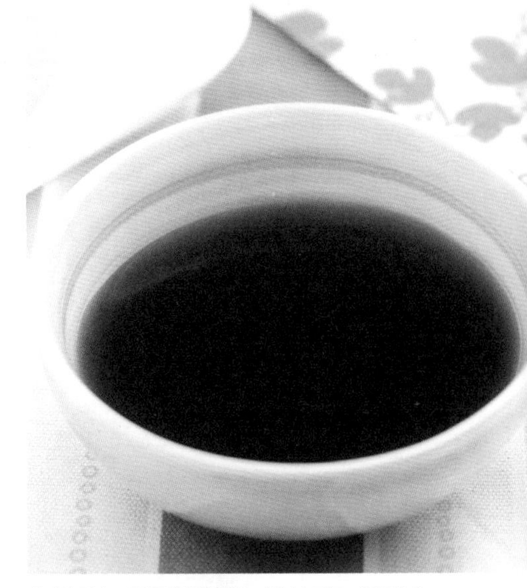

营养解读：黑豆补肾滋阴、调中下气，适用于肾气不足引起的小儿遗尿。

肝胆湿热 *尿味腥臊，尿色较黄*

症状表现
遗出尿量不多，但尿味腥臊，尿色较黄。

调养方针
清热利湿。

饮食注意
多喝温开水，少吃辣椒、葱、生姜等热性食材。

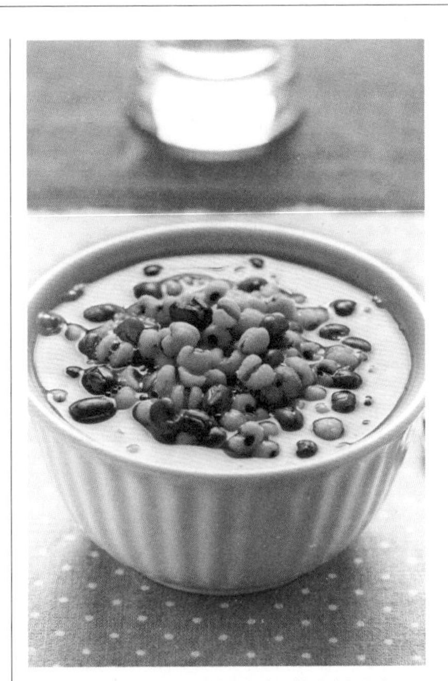

营养解读：赤小豆利水消肿，薏米健脾去湿。此粥清热利湿。

珍珠草鸡肠汤

原料： 珍珠草15克，鸡肠20克。

做法： 鸡肠剪开，洗净；将鸡肠与珍珠草放入锅中，加适量清水，煎煮取汁。

赤小豆薏米粥

原料： 赤小豆30克，薏米50克。

做法： 将赤小豆、薏米均洗净，浸泡3小时，放入锅中，加适量清水，熬煮成粥。

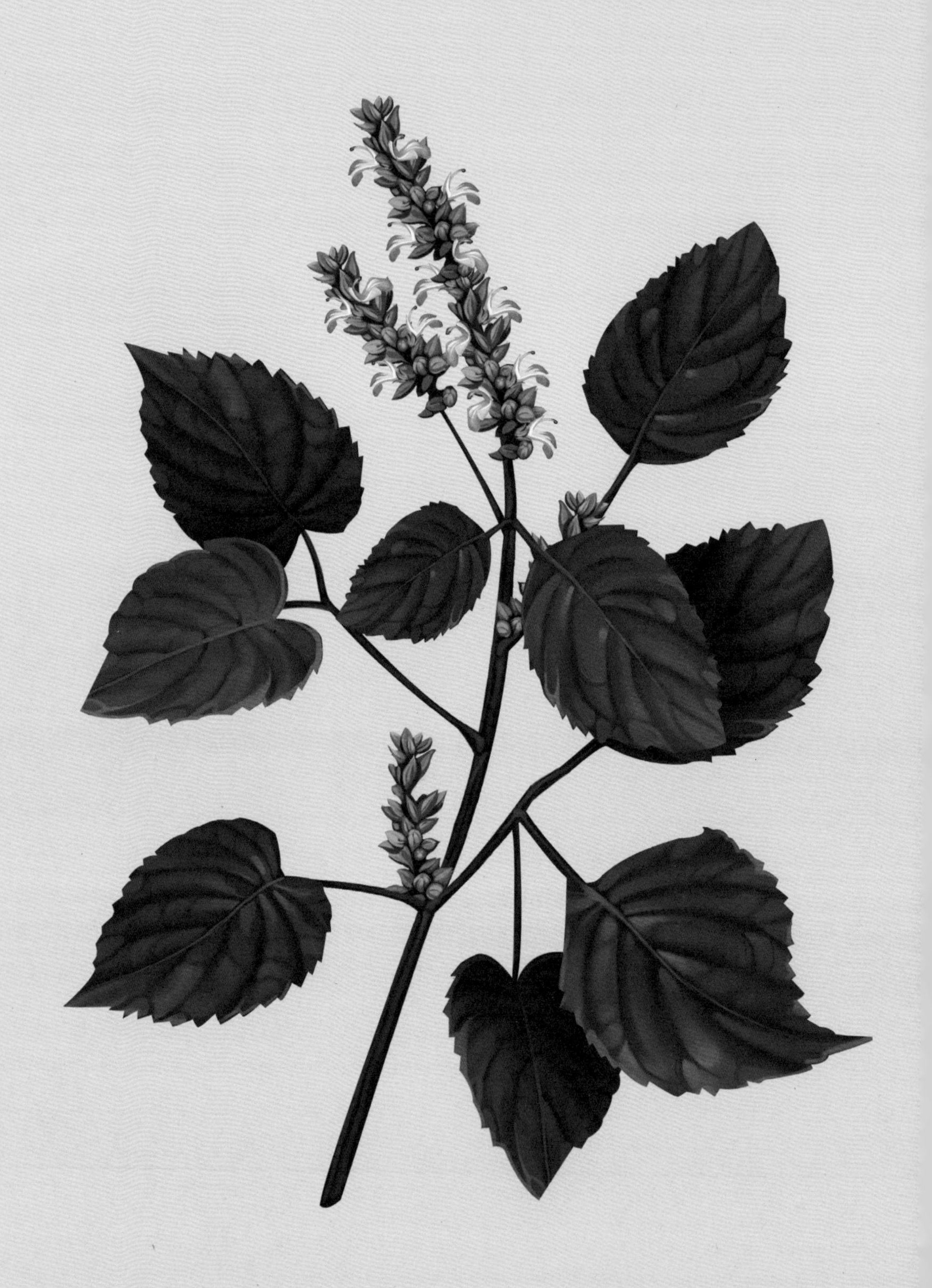

第六章
用食疗方养身体，远离亚健康

亚健康是指介于健康与不健康之间的一种状态，常被称为疾病的早期反应。此时，食物、休息对身体健康的影响较大，选对食疗方，能更好地调理身体，守护健康。

失眠

睡前不玩手机

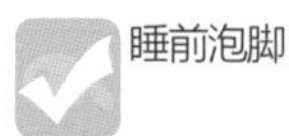
睡前泡脚

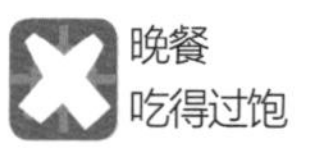
晚餐吃得过饱

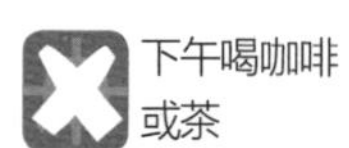
下午喝咖啡或茶

中医称失眠为“不寐”“不得眠”，心脾两亏、肝肾不足、痰湿阻中、肝胆火旺等可引起失眠。具有强身健体、安神补气功效的食物可有效改善失眠状况，比如桂圆、醋、牛奶、香蕉、苹果、黄花菜、莲子、百合、猪心、鹌鹑蛋、甘草、何首乌、葵花子等。

香蕉，可安眠、镇定：香蕉有排解紧张感、缓解失眠和抑郁等作用，睡前吃香蕉有安眠、镇定的效果。

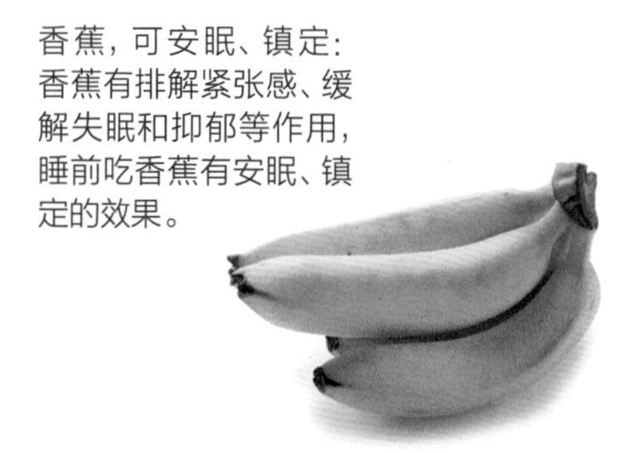

牛奶，可安神助眠：牛奶有安神的作用，可以在一定程度上缓解压力、放松心情。

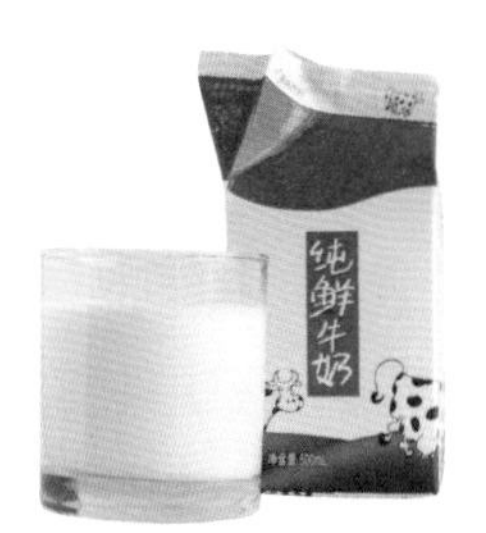

鹌鹑蛋，养血安神：鹌鹑蛋有补五脏、益中气、养血安神的作用，有助于改善失眠情况。

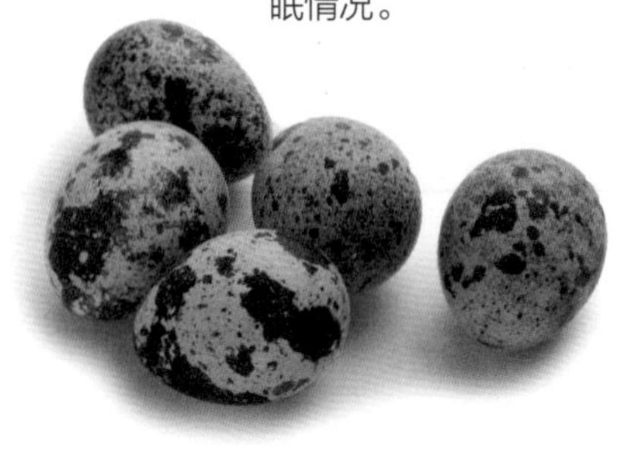

究竟是不是失眠了

持续3个月以上，出现慢性、长期的睡眠障碍，难以入眠，睡后易醒，睡眠不实，伴有疲劳、记忆力下降等症状，才叫作失眠。判断失眠症的标准应该看是否影响到了工作和生活质量。有的人可能每天只睡5个小时就能保证一天的精力充沛，这就不能叫作失眠。

特效食疗方

鲜莲子粥

原料：粳米100克，新鲜莲子20克，冰糖10克。

做法：粳米洗净，浸泡30分钟；新鲜莲子浸泡后除去莲子心。锅内放入粳米，加入适量清水，大火烧沸，加入莲子，改用小火熬煮成粥，加入冰糖稍煮。

黄花菜粥

原料：干黄花菜50克，粳米150克，盐、香油各适量。

做法：将干黄花菜洗净，用热水浸泡约20分钟，捞出择净。粳米洗净，放入锅中加适量清水，煮至米粒开花时，加入黄花菜、盐、香油，煮至粥熟。

山药奶肉羹

原料：羊瘦肉 400 克，山药 150 克，牛奶、盐、姜片各适量。

做法：羊瘦肉洗净，切片；山药去皮，洗净，切片。将羊瘦肉片、山药片、姜片放入锅内，加入适量清水，小火炖煮至肉烂，出锅前加入牛奶、盐稍煮。

山药荔枝煲

原料：荔枝 20 克，山药 100 克，红糖适量。

做法：山药洗净，去皮，切片；荔枝剥皮，去核取肉。将山药与荔枝肉放入锅中，加入适量清水，同煮至熟后加入红糖调味。

银耳桂圆莲子汤

原料：干银耳 5 克，桂圆 50 克，莲子 80 克，冰糖适量。

做法：干银耳浸泡 2 小时，择去老根后撕成小朵；桂圆去壳；莲子去心，洗净。将泡发好的银耳、桂圆肉、莲子一同放入锅内，加适量清水大火煮沸后，转小火继续煮，煮至银耳、莲子完全变软，汤汁变浓稠，加入冰糖稍煮。

牛奶炖花生

原料：花生仁 100 克，枸杞子 20 克，泡发银耳 30 克，牛奶 1500 毫升，冰糖适量。

做法：将银耳、枸杞子、花生仁均洗净，花生仁放入温水中浸泡。锅中放入牛奶，加入银耳、枸杞子、花生仁、冰糖，煮至花生仁熟烂。

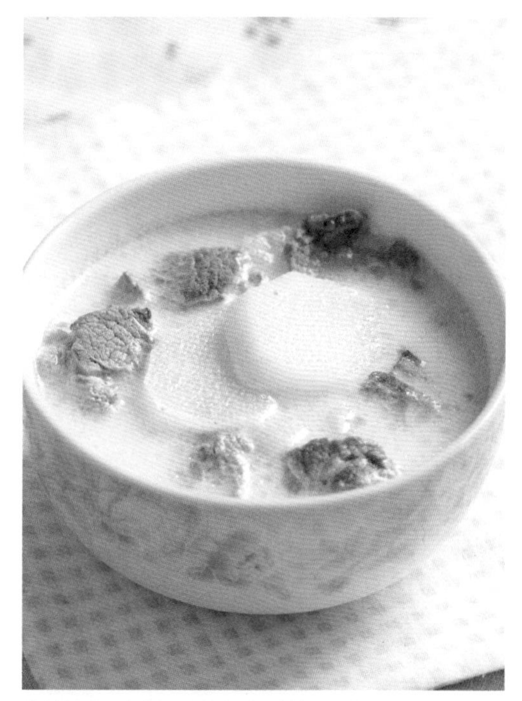

营养解读：山药奶肉羹有助于益气补虚、温中暖下，可改善睡眠质量。

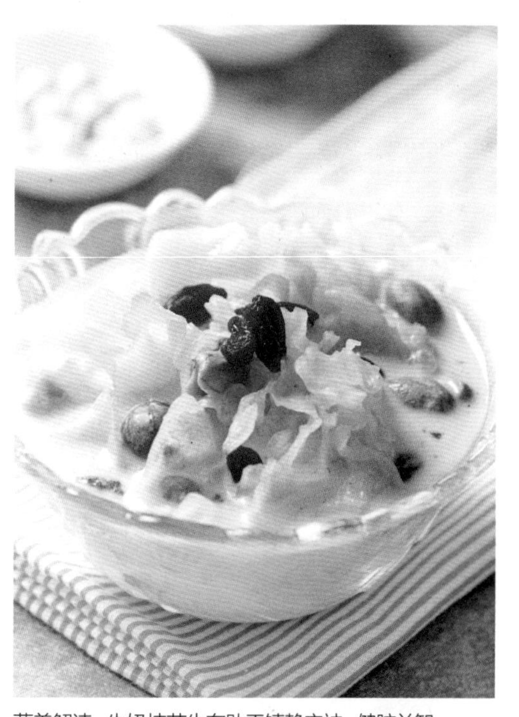

营养解读：牛奶炖花生有助于镇静安神、健脑益智。

健忘

补充蛋白质

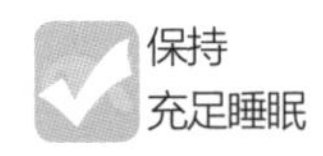
保持充足睡眠

读书

过甜、过咸饮食

从中医角度来看，健忘是气血不足、脑失所养所致，因为到脑部的气血不足、脑的血量减少进而导致记忆力减退；还有因心脾亏损、年老精气不足或痰淤阻痹等所致的健忘。饮食上可多吃猪脑、核桃、紫菜、圆白菜、黄豆、牛奶、鲜鱼、鸡蛋、木耳、杏、花生等。

花生，改善记忆力：花生能够延缓脑退化，提高大脑记忆力。

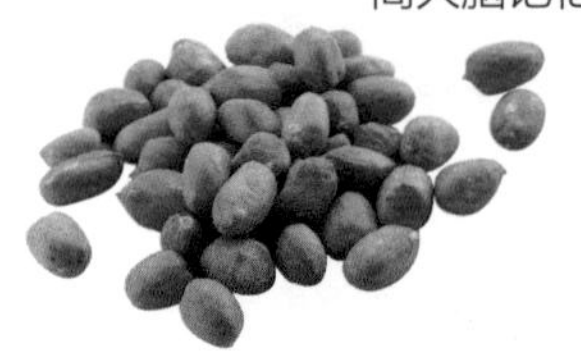

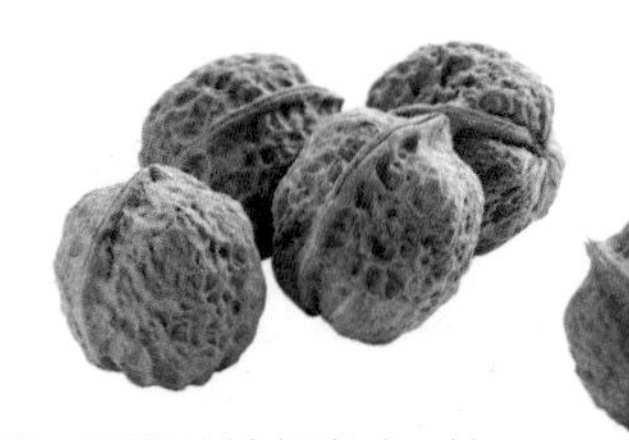

核桃，促进脑神经发育：核桃仁含有不饱和脂肪酸，对人的大脑神经有益。

鸡蛋，提高记忆力：鸡蛋黄所含的卵磷脂在人体内转化为乙酰胆碱，是人脑保持记忆所不可缺少的物质。

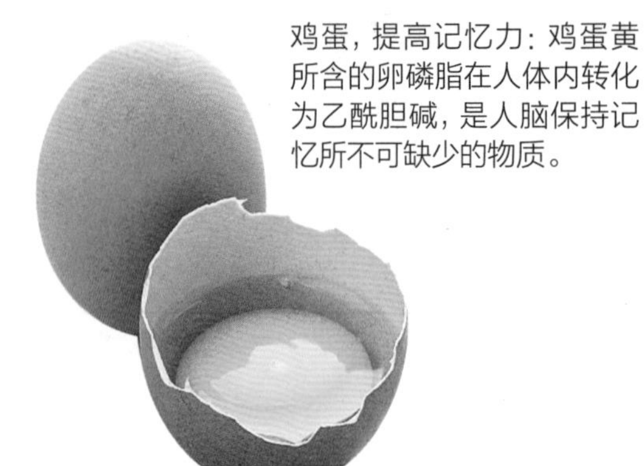

特效食疗方

葡萄干苹果粥

原料：粳米 100 克，苹果 1 个，葡萄干 20 克，蜂蜜适量。

做法：粳米洗净，沥干；苹果洗净，去皮，切丁，立即放入清水锅中，以免氧化变黑。锅内放入粳米大火煮沸，改用小火熬煮 40 分钟。食用时加入蜂蜜、葡萄干搅匀。

蛋花豆腐羹

原料：鸡蛋 2 个，南豆腐 100 克，高汤、小葱末各适量。

做法：鸡蛋打散；南豆腐捣碎。高汤煮开后，将豆腐放入，慢炖，并将蛋液倒入，将蛋花煮熟，出锅时撒上葱末。

红枣花生粥

原料：花生仁 80 克，粳米 100 克，红枣 3 个，白糖适量。

做法：花生仁炒熟后切碎；粳米淘洗干净；红枣洗净，去核。将粳米、红枣放入锅内加水煮粥，煮至米烂粥稠，出锅前，加入花生仁碎、白糖，搅拌均匀。

神经衰弱

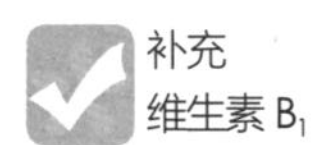
补充维生素 B_1

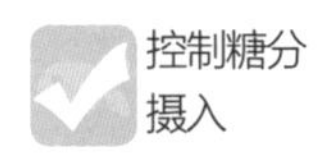
控制糖分摄入

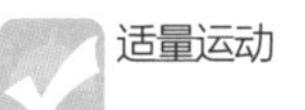
适量运动

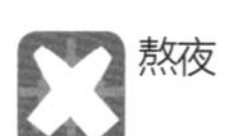
熬夜

神经衰弱是指一种以大脑和躯体功能衰弱为主的神经症，以精神易兴奋却又易疲劳为特征，表现为紧张、烦恼、易怒等情感症状，及肌肉紧张性疼痛和睡眠障碍等生理功能紊乱症状。饮食上可注意多吃蛋黄、玉米、猪脑、花生、核桃、莲子、猪瘦肉、海参、牛奶、蜂蜜、甘蔗、萝卜、红薯、红枣、甜菜、圆白菜等。

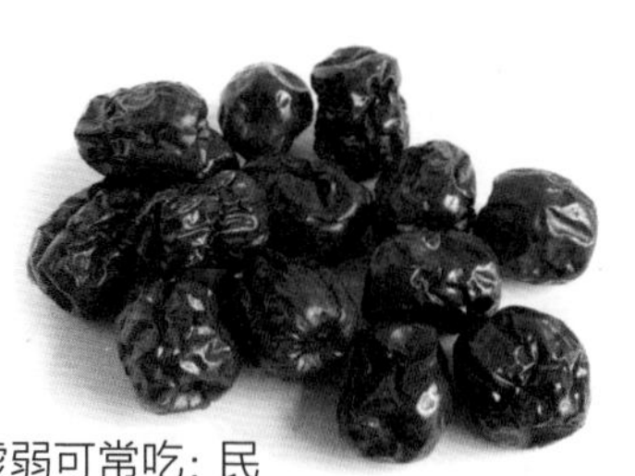

红枣，身体虚弱可常吃：民间常将红枣作为补血食品，能益气，养心，安神。经常吃红枣，对于身体虚弱、神经衰弱者有益处。

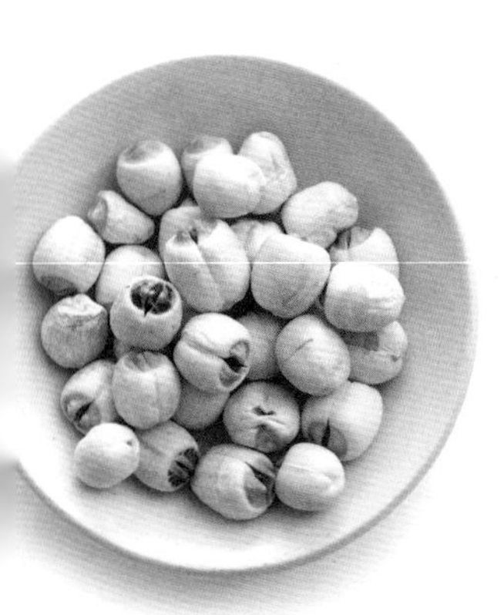

莲子，煮粥食用能安神：莲子有养心、镇静、安神之效。神经衰弱者可将莲子与芡实、糯米一起煮稀粥。

玉米，富含卵磷脂：卵磷脂可以增强记忆力，改善脑功能，平时多吃一些玉米可缓解神经衰弱。

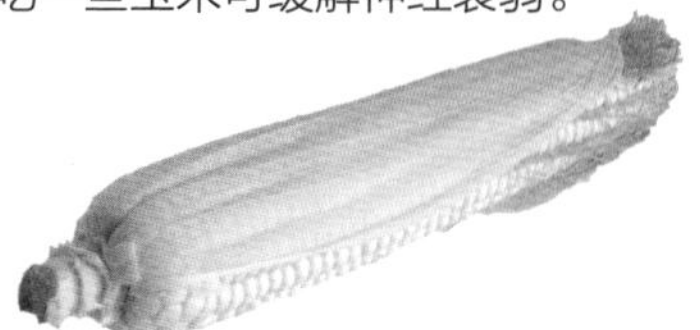

特效食疗方

羊肉山药汤

原料：羊肉 400 克，山药 150 克，枸杞子 5 克，盐、葱花各适量。

做法：山药洗净，去皮，切小块；羊肉洗净，切片，汆烫。锅中加适量清水，放入羊肉片，大火煮 3 分钟后，转小火煮 30 分钟，放入山药块、枸杞子，出锅前 10 分钟放入葱花、盐。

虾皮锅塌豆腐

原料：豆腐 250 克，虾皮 100 克，鸡蛋 2 个，淀粉、葱末、姜末、盐、香油、鸡汤各适量。

做法：鸡蛋打散；豆腐切片，先蘸上淀粉，然后再裹上蛋液；用适量鸡汤、盐、香油调成调味汁，加入虾皮、葱末、姜末备用。油锅烧热，把蘸了淀粉和蛋液的豆腐片放入，双面都煎成金黄色，煎好之后浇上调味汁，撒上葱末、姜末，用小火将汁收尽，使豆腐入味。

免疫力低下

保证睡眠

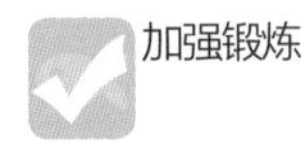
加强锻炼

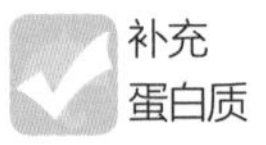
补充蛋白质

补充矿物质

免疫力是人体依靠自身抵抗外来致病因素侵犯的能力。免疫力低下的身体易于被感染，直接表现就是容易生病、生病恢复慢，且常复发。有助于提升免疫力的食材有白萝卜、蘑菇、猴头菇、草菇、香菇、木耳、银耳、百合、海苔、西红柿、菜花、大蒜、洋葱、青椒、柑橘、木瓜、草莓、猕猴桃、西瓜、葡萄、鸡肉、牛肉、猪肉、灵芝、冬虫夏草等。

草菇，促进新陈代谢：草菇富含蛋白质、维生素，能够促进新陈代谢，提高免疫力，增强人体的抗病能力。

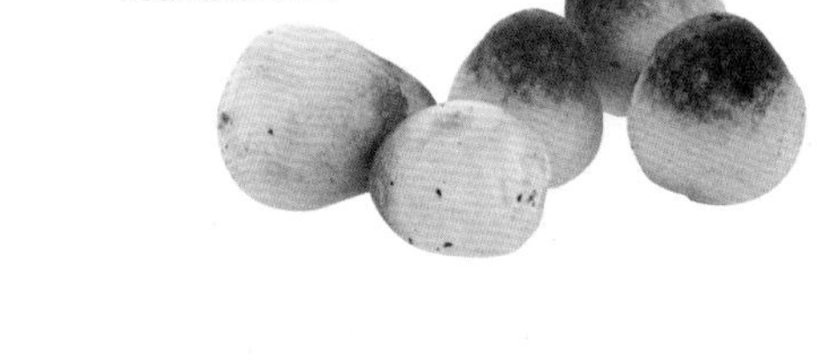

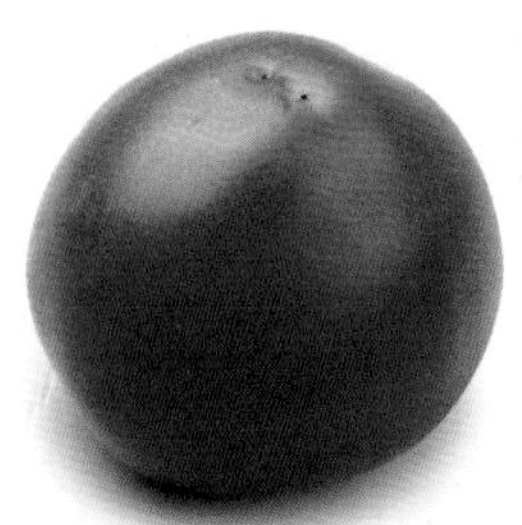

西红柿，富含维生素：西红柿含有丰富的维生素C、B族维生素以及番茄红素，可增强人体免疫力。

菜花，可提升免疫力、抗氧化能力：菜花能够促进肠道蠕动，增强肝脏解毒功能，提升机体抗病能力。

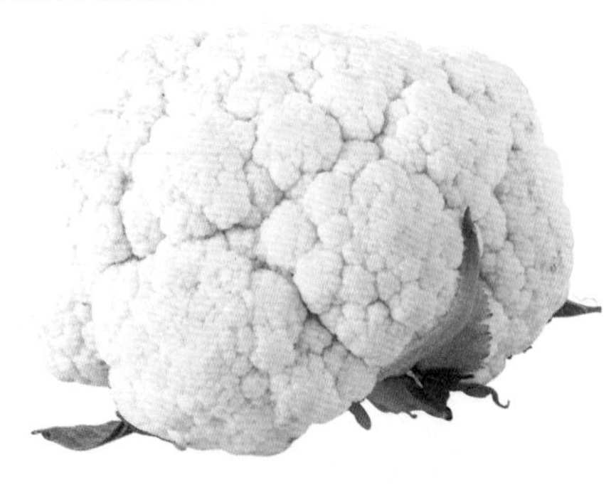

特效食疗方

银耳豆苗

原料：银耳150克，豆苗200克，盐、料酒、水淀粉、香油各适量。

做法：银耳用温水充分泡发，去根洗净；豆苗洗净，用沸水焯烫，捞出。锅中放入适量清水，放盐、料酒，放入银耳煮3分钟，用水淀粉勾芡，淋上香油，盛入盘内，撒上豆苗拌匀。

什锦果汁饭

原料：粳米250克，牛奶250毫升，苹果丁、菠萝丁、蜜枣丁、葡萄干、青梅丁、碎核桃仁各25克，白糖、番茄酱各适量。

做法：将粳米淘洗干净，放入锅内，加入牛奶和适量清水焖成软饭。另用一口锅，将番茄酱、苹果丁、菠萝丁、蜜枣丁、葡萄干、青梅丁、碎核桃仁放入锅内，加入清水烧沸，制成什锦酱。将米饭盛入小碗，然后扣入盘中，浇上什锦酱。

韭菜薹炒鱿鱼

原料：鲜鱿鱼1条，韭菜薹100克，酱油、盐各适量。

做法：鲜鱿鱼剖开，处理干净，切成粗条，汆烫，捞出；韭菜薹洗净，切段。油锅烧至七成热，放入韭菜薹翻炒，然后放入鲜鱿鱼，加适量盐、酱油，翻炒至熟。

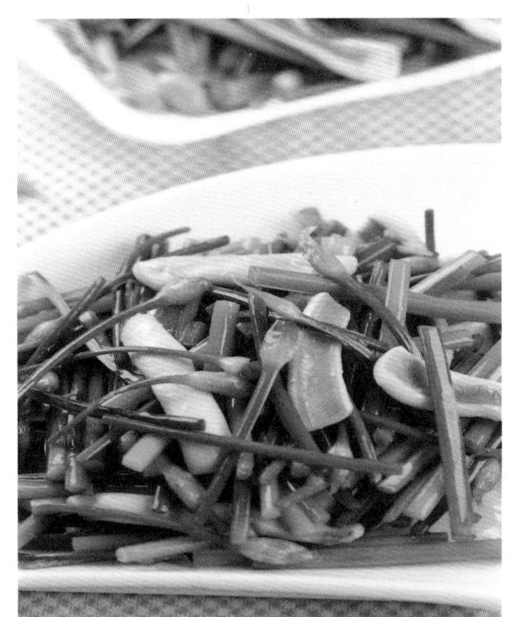

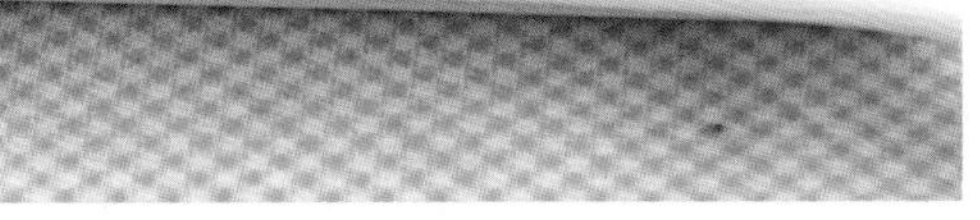

营养解读：鱿鱼可预防贫血，缓解疲劳感，提高自身免疫力。

芝士手卷

原料：紫菜和芝士各1片，生菜、西红柿、沙拉酱各适量。

做法：生菜洗净；西红柿洗净，切片。铺好紫菜，再将芝士、生菜、西红柿依序摆好，淋上沙拉酱并卷成手卷。

香菇肉粥

原料：粳米100克，香菇3朵，猪肉馅80克，芹菜、海米、洋葱、酱油各适量。

做法：洋葱、香菇洗净，切丝；芹菜洗净，切末；猪肉馅加入酱油拌匀；粳米洗净。油锅烧热，放入猪肉馅、香菇丝、洋葱丝、海米，大火炒熟，盛出。将粳米放入锅内，加清水，大火煮至半熟，倒入炒好的香菇肉馅，再用中火煮，熟后加芹菜末略煮。

核桃枸杞子紫米粥

原料：紫米50克，粳米100克，核桃仁50克，枸杞子10克。

做法：粳米、紫米和枸杞子均洗净，将核桃仁掰成小块。先将粳米、紫米放入锅内，并加适量清水大火煮沸，转小火继续煮30分钟，再将核桃块与枸杞子放入锅内，继续煮15分钟。

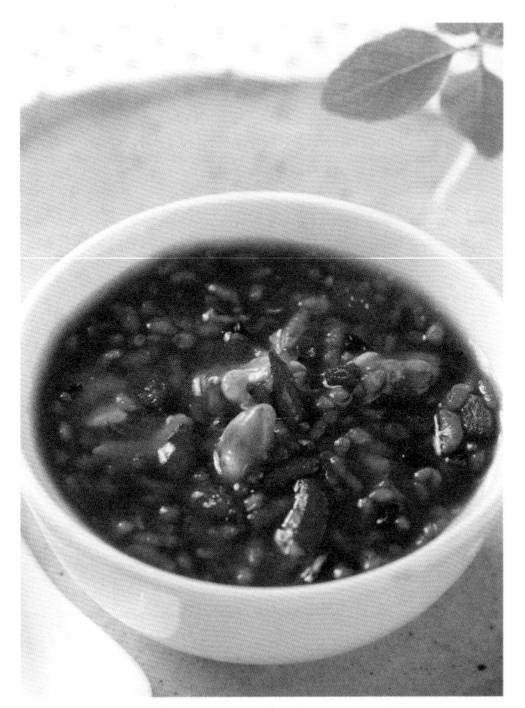

营养解读：核桃的营养价值较高，性温，可提高人体免疫力。

抑郁

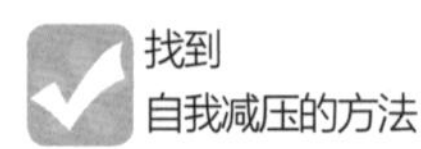
找到自我减压的方法

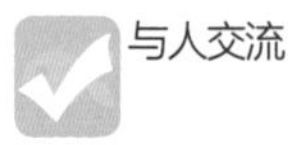
与人交流

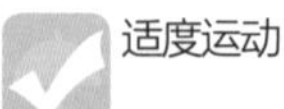
适度运动

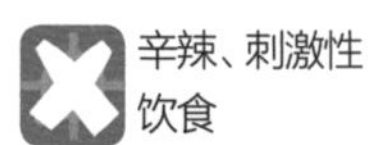
辛辣、刺激性饮食

抑郁症又称忧郁症，是以情绪低落为主要特征的一类心理疾病。饮食要保证营养全面，同时多吃能够舒缓情绪的食物，比如香蕉、牛奶、葡萄柚、深海鱼、樱桃、菠菜、南瓜、鸡肉、低脂牛奶等。同时多参加体育活动。

香蕉，“快乐水果”：香蕉不但可以使人保持心情愉快，还可减轻疼痛感，缓解压力和抑郁，适合精神抑郁患者食用。

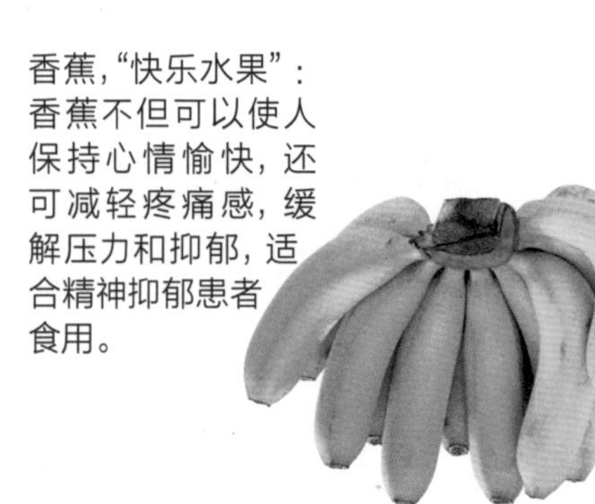

葡萄柚，可抗沮丧：葡萄柚可以振奋精神、抗沮丧，适合精神抑郁患者食用。

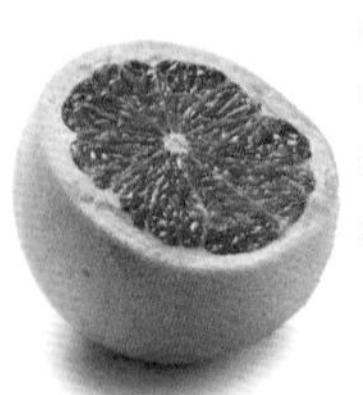

牛奶，改善抑郁症状：牛奶有助于改善精神抑郁患者失眠、多梦、食欲不佳、身体消瘦的状况。

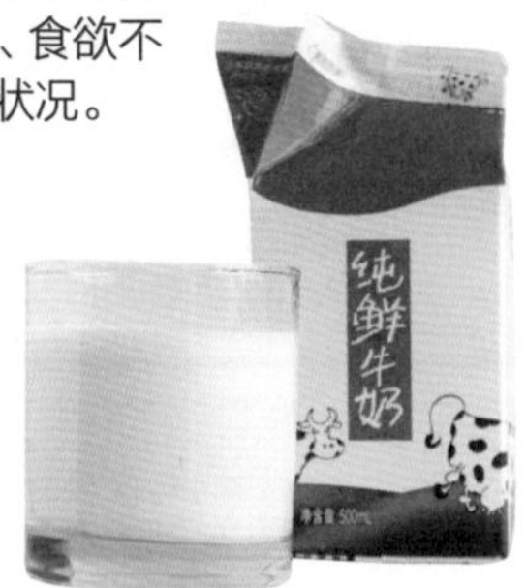

抑郁症的表现

在临床上，轻型患者外表如常，内心有痛苦体验。稍重的患者表现为情绪低落、愁眉苦脸、唉声叹气、自卑、注意力不集中、记忆力减退、反应迟缓和失眠多梦等症状。重型抑郁症患者会出现悲观厌世、绝望的情绪，以及幻觉、妄想、食欲缺乏、体重锐减，并伴有严重的轻生企图，甚至会有轻生行为。

特效食疗方

冬笋拌豆芽

原料：冬笋 250 克，黄豆芽 200 克，熟火腿 50 克，盐、白糖、香油各适量。

做法：黄豆芽洗净，焯烫，捞出过冷水；熟火腿切成丝；冬笋去外壳和老根，洗净，切成丝，焯烫，捞出过冷水，沥干。将冬笋丝、黄豆芽、火腿丝一同放入盘内，加盐、白糖、香油拌匀。

牛奶香蕉木瓜汁

原料：木瓜 100 克，香蕉 1 根，牛奶 200 毫升。

做法：将木瓜洗净去子，去皮，切块；香蕉去皮，切块。把切好的木瓜和香蕉放入榨汁机中搅打成汁，加入牛奶。

牛奶红枣粥

原料：粳米 100 克，牛奶 200 毫升，红枣 10 个。

做法：红枣洗净；粳米洗净，浸泡 30 分钟。锅内加入适量清水，将粳米放入，大火煮沸后，转小火熬 30 分钟，熬至粳米绵软，加入牛奶和红枣，小火慢煲至粥浓稠。

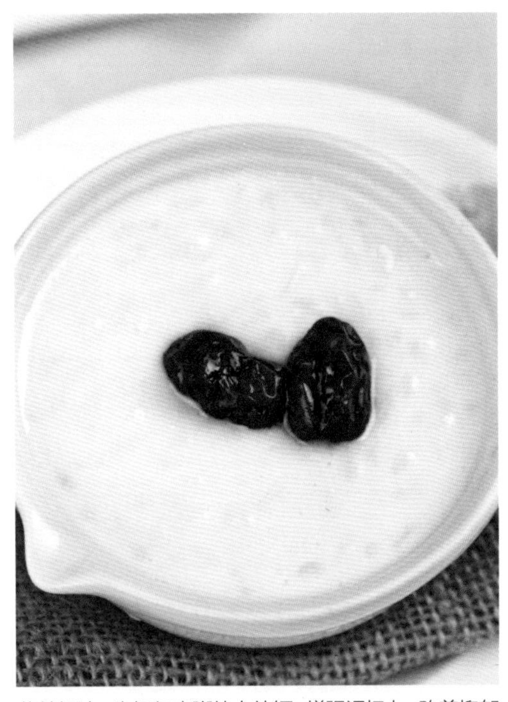

营养解读：牛奶红枣粥补血补钙，增强记忆力，改善抑郁情绪。

什锦面

原料：面条 100 克，肉馅 50 克，香菇 1 朵，豆腐 50 克，鸡蛋 1 个，油菜 2 棵，金针菇、胡萝卜、海带、香油、盐、鸡骨头各适量。

做法：香菇、胡萝卜洗净，切丝；油菜、金针菇洗净，切成 2 厘米长的段；豆腐洗净后，切成 2 厘米长的条，用开水焯烫；在肉馅中加入蛋清揉成小丸子，在开水中烫熟；鸡骨头和洗净的海带一起熬汤。把面条放入熬好的汤中，放入香菇丝、金针菇、胡萝卜丝、豆腐条、油菜段、小丸子及盐、香油，煮熟。

菠萝鸡丁

原料：鸡腿肉 150 克，菠萝块 100 克，葱段、姜片、白糖、水淀粉、盐各适量。

做法：把鸡腿肉洗净，切成丁，用水淀粉、白糖腌透。油锅烧热，将鸡丁稍微过油即捞出。锅中留底油，将葱段、姜片炒香，放入菠萝块略炒，倒入鸡丁翻炒至熟，加盐调味。

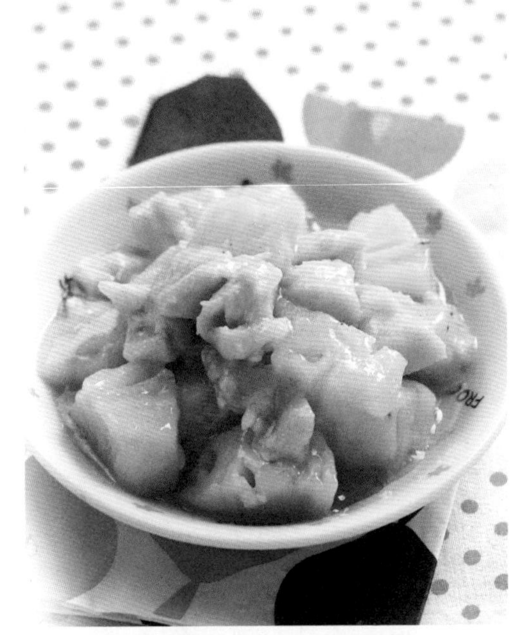

营养解读：菠萝营养丰富，含多种维生素及钙、铁、磷等，尤其维生素 C 含量较高，而且口味清香，能愉悦心情。

焦虑

保证充足睡眠

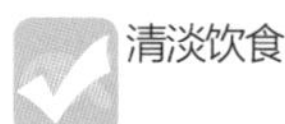
清淡饮食

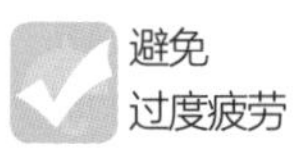
避免过度疲劳

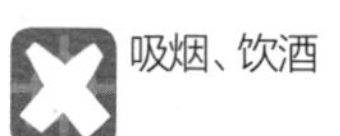
吸烟、饮酒

焦虑症又称焦虑性神经症，是一种具有持久性（6个月以上）的焦虑、恐惧、紧张情绪和自主神经活动障碍的脑机能失调病症，常伴有运动性不安和躯体不适感，以及头晕、胸闷、心悸、呼吸困难、口干、尿频、尿急、出汗、震颤等症。推荐食材有竹笋、鱼腥草、橘子、海带、枸杞子、百合、芹菜、茼蒿、荸荠、红枣、蜂蜜、苦瓜、西红柿、香蕉等。

百合，可清心安神：百合可以清心、安神、定神，对心烦不安、焦虑、失眠等症都有一定的缓解作用。

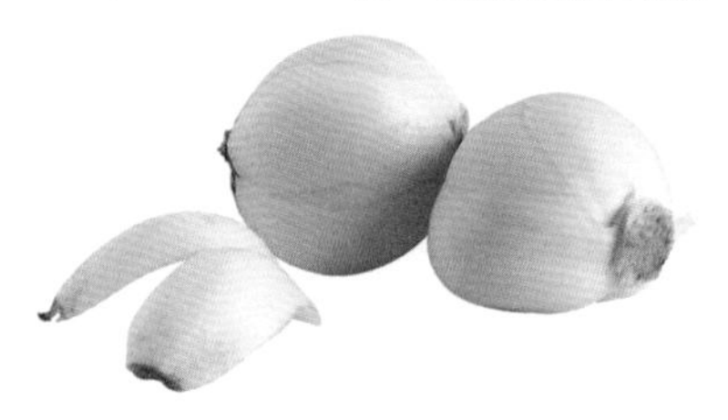

蜂蜜，益气除烦：蜂蜜可以养脾益气，除心烦。焦虑症患者适当吃一些蜂蜜可以改善不良情绪。

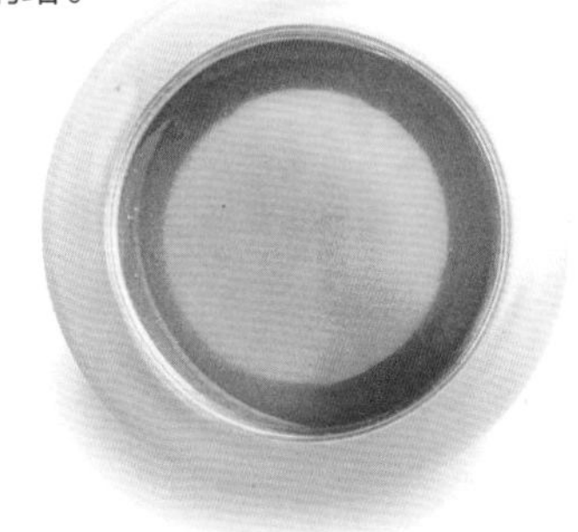

红枣，缓解不安情绪：红枣对缓解不安情绪有很好的效果，适合焦虑症患者食用。

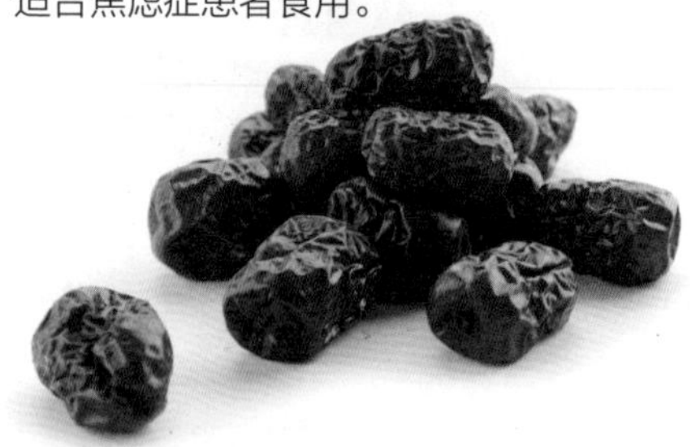

特效食疗方

蛤蜊豆腐汤

原料：蛤蜊250克，豆腐100克，葱花、姜片、盐、香油各适量。

做法：在清水中滴入少许香油，将蛤蜊放入，让蛤蜊彻底吐净泥沙，冲洗干净备用；豆腐切成1厘米见方的小丁。锅中放水、盐和姜片煮沸，把蛤蜊和豆腐丁一同放入，转中火继续煮，蛤蜊张开壳、豆腐熟透后关火，出锅时撒上葱花。

香蕉百合银耳汤

原料：银耳20克，鲜百合50克，香蕉2根，冰糖适量。

做法：银耳洗净，撕成小朵；新鲜百合剥开，洗净，去老根；香蕉去皮，切片。将银耳放入瓷碗中，以1∶4的比例加入清水，放入蒸锅内隔水蒸30分钟，取出；将蒸好后的银耳、新鲜百合、香蕉一同放入锅中，加清水，用中火煮10分钟，出锅时加入冰糖化开。

慢性疲劳综合征

 多吃蔬果　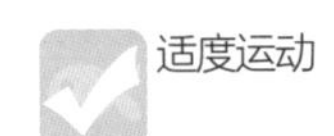 适度运动　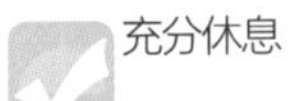 充分休息　 酸辣食物

慢性疲劳综合征，是指由于疲劳引起的一种长期反复发作的神疲乏力、不能通过卧床休息而缓解的失眠多梦、头发脱落、健忘、工作效率低等一系列症状。适宜食材包括牛肉、山药、松子、黑木耳、银耳、枸杞子、香蕉、冬虫夏草、牛奶及海产品等。

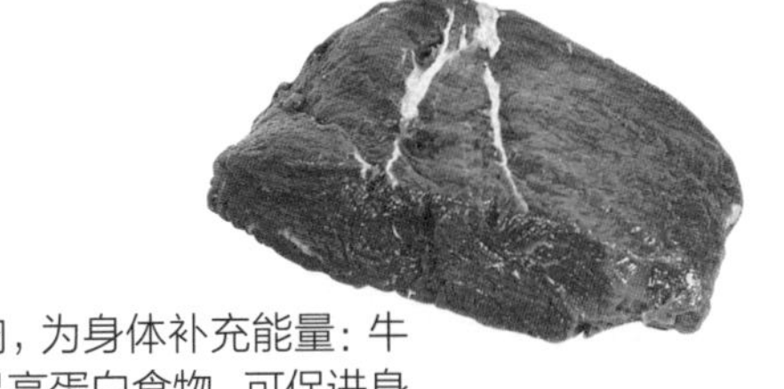

牛肉，为身体补充能量：牛肉是高蛋白食物，可促进身体恢复并有助于及时补充体内损失的能量。

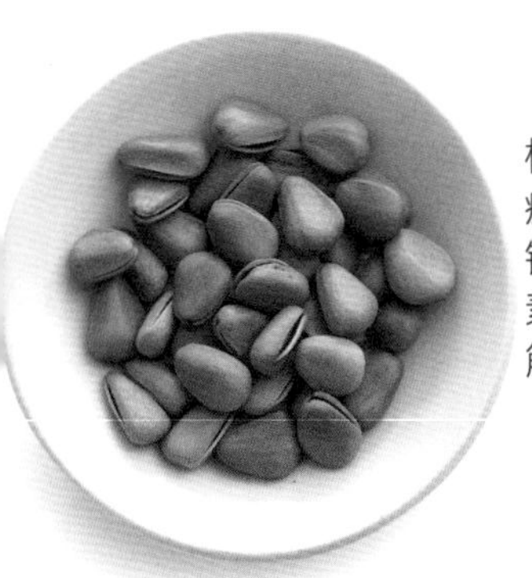

松子，有助于消除疲劳：松子富含钙、铁等多种营养素，有助于强健筋骨，消除疲劳。

香蕉，补充能量、消除疲劳：香蕉中的维生素 B_2、柠檬酸有助于消除身体疲劳，可补充身体损失的能量。

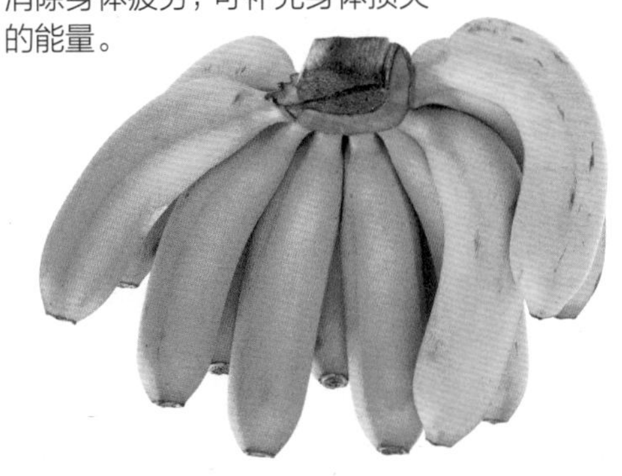

特效食疗方

双鲜拌金针菇

原料：金针菇 300 克，鲜鱿鱼 100 克，熟鸡胸肉 150 克，姜片、盐、高汤、香油各适量。

做法：金针菇洗净，焯烫，沥干水分，盛入碗内；鲜鱿鱼去外膜，洗净，切细丝，与姜片一并下沸水锅氽烫至熟，捞起；将熟鸡胸肉切成细丝，与鱿鱼丝一同放入金针菇碗内，加高汤、盐、香油拌匀。

鲇鱼鸡蛋羹

原料：鲇鱼 1 条，鸡蛋 2 个，葱末、姜末、盐、香油各适量。

做法：鲇鱼去内脏，收拾干净；将鲇鱼放入锅内，加清水，小火煮至鱼将熟时，打入鸡蛋，不要将鸡蛋打散，稍煮，再加入葱末、姜末、盐、香油。

中医解读慢性疲劳综合征

中医认为，慢性疲劳综合征的主因是心肝脾肾的功能失调，加之长时间的精神紧张，导致人体气血阴阳失衡所致。合理的饮食、运动及适当的药物治疗，可较大程度地缓解病情。

上火

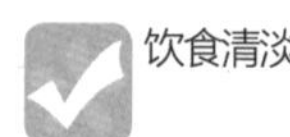
饮食清淡

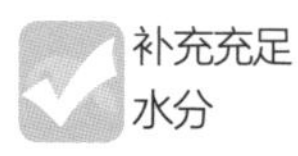
补充充足水分

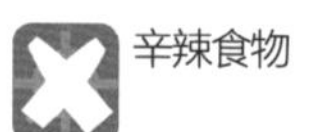
辛辣食物

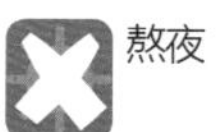
熬夜

“上火”是人体各器官不协调造成的，医学上称之为应激性疾病。这时需要用一些能够清热解毒的天然食物进行调理，比如白菊花、金银花、莴笋、苦瓜、百合、蒲公英、甜瓜、西瓜、绿豆、紫菜、白菜、冬瓜、粳米、猕猴桃、茄子、甲鱼等。

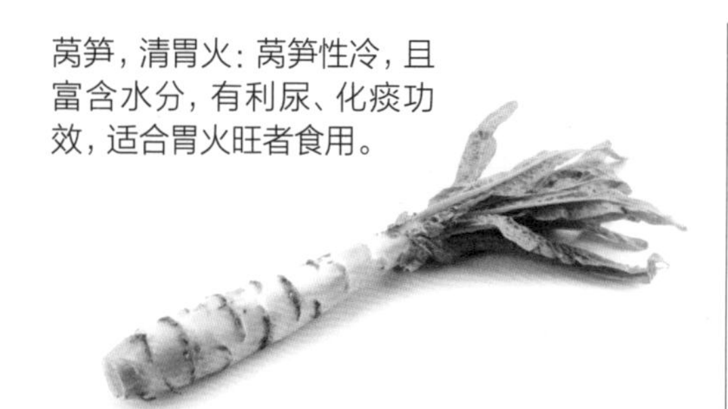
莴笋，清胃火：莴笋性冷，且富含水分，有利尿、化痰功效，适合胃火旺者食用。

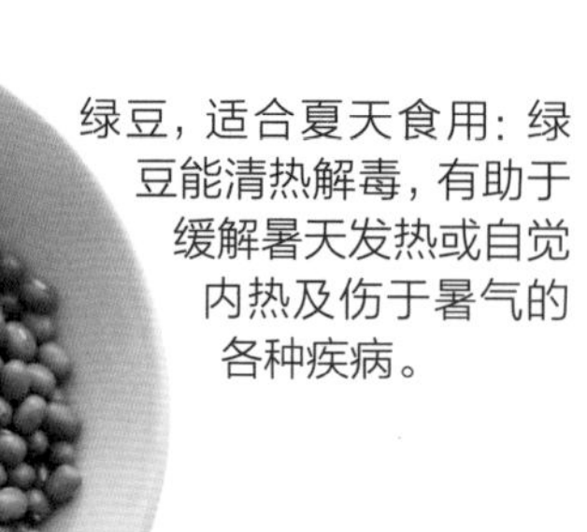
绿豆，适合夏天食用：绿豆能清热解毒，有助于缓解暑天发热或自觉内热及伤于暑气的各种疾病。

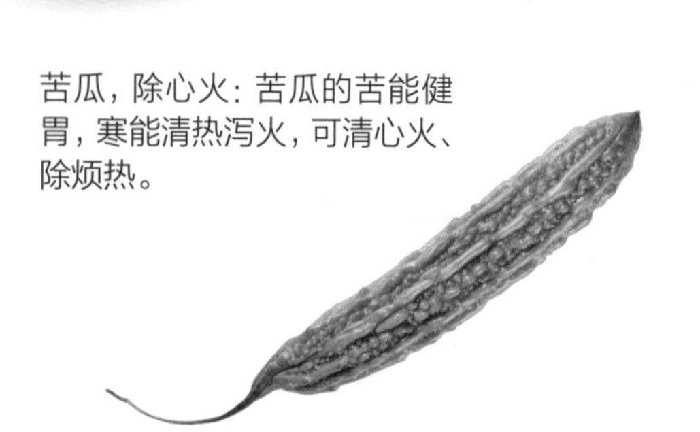
苦瓜，除心火：苦瓜的苦能健胃，寒能清热泻火，可清心火、除烦热。

特效食疗方

西瓜橘饼粥

原料：西瓜 300 克，西米 100 克，橘饼 10 克，冰糖适量。

做法：西瓜去子、去皮，切块；西米浸水；橘饼洗净，切成细丝。把西瓜瓤、冰糖、橘饼丝放进锅内，加适量水煮开，放入西米，熬煮至熟。

莴笋猪肉粥

原料：莴笋 50 克，粳米 150 克，猪肉 100 克，酱油、盐、香油各适量。

做法：莴笋去皮，洗净，切细丝；粳米洗净；猪肉洗净，切成末，放入碗内，加适量酱油、盐，腌 10~15 分钟。锅中放入粳米，加适量清水，大火煮沸，加入莴笋丝、猪肉末，改小火煮至米烂肉熟时，加盐、香油搅匀。

“火”是什么

这里所说的“火”，一般指的是“里热证”，它又可分“实火”和“虚火”，由外感病邪所致者为“实火”，由阴虚津亏所致者为“虚火”。

体内湿重

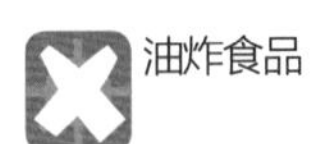
油炸食品

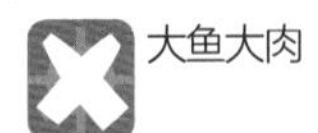
大鱼大肉

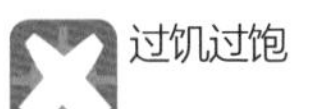
过饥过饱

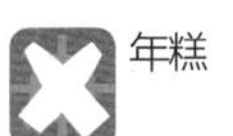
年糕

湿重之人常可见到恶寒身重、四肢困倦、胸闷乏力、脘腹胀满、缺乏食欲、水肿、大便溏泻等症状，饮食上选用健脾利水食材和有助于调整水分代谢的食物，比如薏米、黄瓜、冬瓜、苦瓜、赤小豆、白萝卜、黄豆芽、木耳、紫菜、海带、洋葱、西红柿、藿香等。

黄瓜，低热量、低脂肪蔬菜：黄瓜是低热低脂蔬菜，且含有较多的钾盐，有利尿和降压作用，还有一定减肥功效。

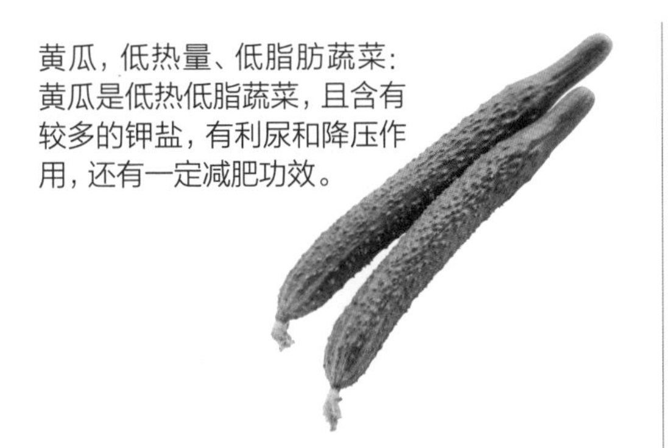

黄豆芽，可清热利湿：黄豆芽有清热利湿的功效，但痛风患者不宜多吃。

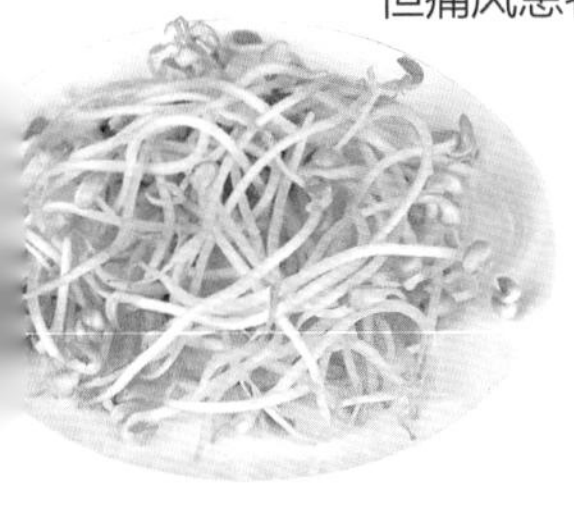

西红柿，有助于降血压、减肥：西红柿能清热解毒、生津止渴、健胃消食，还有降低血压和减肥的功效。

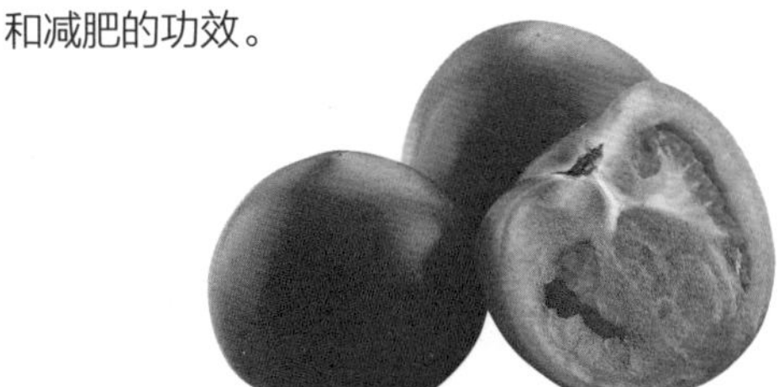

特效食疗方

白萝卜鲢鱼汤

原料： 鲢鱼400克，白萝卜片150克，料酒、盐、葱段、姜片、白糖、胡椒粉各适量。

做法： 鲢鱼处理干净。热油锅下鲢鱼稍煎，加料酒、盐、白糖、白萝卜片、葱段、姜片，加水烧煮至熟烂入味，撒入胡椒粉调味。

虾肉冬茸汤

原料： 鲜虾200克，冬瓜300克，鸡蛋（取蛋清）2个，高汤、姜片、盐、料酒、香油、胡椒粉各适量。

做法： 鲜虾洗净，去虾线，蒸熟；冬瓜洗净，切丁，与姜片及高汤同煲15分钟。再放入虾肉，加盐、料酒、香油、胡椒粉，再将蛋清淋入锅中，煮沸。

肉丝银芽汤

原料： 黄豆芽100克，猪肉丝50克，粉丝25克，榨菜丝、盐各适量。

做法： 将黄豆芽择洗干净。油锅烧热，放入黄豆芽、猪肉丝一起翻炒至肉丝变色，加粉丝、榨菜丝、清水、盐共煮10分钟。

脾胃虚弱

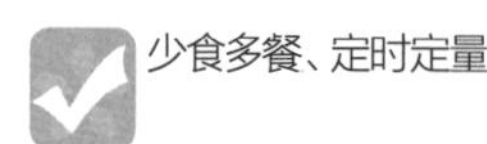
少食多餐、定时定量

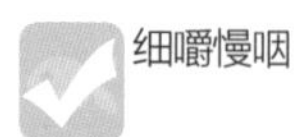
细嚼慢咽

冰激凌

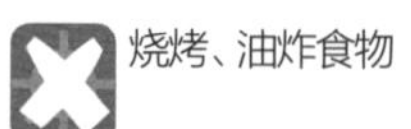
烧烤、油炸食物

脾胃虚弱是因脾虚或饮食不节、情志不畅、劳逸失调等引起脾的运化功能虚衰、不足，症见不思饮食、食欲缺乏、消瘦等。养脾胃的食物有很多，比如粳米、玉米、薏米、豆腐、牛肉、鸡肉、鳜鱼、乌鸡、莲藕、栗子、山药、扁豆、豇豆、胡萝卜、土豆等。

豆腐，清淡易消化：豆腐有调和脾胃、通大肠浊气的作用，且豆腐清淡易消化，不会增加脾胃负担。

胡萝卜，搭配羊肉食用：胡萝卜搭配羊肉食用，能温补脾胃、益肾助阳。

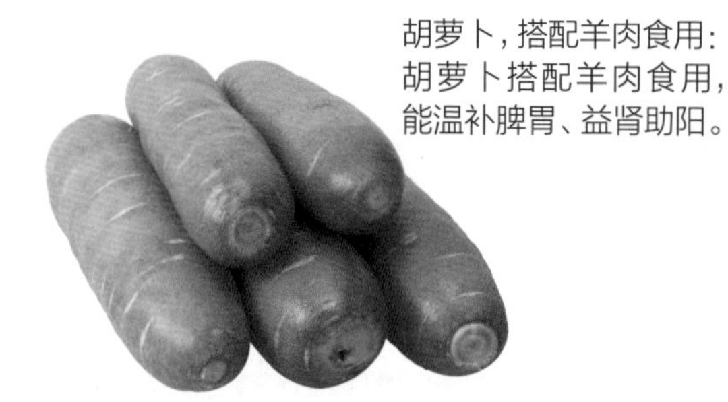

土豆，可健脾防癌：土豆具有补气健脾、防癌抗癌作用，其富含膳食纤维，对于大肠癌有一定的防治效果。

脾胃是后天之本

脾与胃是人体的重要消化代谢器官，二者相互配合，共同为人体其他器官服务。机体生命的维持和气血津液的生化，都离不开脾；胃是食物的“中转站”，可以对人体每天摄入的食物进行收纳、消化。

特效食疗方

蘸酱菜

原料：水萝卜、黄瓜、大葱、白萝卜、生菜各 80 克，甜面酱、大料、盐、白糖、香油各适量。

做法：把水萝卜、黄瓜、大葱、白萝卜均洗净，切段；生菜洗净，用淡盐水浸一下。锅中放香油烧热，放入甜面酱、大料、盐、白糖合炒，然后加入等量的水，翻炒 2 分钟，盛出后放凉，用蔬菜蘸食。

泥鳅瘦肉汤

原料：泥鳅 250 克，黑豆 30 克，猪瘦肉 100 克，盐适量。

做法：除去泥鳅内脏并洗净；猪瘦肉洗净，切碎。将所有材料一同放入锅中，加入适量清水，小火煮熟，加盐调味。

杂粮皮蛋瘦肉粥

原料：小米、血糯米、糙米各 50 克，皮蛋 1 个，香菇 2 朵，猪肉 100 克，虾皮、胡椒粉、盐各适量。

做法：小米、血糯米、糙米均洗净，煮熟备用；皮蛋去壳，切块；香菇洗净，切丝；猪肉洗净，切丝。油锅烧热，倒入香菇、虾皮爆香，加水煮开，放入煮熟的杂粮粥、猪肉丝和皮蛋，熟后加胡椒粉、盐调味。

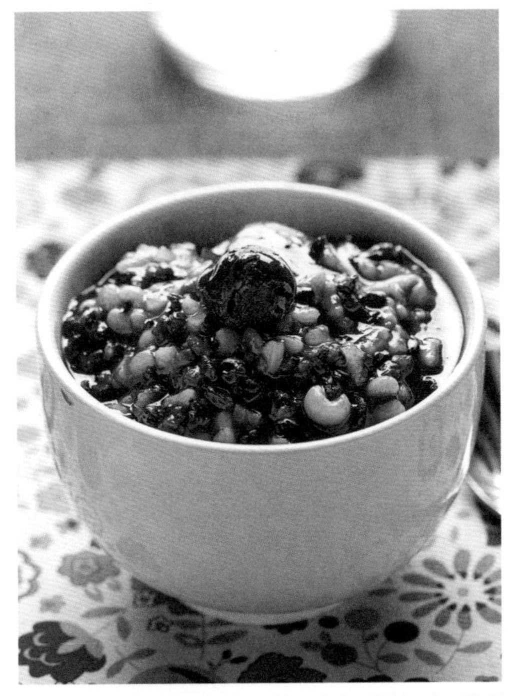

营养解读：三米桂圆粥适用于脾胃虚寒、营养不良、体质虚弱、消渴多尿、自汗便溏等症。

三米桂圆粥

原料：薏米 30 克，紫米、糯米各 80 克，红枣 7 个，桂圆肉、红糖各 25 克。

做法：薏米、紫米、糯米均洗净；红枣去核洗净，切小块。将薏米、紫米、糯米放入锅内，煮至粥熟，再加入红枣块、桂圆肉、红糖煮片刻。

甜椒牛肉丝

原料：牛肉、甜椒各 200 克，鸡蛋（取蛋清）1 个，酱油、甜面酱、盐、生姜、水淀粉、料酒、鲜汤各适量。

做法：牛肉洗净，切丝，加入盐、蛋清、料酒、水淀粉，搅拌均匀；甜椒和生姜洗净，均切成细丝。油锅烧热，倒入甜椒丝炒至半熟，盛出备用。另起油锅烧热，倒入牛肉丝炒散，放入甜面酱、甜椒丝、姜丝炒出香味，加入酱油、盐和鲜汤，用水淀粉勾芡，翻炒均匀。

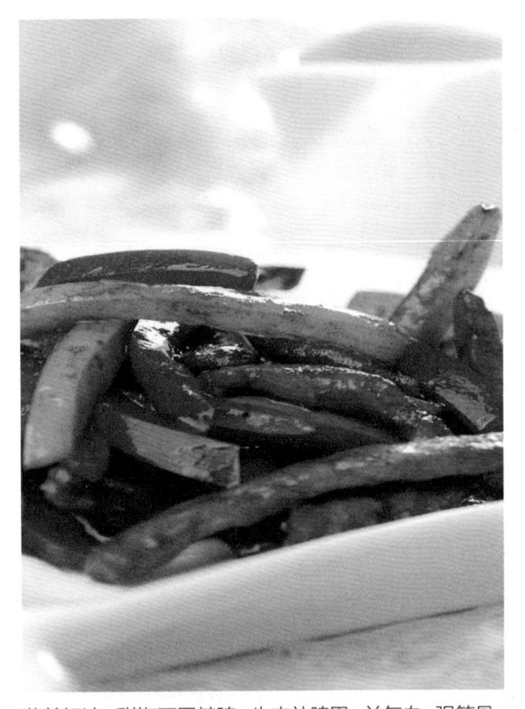

营养解读：甜椒开胃健脾；牛肉补脾胃，益气血，强筋骨，消水肿。

便秘

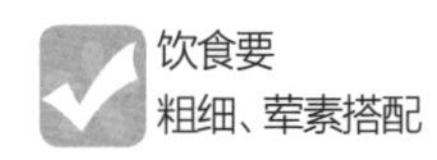

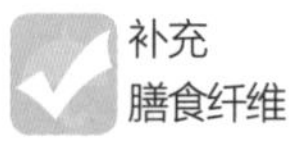

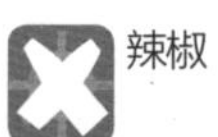

便秘是大便秘结不通，排便时间或排便间隔时间延长，或排便时艰涩不畅的一种病症。饮食上可以注意多吃一些梨、黄瓜、苦瓜、芹菜、莴笋、芝麻、香蕉、苹果、无花果、韭菜、海带、山药、扁豆、芋头、空心菜、蘑菇、白萝卜、丝瓜、菠菜等。

芝麻，具有润肠能力：芝麻富含油脂，其润肠通便能力强，适用于阴虚便秘和燥热便秘。

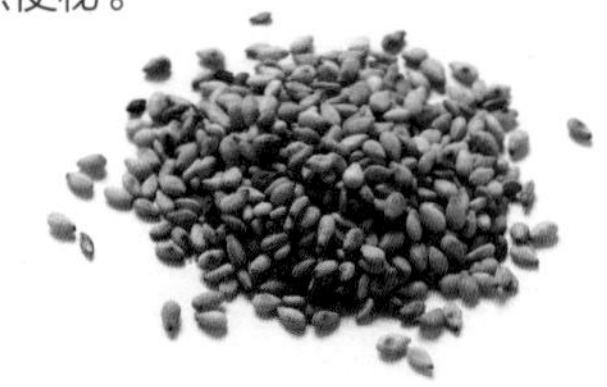

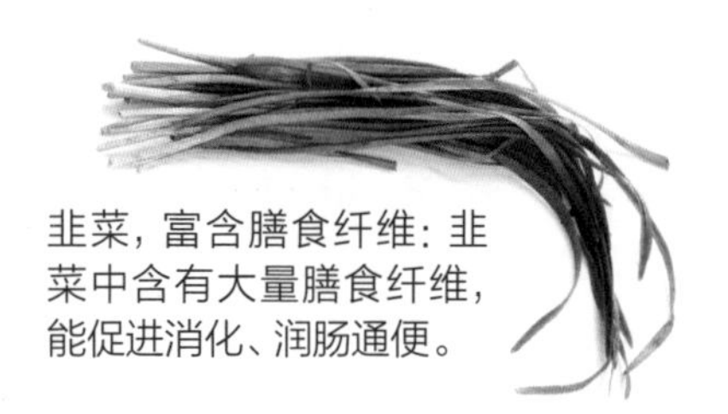

韭菜，富含膳食纤维：韭菜中含有大量膳食纤维，能促进消化、润肠通便。

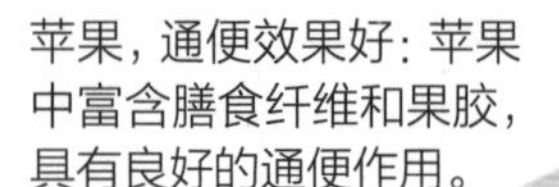

苹果，通便效果好：苹果中富含膳食纤维和果胶，具有良好的通便作用。

急性便秘和慢性便秘

便秘可分为急性与慢性两类。急性便秘由肠梗阻、肠麻痹、急性腹膜炎等急性疾病引起。慢性便秘成因较复杂，一般无明显症状。便秘的发生与肠蠕动功能失调有关，也可能与精神因素有关，好发于老年人以及体弱的人。

特效食疗方

莲藕炖牛腩

原料：牛腩 150 克，莲藕 100 克，赤小豆 50 克，蜜枣 5 个，姜片、盐各适量。

做法：牛腩洗净，切块，去掉肥脂，汆烫，取出后过冷水，洗净，沥干；莲藕去皮，洗净，切块；赤小豆洗净，浸泡 30 分钟。全部材料放入锅内，加水煮沸，转小火慢煲 3 小时，出锅前加盐、姜片调味。

金钩芹菜

原料：芹菜 300 克，海米 100 克，姜末、盐、水淀粉各适量。

做法：芹菜择洗干净，切段，用开水略烫；海米用温水泡 10 分钟。油锅烧热，下入姜末炝锅，放入芹菜、海米、盐翻炒，用水淀粉勾芡。

韭菜炒虾仁

原料： 韭菜300克，虾仁150克，葱丝、姜丝、盐、料酒、高汤、香油各适量。

做法： 虾仁洗净，沥干水分；韭菜择洗干净，切段。油锅烧热，下葱丝、姜丝炝锅，放入虾仁煸炒，烹料酒、盐、高汤，放入韭菜大火炒，淋入香油炒匀。

营养解读：韭菜含有大量膳食纤维，可促进胃肠蠕动，增加食欲助消化，能缓解便秘、补气血、暖肾。

肉末炒芹菜

原料： 猪肉150克，芹菜350克，酱油、水淀粉、料酒、葱花、姜末、盐各适量。

做法： 将猪肉洗净，切碎，用酱油、水淀粉、料酒调汁拌好；将芹菜洗净，切碎，用开水焯烫。油锅烧热，先下葱花、姜末煸炒，再下肉末，大火快炒，取出备用。锅中留余油烧热，下芹菜快炒，然后放入肉末，大火快炒，并加入盐、酱油和料酒炒匀。

黑芝麻菠菜

原料： 菠菜350克，黑芝麻50克，香油、盐各适量。

做法： 将淘洗后沥干水的黑芝麻倒入锅中，用小火炒至起香；菠菜洗净，焯烫至熟后，捞出装盘，待凉后加盐、香油拌匀，撒上芝麻拌匀。

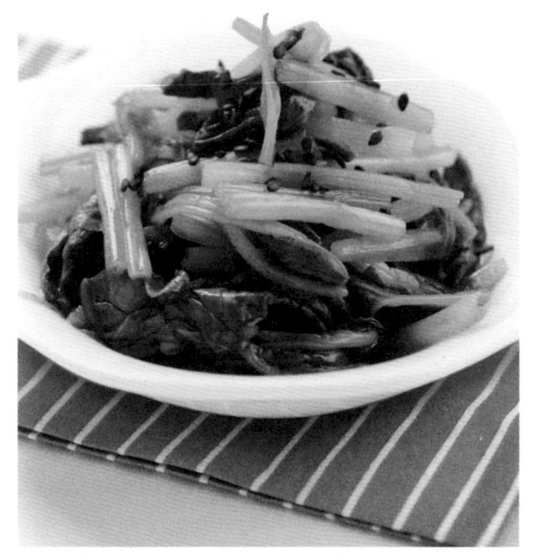

营养解读：黑芝麻是一种缓解便秘的好食材，且含有丰富的亚油酸，对预防高血压也有一定作用。

牛奶白菜

原料：白菜 350 克，牛奶 100 克，火腿末、盐、高汤、淀粉各适量。

做法：白菜洗净，切小段；淀粉用少量水调匀，将牛奶倒入淀粉中搅匀。油锅烧热，倒入白菜，再加些高汤或清水，烧至七八成熟，放入火腿末、盐，倒入调好的牛奶汁，再烧开。

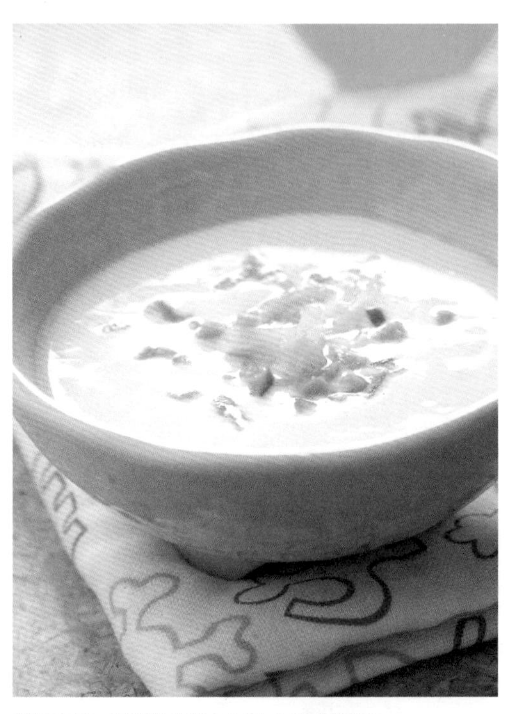

营养解读：白菜富含膳食纤维，可缓解便秘。

清蒸豆腐羹

原料：豆腐 150 克，芹菜 100 克，鸡蛋 2 个，香菜末、香油、盐各适量。

做法：芹菜洗净，切碎末；豆腐捣碎，沥干；鸡蛋打散。将芹菜末、豆腐碎、蛋液放在一起，加入盐搅拌均匀，淋上香油，上锅蒸 10 分钟，出锅后撒上香菜末。

栗子扒白菜

原料：白菜 400 克，栗子 100 克，葱花、姜末、水淀粉、盐各适量。

做法：白菜洗净，切成小片，先放入锅内煸炒；栗子去壳，洗净，然后在油锅内过油，取出备用。油锅烧热，放入葱花、姜末炒香，接着放入白菜与栗子，用水淀粉勾芡，加盐调味。

蒜蓉空心菜

原料：空心菜 300 克，葱末、姜末、蒜末、盐各适量。

做法：将空心菜择洗干净，切成段。油锅烧热，放入葱末、姜末、蒜末略炒出香味，放入空心菜，大火翻炒至熟，加盐调味。

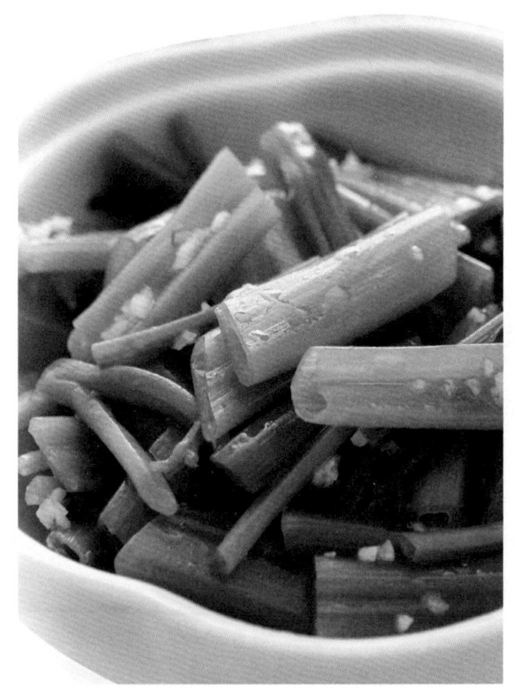

营养解读：空心菜通便解毒、清热利湿，含有大量膳食纤维，可以促进胃肠蠕动。